Martin Hautzinger
Depression im Alter

Materialien für die klinische Praxis

Herausgegeben von
Martin Hautzinger und Franz Petermann

Martin Hautzinger

Depression im Alter

Erkennen, bewältigen, behandeln.
Ein kognitiv-verhaltenstherapeutisches
Gruppenprogramm

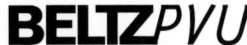

Anschrift des Autors:
Prof. Dr. Martin Hautzinger
Universität Tübingen
Psychologisches Institut
Klinische und Physiologische Psychologie
Christophstr. 2
72072 Tübingen

Herausgeber der Reihe „Materialien für die klinische Praxis“:
Prof. Dr. Martin Hautzinger
Universität Tübingen
Psychologisches Institut
Klinische und Physiologische Psychologie
Christophstr. 2
72072 Tübingen

Prof. Dr. Franz Petermann
Zentrum für Rehabilitationsforschung
Universität Bremen
Grazer Str. 6
28359 Bremen

1. Auflage 2000

© Psychologie Verlags Union, Verlagsgruppe Beltz, Weinheim 2000
http://www.beltz.de

Lektorat: Karin Ohms
Herstellung: Jutta Benedum
Umschlaggestaltung: Federico Luci, Köln
Umschlagbild: The Stock Market, Düsseldorf
Satz: Satz- und Reprotechnik GmbH, Hemsbach,
Druck und Bindung: Druckhaus Beltz, Hemsbach
Printed in Germany

ISBN 978-3-621-27468-5   ND 1-04-07

Inhalt

Vorwort

Das hier vorliegende Behandlungskonzept für ältere Menschen mit depressiven Verstimmungen und depressiven Störungen entstand über viele Jahre. Die Anfänge reichen bis 1982 zurück. Damals hatte ich das Glück, unter Peter Lewinsohns Anleitung an der University of Oregon erste Gruppen speziell für ältere depressive Menschen durchführen zu können. Wir entwickelten Materialien, sichteten Diagnoseverfahren, erprobten uns im Umgang mit Patienten, die unsere Großeltern hätten sein können, befassten uns interdisziplinär mit klinischer Gerontopsychologie, und es entstanden erste Evaluationsprojekte. Mit vielen Unterbrechungen beschäftigte mich dieses Thema seitdem. Zunächst kleinere Vorhaben, einzelne Erprobungen, später dann gezieltere empirische Versuche trugen dazu bei, dass der Ansatz und das therapeutische Vorgehen erweitert, verfeinert und optimiert wurden. Erfahrungen im stationären, im teilstationären und im ambulanten Bereich ließen die Zuversicht wachsen, dass mit diesen psychologischen Mitteln Ältere erreichbar und ihre Depressionen behandelbar sind. An diesem Prozess der Entwicklung, Erprobung, Erweiterung, Verbesserung und Ausarbeitung dieses kognitiv-verhaltenstherapeutischen Ansatzes waren über die Jahre in Konstanz, Mainz und Tübingen zahlreiche Studierende, Kolleginnen und Kollegen mit großem Einsatz beteiligt. Besonders hilfreich waren dabei *Sandra Heinze, Hanspeter Thomann, Irmgard Ayen, Anette Kossack, Cornelius von Randow, Sabine Welz, Henning Wormstall und Carmen Morawetz.* Bei der Gestaltung und Umsetzung der Materialien dieses Buches waren *Ariane Wruck, Ode von Alvensleben* und die Verlagslektorin *Karin Ohms* beteiligt. Bei all dieses Kolleginnen und Kollegen möchte ich mich herzlich für ihren Einsatz und ihr Engagement bedanken.

Es war für uns alle eine große Freude und verstärkende Unterstützung, dass 1999 dieses Therapiekonzept mit seinen bislang vorliegenden empirischen Bewährungen mit dem Preis *„Neue Aspekte in der Erforschung und Behandlung der Depressionen im höheren Lebensalter" durch die Deutsche Gesellschaft für Gerontopsychiatrie und Gerontopsychotherapie* ausgezeichnet wurde. Wie ich bei der Preisverleihung betonte, ist diese Anerkennung für uns eine Verpflichtung, auf diesem Gebiet weiter zu arbeiten und unsere Arbeitsergebnisse der Öffentlichkeit zugänglich zu machen. Dieses nun vorliegende Buch löst dieses Versprechen ein. Das therapeutische Vorgehen, die Therapie und die Patientenmaterialien werden dadurch hoffentlich erfolgreich durch andere angewendet. Es ist unser aller Anliegen, damit die psychotherapeutische Versorgung älterer Menschen mit Depressionen zu verbessern.

Ich wäre dankbar, wenn die klinischen Anwender dieser Materialien mir ihre Erfahrungen berichten und zurückmelden würden. Ergänzungen, Verbesserungen und Neuentwicklungen zu diesem Programm interessieren mich ebenso wie Evaluationsprojekte bzw. Vergleichsstudien. Dieses Programm wird durch uns weiter wissenschaftlich untersucht. Das Vorgehen soll ständig verbessert und an unterschiedlichste Bedingungen adaptiert werden.

Tübingen, im Juli 2000   *Martin Hautzinger*

Teil I Einführung

▌Störungsbild

Depressionen sind psychische Störungen, bei denen die Beeinträchtigung der Stimmung, Niedergeschlagenheit, Verlust der Freude, emotionale Leere, Antriebslosigkeit, Interesseverlust und zahlreiche körperliche Beschwerden wesentliche Merkmale sind. Im Alter zeigen sich Depressionen grundsätzlich nicht anders als in jüngeren Jahren. Durch die Wahrscheinlichkeit gleichzeitig vorhandener körperlicher Erkrankungen und der Möglichkeit des beginnenden Abbaus der geistigen Kräfte bei älteren Menschen, auch durch das Verkennen depressiver Symptome als „natürliche Folge des Alterungsprozesses" gestaltet sich die Diagnose einer Depression jedoch schwieriger.

> **FALLBEISPIEL**
>
> Die 63-jährige Frau W. hat sich völlig zurückgezogen. Sie beantwortet das Telefon kaum noch. Sie verlässt ihre Wohnung nur noch für den unbedingt nötigen Einkauf und das zu Zeiten, wo sie kaum anderen Leuten begegnet. Sie schläft schlecht, liegt oft stundenlang wach. Sie ernährt sich schlecht, da der Appetit fehlt. Sie ist erfüllt von Sorgen um die Zukunft und ihre Gesundheit, grübelt viel über ihr vermeintliches Versagen als Ehefrau und Mutter. Sie befürchtet, dass ihre Rente nicht ausreicht, wenn sie pflegebedürftig werden sollte, was sie für wahrscheinlich hält.

1.1 Typische Beschwerden und Auffälligkeiten

Traurigkeit, Niedergeschlagenheit, Verstimmung, Reizbarkeit, Energielosigkeit, Antriebsminderung, Selbstzweifel, Wertlosigkeit, Hoffnungslosigkeit, Sinnlosigkeit, häufig begleitet von Ängstlichkeit und Unruhe, Energielosigkeit, Appetitstörungen, Gewichtsverlust, Libidoverlust, Schlafstörungen, Schmerzen, Konzentrationsprobleme und Suizidideen sind typische Beschwerden und Auffälligkeiten einer Depression.

Viele der genannten Gefühlszustände und Beschwerden kennen jedoch alle Menschen. Sie sind, wenn sie eine bestimmte Dauer und/oder Intensität nicht überschreiten, normale, natürliche Reaktionen auf die Erfahrungen von z.B. Verlusten, Misserfolgen, Enttäuschungen, Belastungen, Zeiten der Ziellosigkeit, der Einsamkeit oder der Erschöpfung. Wann und wodurch die Grenze zwischen diesen normalen Reaktionen und den als klinisch auffällig betrachteten Symptomen überschritten wird, gehört unverändert zu den ungelösten Fragen im Zusammenhang mit depressiven Störungen.

Als erste Orientierung, Selbstdiagnose oder als „Screeningfragen" sind die folgenden Fragen hilfreich (vgl. Hautzinger, 1999; Linden, 1999):

Hilfreiche erste Fragen zur „Selbstdiagnose":

1. Haben Sie Freude an Dingen verloren,
   die Ihnen sonst Spaß machen?   Ja/Nein

2. Fühlen Sie sich meist niedergeschlagen,
   traurig oder hoffnungslos?   Ja/Nein

3. Fehlt Ihnen der Antrieb für alltägliche Aufgaben?   Ja/Nein

4. Grübeln Sie viel?   Ja/Nein

Wenn Sie von diesen vier Fragen eine oder mehrere bejaht haben und die Beschwerden schon länger als zwei Wochen andauern, dann beantworten Sie noch die folgenden drei Fragen:

5. Wachen Sie mitten in der Nacht oder auch
   früh morgens auf, fühlen sich schlecht und
   können nicht mehr einschlafen?   Ja/Nein

6. Haben Sie Konzentrationsprobleme, oder fällt
   es Ihnen neuerdings schwer, Entscheidungen zu treffen?   Ja/Nein

7. Haben Sie schon daran gedacht, dass es besser
   wäre, endlich tot zu sein?   Ja/Nein

Wenn Sie auch eine oder mehrere der letzten Fragen bejahen, dann gibt es gute Indizien, dass eine Depression vorliegen könnte.

Noch ist mittels dieser Fragen allerdings keine klinische Diagnose, keine Entscheidung über das Vorliegen einer Depression oder die Entscheidung über eine u.U. notwendige Behandlung möglich.

1.2 Die klinische Beurteilung

Neben der umgangssprachlichen Anwendung des Begriffs „Depression" auf Verstimmtheitszustände im Bereich normalen Erlebens wird von „Depressionen" im Bereich psychischer Störungen auf drei Ebenen gesprochen:
a) auf *symptomatologischer* Ebene, wenn es um Einzelsymptome wie z.B. Traurigkeit oder Niedergeschlagenheit geht;

b) auf *syndromaler* Ebene als einen als zusammenhängend angenommenen Merkmalskomplex mit emotionalen, kognitiven, motorischen, motivationalen, physiologischen, endokrinologischen Komponenten; und schließlich

c) als *Oberbegriff* für möglicherweise verschiedene Erkrankungen und dem zugehörigen (hypothetischen) Ursachen-, Verlaufs- und Behandlungswissens.

Depressive Syndrome sind durch eine Vielzahl heterogener Symptome gekennzeichnet. Charakteristisch ist, dass körperliche und psychische Symptome gemeinsam vorkommen. In Tabelle 1 sind die wesentlichen Symptome einer Depression aufgelistet. Hilfreich ist die Unterscheidung in Symptome auf emotionaler, motivationaler, imaginativ-kognitiver, physiologisch-vegetativer, motorisch-behavioraler und interaktioneller Ebene (s. Tabelle 1, S. 6).

Da keines der in der Tabelle aufgeführten Symptome vorkommen muss, keines nur bei depressiven Erkrankungen vorkommt und außerdem Patienten in unterschiedlicher Ausprägung ein unterschiedlich zusammengesetztes Muster von Symptomen haben können, erfordert das Erkennen depressiver Störungen eine sorgfältige Diagnostik.

Insbesondere bei älteren Patienten bestimmen oft körperliche Symptome (insbesondere Schlafstörungen und gastrointestinale Beschwerden), kognitive Symptome (insbesondere Klagen über das Gedächtnis), Angst (klagsamer, dysphorischer Affekt) bzw. somatoforme Befürchtungen das Bild (Göbel et al., 1997).

1.3 Definitionskriterien und Kategorien

Zur Operationalisierung und Objektivierung der Diagnostik depressiver Störungen wurden in den letzten Jahren verschiedene Kriterien vorgeschlagen. Gegenwärtig gültig bzw. weit verbreitet ist das amerikanische „Diagnostic and Statistical Manual of Mental Disorders" (DSM-IV). Durch die Weltgesundheitsorganisation wurde das „International Classification of Diseases" überarbeitet, sodass nun die weltweit gültige 10. Revision (ICD-10) vorliegt und in Deutschland das verbindliche kategoriale Diagnosesystem ist. ICD-10 und DSM-IV zeichnen sich bei vielen Festlegungen, Definitionen und Entscheidungskriterien durch eine große Nähe aus, was insbesondere bei den affektiven Störungen augenfällig ist.

Tabelle 2 enthält eine Gegenüberstellung der heute üblichen diagnostischen Kategorien des ICD-10 und des DSM-IV. Hauptuntergruppen der Einteilung sind die bipolaren affektiven Störungen, die unipolaren Depressionen und die chronischen affektiven Störungen (Dysthymie, Zyklothymie).

Tabelle 1: Symptomatologie depressiver Auffälligkeiten

motorisch-behaviorale und interaktionelle Ebene	emotionale Ebene	physiologisch-vegetative Ebene	imaginativ-kognitive Ebene	motivationale Ebene
Körperhaltung: kraftlos, gebeugt, spannungsleer; Verlangsamung der Bewegungen; Agitiertheit, nervöse, zappelige Unruhe, Händereiben o.ä. Gesichtsausdruck: traurig, weinerlich, besorgt; herabgezogene Mundwinkel, vertiefte Falten, maskenhaft erstarrte, manchmal auch nervöse, wechselnd angespannte Mimik Sprache: leise, monoton, langsam allgemeine Aktivitätsverminderung bis zum Stupor, wenig Abwechslung, eingeschränkter Bewegungsradius, Probleme bei der praktischen Bewältigung alltäglicher Anforderungen	Gefühle von Niedergeschlagenheit, Hilflosigkeit, Trauer, Hoffnungslosigkeit, Verlust, Verlassenheit. Einsamkeit, innere Leere, Unzufriedenheit, Schuld, Feindseligkeit, Angst und Sorgen, Gefühl der Gefühllosigkeit und Distanz zur Umwelt	innere Unruhe, Erregung, Spannung, Reizbarkeit, Weinen, Ermüdung, Schwäche, Schlafstörungen, tageszeitliche und jahreszeitliche Schwankungen im Befinden, Wetterfühligkeit, Appetit- und Gewichtsverlust, Libidoverlust, allgemeine vegetative Beschwerden (u. a. Kopfdruck, Magenbeschwerden, Verdauungsbeschwerden). Zu achten ist bei der Diagnose auf: Blutdruck, Blutzuckerspiegel, Kalziummangel, Eisenwerte, Serotonin/Adrenalinmangel bzw. -überschuss	negative Einstellung gegenüber sich selbst (als Person, den eigenen Fähigkeiten und dem eigenen Erscheinungsbild) und der Zukunft (z.B. imaginierte Vorstellung von Sackgasse, schwarzem Loch); Pessimismus, permanente Selbstkritik, Selbstunsicherheit, Hypochondrie, Einfallsarmut, mühsames Denken, Konzentrationsprobleme, zirkuläres Grübeln, Erwartung von Strafen oder Katastrophen, Wahnvorstellungen, z.B. Versündigungs-, Insuffizienz- und Verarmungsvorstellungen; rigides Anspruchsniveau, nihilistische Ideen der Ausweglosigkeit und Zwecklosigkeit des eigenen Lebens, Suizidideen	Misserfolgsorientierung, Rückzugs- bzw. Vermeidungshaltung, Flucht und Vermeidung von Verantwortung, Erleben von Nicht-Kontrolle und Hilflosigkeit, Interessenverlust, Verstärkerverlust, Antriebslosigkeit, Entschlussunfähigkeit, Gefühl des Überfordertseins, Rückzug bis zum Suizid oder Zunahme der Abhängigkeit von anderen

Tabelle 2: Diagnostische Kategorien affektiver Störungen nach DSM-IV und ICD-10

DSM-IV	ICD-10
Bipolare Störungen I (296.4x-.7x)	Manische Episode (F 30)
manische Episode	Bipolare Störung (F 31)
hypomanische Episode	hypomanische Episode
depressive Episode	manische Episode
gemischte Episode	mit psychotischen Symptomen
atypische Episode	ohne psychotische Symptome
leichte	leichte
mittelschwere	mittelgradige
schwere	schwere
– ohne psychotische Symptome	gemischte Episode
– mit psychotischen Symptomen	remittiert
partiell/ voll remittiert	NNB
chronisch	Depressive Episode (F 32)
kataton	leichte
atypisch	mittelgradige
postpartum	schwere
Melancholie-Typus	ohne somatische Symptome
saisonal abhängig	mit somatischen Symptomen
rasch wechseln	ohne psychotische Symptome
Bipolare Störung II (296.89)	mit psychotischen Symptomen
Bipolare Störung NNB (296.80)	remittiert
Depressive Störungen Major Depression	NNB
einzelne Episode (296.2x)	Rezidivierende depressive Störung (F 33)
rezidivierende Episode (296.3x)	leicht
leichte	mittelgradig
mittelgradige	schwer
schwere	remittiert
ohne psychotische Symptome	mit/ohne somatische Symptome
mit psychotischen Symptomen	mit/ohne psychotische Symptome
partiell/voll remittiert	saisonal
chronisch	Anhaltende affektive Störung (F 34)
kataton	Zyklothymia
Melancholie-Typus	Dysthymia
atypisch	Postpartum Depression (F 53.0)
postpartum	Sonstige affektive Störungen (F 38)
saisonal abhängig	Andere affektive Störungen NNB (F 39)
rasch wechselnd	Anpassungsstörung (F 43.2)
Dysthyme Störung (300.4)	kurze depressive Reaktion
früher Beginn	längere depressive Reaktion
später Beginn	Angst/ Depression, gemischt
atypisch	Organische affektive Störung (F 06.3)
Depressive Störungen aufgrund körperlicher Erkrankung (293.83)	
Substanz-induzierte depressive Srörung (291l8x/292.8x)	
Depressive Störung NBB (296.90)	
Anpassungsstörung mit Depression (309.0)	

Bei den Klassifikationssystemen gemeinsam ist die weitgehende Orientierung an der deskriptiven, auf empirischer Evidenz basierende, möglichst hoher Zuverlässigkeit verpflichteter Diagnostik. Depressionen werden heute durch eine gewisse Anzahl an gleichzeitig vorhandenen Symptomen, die über eine gewisse Zeit andauern müssen und nicht durch andere Erkrankungen bzw. Umstände erklärbar sind, definiert (s. Tab. 3). Der Verlauf, die Schwere und die besondere Ausprägung der Symptomatik (z.B. somatisch, psychotisch) werden zur Definition von weiteren Untergruppen herangezogen.

Tabelle 3: Definition depressiver Episoden nach ICD-10 und DSM-IV

Depressive Episode: ICD-10	Depressive Episode: DSM-IV
A) Depressive Episode sollte mindestens zwei Wochen dauern. B) Mindestens zwei der folgenden Symptome liegen vor: ▷ depressive Verstimmung, die meiste Zeit des Tages ▷ Interessen- oder Freudeverlust ▷ verminderter Antrieb oder gesteigerte Ermüdbarkeit C) Ein oder mehrere zusätzliche Symptome: ▷ Verlust des Selbstvertauens oder des Selbstwertgefühls ▷ Selbstvorwürfe, Schuldgefühle ▷ Gedanken an den Tod oder an Suizid ▷ vermindertes Denk- oder Konzentrationsvermögen, Unentschlossenheit ▷ psychomotorische Agitiertheit oder Hemmung ▷ Schlafstörungen ▷ Appetitverlust mit entsprechender Gewichtsveränderung	A) Mindestens 5 der folgenden Symptome, gleichzeitig während eines Zeitraumes von mindestens zwei Wochen (depressive Stimmung oder Interesseverlust muss darunter sein): ▷ depressive Verstimmung ▷ deutlich vermindertes Interesse oder Freude ▷ Gewichtszunahme/-verlust ▷ Schlaflosigkeit ▷ Unruhe, Hemmung, Verlangsamung ▷ Müdigkeit, Energieverlust ▷ Wertlosigkeit, Schuld ▷ Konzentrationsprobleme ▷ Todeswunsch, Suizidideen B) Deutliche Änderung der vorher bestehenden Leistungsfähigkeit. C) Ausschluss von organischen Ursachen, Schizophrenie, keine Trauerreaktion.

Endogenität. Die veraltete, nicht länger gebrauchte Diagnose einer „endogenen Depression" wird heute als „Major Depression mit Melancholie" (DSM-IV) oder „Depressive Episode mit somatischen bzw. psychotischen Symptomen" (ICD-10) beschrieben. Die folgenden Beschwerden weisen die höchsten Korrelationen auf und werden zur Charakterisierung herangezogen:
▷ psychomotorische Veränderungen (in der Regel Hemmung, gelegentlich aber auch Agitation),

- schwere depressive Symptomatik und Mangel an Reagibilität,
- depressive (nihilistische) Wahnideen,
- Schuld- und Selbstvorwürfe,
- deutlicher Interessenverlust,
- (terminale) Schlafstörungen, Morgentief,
- Appetitverlust.

Ob Verlaufskriterien oder Ansprechen auf Behandlung weitere differenzierende Merkmale darstellen, ist umstritten.

Schwere der Depression. Depressive Episoden gelten als „leicht", wenn vier bis fünf, als „mittelschwer", wenn sechs bis sieben und als „schwer", wenn acht und mehr der in Tabelle 3 aufgelisteten depressiven Symptome gleichzeitig vorliegen.

Unipolare und bipolare Verläufe. Die Einteilung affektiver Störungen in mono- bzw. unipolare und bipolare Verläufe ist heute breit akzeptiert und wissenschaftlich gut begründet. Die seltene Gruppe der unipolar verlaufenden Manien wird heute allgemein den bipolaren affektiven Störungen zugeordnet, im ICD-10 jedoch als eigene Subkategorie geführt. Die unipolar verlaufende Depression (Depressive Episode, Dysthymia) ist die weitaus häufigste Störungsform affektiver Erkrankungen. Zahlreiche Familienstudien, Zwillingsstudien, Adoptionsstudien, biologische Markerstudien, Studien zu lebensgeschichtlichen, soziodemographischen und persönlichkeitsbezogenen Variablen sowie zur Symptomatologie, zum Verlauf, zum Ansprechen auf Behandlungsmaßnahmen und zur Prognose unterstützen die Unterteilung in bipolare und unipolare affektive Störungen.

Das erstmalige Auftreten manischer Symptome im höheren Lebensalter gilt als selten und eher unwahrscheinlich. Bipolare affektive Störungen mit früheren manischen bzw. hypomanischen Phasen verlaufen im fortgeschrittenen Alter meist nur noch als depressive Episoden (Perris, 1992).

Psychotische Symptome. Diese zusätzliche Beschreibung einer depressiven Episode bzw. einer bipolaren Störung erfordert das Vorliegen stimmungskongruenter wahnhafter Symptome. Diese haben im Rahmen einer Depression typischerweise den Inhalt von Schuld, Sünde, Verarmung, Strafe, selten von Verfolgt-werden. Bei Manien herrschen Inhalte der Wichtigkeit, der Einmaligkeit, der Größe, der Unverletzbarkeit, doch auch des Geliebtwerdens vor. Bei stimmungsinkongruenten psychotischen Symptomen bzw. bei zusätzlich formalen Denkstörungen ist die Diagnose einer schizoaffektiven oder einer schizophrenen Störung in Erwägung zu ziehen.

Bei älteren Patienten kann es leichter zu paranoiden Symptomen kommen, was z.T. medikamenteninduziert (Unverträglichkeit mehrerer Präparate), durch Herz-Kreislauf-Störungen oder durch Störungen von Sinnesorganen (Schwerhörigkeit) bedingt sein kann.

Chronische affektive Störungen. Dysthymien sind lang anhaltende, chronische affektive Störungen, deren Symptomatik nicht die Kriterien einer Depressiven Episode erfüllt. Die Abgrenzung zu rezidivierenden depressiven Störungen ergibt sich dadurch, dass dabei depressive Episoden vorliegen, abklingen und erneut auftreten. Denkbar ist jedoch, dass es auf dem Hintergrund einer lang anhaltenden depressiven Störung (Dysthymie) gelegentlich zu depressiven Krisen kommt, während derer die Kriterien einer depressiven Episode erfüllt werden. Oft remittiert die depressive Episode dann jedoch auf die Ausgangsbedingung, nämlich die Dysthymie (im DSM-IV wird dafür die Diagnose einer „Double Depression" vorgeschlagen). Zyklothymien sind lang anhaltende, abgeschwächte bipolare affektive Störungen, bei denen sich Phasen dysphorischer Beeinträchtigung mit Phasen euphorischer, hypomanischer Symptome abwechseln, ohne dass die Kriterien einer Bipolaren Störung erfüllt werden.

Ergänzende Unterteilungen. Weitere Spezifizierungen depressiver Störungen ergeben sich durch das jahreszeitlich gebundene Auftreten affektiver Störungen („Winterdepression" bzw. *saisonal abhängige Depression*).

1.4 Differenzialdiagnose

Wie schon betont, ist Traurigkeit, Selbstzweifel, Resignation, Dysphorie und das Auftreten einzelner depressiver oder auch manischer Symptome nicht gleichbedeutend mit dem Vorliegen einer affektiven Störung. Auf der anderen Seite gibt es zahlreiche Studien, die zeigen, dass mit körperlichen Erkrankungen, Somatisierungsstörungen, Substanzmissbrauch bzw. -abhängigkeit, endokrinen bzw. immunologischen Störungen, zerebralen Abbauprozessen sowie bei neurologischen Erkrankungen (z.B. Schlaganfall) Depressionen einhergehen. Es gibt Schätzungen, dass 30-40% der Patienten im höheren Lebensalter, die in einer Allgemeinarztpraxis vorsprechen, an nicht erkannten Depressionen leiden, entsprechend nicht bzw. falsch behandelt werden und so zur Chronifizierung bzw. Verschlimmerung der depressiven und der anderen körperlichen Störungen beigetragen wird.

Für eine Differenzialdiagnose einer Depression ist zunächst auszuschließen, dass die deutlich depressive (bzw. expansiv-gehobene) Stimmung durch eine körperliche Erkrankung (wie z.B. hirnorganischer Abbauprozess, Schilddrüsenunterfunktion, Neubildungen und Tumore usw.) verursacht wird. Dies bedarf in jedem Fall einer gründlichen ärztlichen, neuropsychologischen, apparativen und labormedizinischen Abklärung. Weiterhin ist die direkte Einwirkung von Medikamenten, Drogen und Alkohol zu klären, die ein depressives Bild zur Folge haben können. Insbesondere mit fortschreitendem Alter bekommen selbst verordnete Medikamente (z.B. Antihypertensiva) in diesem Zusammenhang diagnostische Bedeutung.

Auslöser symptomatischer bzw. organischer Depressionen

Hirnerkrankungen	degenerative, vaskuläre, entzündliche, raumfordernde Erkrankungen, Epilepsien usw.
Infektionen, Entzündungen	Influenza, Viruspneumonie, post-virale Erschöpfung, rheumatische Störungen, Brucellose, Mononukleose usw.
Kardiopulmonale Erkrankungen	Herzinsuffizien, obstruktive Atemwegserkrankungen usw.
Endokrinologische und metabolische Erkrankungen	Hypo-, Hyperthyreose, Hypo-, Hyperthyreoidismus, Cushing Syndrom, Addison Syndrom, Diabetes mellitus, Fehl- bzw. Mangelernährung, Pankreatitis usw.
Bösartige Neubildung	Pankreas-, Lungen-, Hirnkarzinom, Leukämie usw.
Drogen, Medikamente	Alkohol, Steroide, Betablocker, Digitalis, Antiparkinsonmittel usw.

Abgrenzung Depression – Demenz. Besonders die Abgrenzung einer beginnenden degenerativen Demenz und einer Depression ist nicht immer einfach.

Für depressive Störungen sprechen:
Anzahl depressiver Episoden in der Vorgeschichte, unauffällige neurologische Symptomatik, ständige dysphorisch-depressive bzw. ängstlich-hilflose Stimmung, klagsame Haltung und Herausstellung der kognitiven Defizite, unauffällige Aufmerksamkeitsspanne, Auffassung und Orientierung, bei Tests variierende Leistungen, frühmorgentliches Erwachen mit pessimistisch-grüblerischem Denken, Schwankungen über den Tag, Antriebsminderung, Appetitstörung, Suizidgedanken.

Seit der Pensionierung ist der 67-jährige Herr S. unzufrieden, launisch, ständig müde, interessiert sich kaum noch für die Familie oder das lokale Geschehen in der Gemeinde. Er klagt über nachlassende Denkfähigkeit, blättert nur noch in der Zeitung, interessiert sich nicht für Fernsehen. Der Familie fällt auf, dass er vergesslich ist (Termine, Absprachen). Sein Appetit ist unverändert. Doch ist der Schlaf gestört. Er nickt häufig tagsüber ein, kann dann sogar für Stunden schlafen. Nachts dagegen wandert er umher, da er wach liege und (zumindest in der zweiten Nachthälfte) nicht wieder einschlafen könne. Besuch von Freunden und Verwandten bringt ihn ganz durcheinander.

Für eine beginnende bzw. manifeste Demenz sprechen:

Schleichender Beginn, unkooperatives, misstrauisches, ungeselliges Verhalten, neurologische Symptomatik, reduzierte Wachheit, eingeschränkte Konzentration und Aufmerksamkeit, Desorientierung und Verwirrtheit, Einschränkungen des Kurzzeitgedächtnisses, Bemühen kognitive Defizite zu verbergen, flacher Affekt bzw. emotionale Labilität und fluktuierende Stimmungszustände, Umkehrung des Schlaf-Wach-Rhythmus, keine Hinweise auf frühere Psychopathologie und Depression, bei Tests konsistent schlechte Leistungen.

Neher und Sowarka (1993) überprüften an 21 älteren Patienten die Stabilität bzw. die Gültigkeit der Diagnose über 16 Monate. Ursprünglich waren zwölf Personen als depressiv, sieben als dement und zwei als depressiv und dement beurteilt worden. Fast eineinhalb Jahre später wurden alle Demenzdiagnosen bestätigt, während beide Patienten mit einem gemischten Bild nicht länger als dement beurteilt wurden. Bei den ehemals depressiven Personen wurden nun drei als dement anhand des MMST (s. S. 21) eingeschätzt. Aus diesen und anderen Ergebnissen wird klar, dass insbesondere bei dem Vorliegen einer depressiven Symptomatik mit einer Unsicherheit von bis zu 25% gerechnet werden muss. Dabei kann die Depression demente Symptome vortäuschen, die nach Abklingen der Depression wieder verschwinden, doch besteht auch die Gefahr, dass depressive Symptome als Anzeichen einer beginnenden Demenz nicht erkannt werden.

Bipolare Störung. Psychopathologisch ist ferner das Vorliegen einer bipolaren affektiven Störung bzw. einer Zyklothymie zu bestimmen bzw. auszuschließen. Liegt eine dieser Störungen vor, dann hat dies therapeutische Konsequenzen, da sowohl pharmakologisch als auch psychotherapeutisch in der Regel eine unipolare Depression anders behandelt wird als eine Depression im Rahmen einer bipolar affektiven Störung (vgl. Meyer & Hautzinger, 2000).

Unterteilung depressiver Störungen. Die unipolaren depressiven Störungen werden unterteilt in depressive Episoden, Dysthymien, Anpassungsstörungen (kurze bzw. längere depressive Reaktion). Die diagnostischen Kriterien nach ICD-10 berücksichtigen die identischen Symptome. Diagnostische Unterschiede ergeben sich durch die Menge zeitgleich auftretender Beschwerden, die zeitliche Erstreckung dieser Symptome und durch den Zusammenhang (innerhalb von sechs Monaten nach dem Ereignis) depressiver Symptome mit einer psychosozialen Belastung (bei der Anpassungsstörung).

Liegt eine deutliche depressive Symptomatik vor, ohne dass die zuvor genannten diagnostischen Kategorien zur Anwendung kommen bzw. passen, kann als Restkategorie schließlich noch eine „andere bzw. nicht näher bezeichnete affektive Störung" diagnostiziert werden.

Trauer. Stehen depressive Symptome in engem Zusammenhang mit dem Tod einer nahestehenden, geliebten Person, dann gilt dies als sozial erwartete und normal angesehene Trauer und nicht als eine Störung mit Krankheitswert. Erst wenn die Trauerreaktion über viele Monate (ab etwa sechs Monate) unverändert anhält, gilt dies als abnorm.

Multiple Diagnosen. Depressionen können jedoch parallel zu, in Folge von und/oder als Vorläufer von allen psychischen Störungen auftreten und sind bei Vorliegen der entsprechenden Kriterien auch zusätzlich zu den anderen Störungen zu diagnostizieren *(multiple Diagnosen, Komorbidität)*.

Oft ist es nicht möglich, genau zu entscheiden, ob eine Depression allein die Folge einer körperlichen Erkrankung (z.B. Schlaganfall mit bestimmter Lokalisation) oder eine psychische Reaktion auf eine chronische Erkrankung oder die Reaktivierung einer bereits früher vorhandenen Depression ist. In jedem Fall bedarf die affektive Störung der diagnostischen und therapeutischen Beachtung.

1.5 Epidemiologie und Häufigkeit

Depressionen sind häufige psychische Störungen, die zudem in den letzten Jahrzehnten offensichtlich häufiger werden und immer jüngere Altersgruppen erfassen. Es liegen heute eine ganze Reihe repräsentativer epidemiologischer

Studien vor, die recht übereinstimmende Schätzungen der Häufigkeit und der Risikofaktoren erlauben.

Untersuchungen in Industrienationen und unter Anlegen der Kriterien operationaler Diagnostik (DSM-IV, ICD-10) kommen zu einer Punktprävalenz für depressive Störungen von 2-7%.

Die Wahrscheinlichkeit, im Laufe des Lebens eine Depression zu erleiden, liegt bei bis zu 12% für Männer und bis zu 26% für Frauen. Mehrere Arbeiten unterstützen diese hohen Schätzungen. In einer repräsentativen Bevölkerungsstichprobe fand sich ein Morbiditätsrisiko für Depression von insgesamt 17%.

Bipolare Störungen weisen eine Prävalenz zwischen 0,1% (Prävalenz) bis 3,3% (Lebenszeitprävalenz) auf. In der Zusammenfassung mehrer Studien lässt sich das Morbiditätsrisiko für bipolare affektive Störungen auf 1-2% schätzen.

Während man lange davon ausging, dass Depressionen im höheren Lebensalter häufiger als bei Jüngeren anzutreffen sind, weisen neue Ergebnisse auf niedrigere Prävalenzzahlen zwischen 2% und 5% (Baldwin, 1997; Bickel, 1997; Bergener, 1998) hin. In Bevölkerungsuntersuchungen bejahen jedoch bis zu 27% der älteren Menschen depressive Symptomatik unterschiedlichen Ausmaßes. Untersuchungen an älteren Patienten auf internistischen und chirurgischen Stationen von Krankenhäusern (Arolt & Driessen, 1997) finden bei 14% depressive Störungen als Hauptdiagnose und bei fast 33% depressive Symptomatik. Prävalenzschätzungen ernsthafter Depressionen bei älteren Menschen, die in Heimen und anderen Institutionen leben, erreichen Werte zwischen 15% und 25% (Ernst, 1997).

In der Fachliteratur wird immer wieder auf die Verbreitung so genannter „subsyndromaler Depressionen" bei älteren Menschen hingewiesen. Dies wird auch durch Befunde aus der Berliner Altersstudie (Linden et al., 1998) unterstützt. Dort fand sich bei den 516 zwischen 70 und 100 Jahren alten Menschen bei 4,8% eine aktuelle depressive Episode (DSM-III-R-Kriterien). Berücksichtigt man jedoch alle Formen depressiver Einschränkungen und depressiver Symptome mit Krankheitswert, dann stieg die Prävalenz auf 26,9%.

MERKE

Zusammenfassend lässt sich sagen, dass depressive Beschwerden mit etwa 25% Prävalenz eindeutig die häufigste psychische Symptomatik in der Altenbevölkerung sind.

1.6 Verlauf und Prognose

Alle Verlaufsstudien kommen zu dem Schluss, dass die Verläufe von depressiven und manisch-depressiven Syndromen eine große interindividuelle Variabilität aufweisen. Typische Parameter, die neben dem Ersterkrankungsalter in den vorliegenden Verlaufsstudien ausgewertet wurden, sind: Phasenanzahl, Phasendauer, Phasenintensität, Dauer und Ausmaß des beschwerdefreien Intervalls, Zykluslänge (Abstand Phasenbeginn zu Phasenbeginn) und Zustand während einer Indexuntersuchung. Wie Baldwin (1997) betont, gibt es keine Hinweise darauf, dass im höheren Lebensalter die Prognose der affektiven Störungen grundsätzlich ungünstiger ist als zu anderen Lebensabschnitten.

Der Ausgang depressiver Erkrankungen kann auf Grund der sehr heterogenen und methodisch wenig vergleichbaren Befundlage nur grob geschätzt werden. Bei etwa der Hälfte der Patienten bessert sich der Zustand so weit, dass sie wieder ihre gewohnte Leistungsfähigkeit besitzen und das alte Selbst hervortritt, einzelne Beschwerden aber dennoch oft weiterbestehen. Bei etwa einem Fünftel remittiert die Depression, doch bleiben deutliche residuale Symptome erhalten. Für etwa 7-10% der depressiven Erkrankungen wird eine Chronifizierung gefunden. Die Rate der bei den Katamnesen verstorbenen Patienten ist bei über 65 Jahre alten Depressiven mit 15% gegenüber den jüngeren Patienten deutlich erhöht.

Verlaufsprädikatoren für den Verlauf sind noch ungenügend in prospektiven Langzeituntersuchungen erfasst. Die beste Prognose für den Einzelfall ergibt sich aus dem schon bekannten Erkrankungsverlauf der betreffenden Person. Besonders die Dauer der Indexepisode, eine vorbestehende Dysthymie, somatische Erkrankungen, vermeidende und abhängige Persönlichkeitszüge sowie neuroradiologische Veränderungen weisen auf langandauernde, chronische Verläufe im Alter hin. Die Wahrscheinlichkeit, nach Remission erneut eine depressive Episode zu erleiden, wird durch die Anzahl früherer depressiver Phasen (drei oder mehr), somatische Erkrankungen, belastende Lebensereignisse, soziale Isolation und fehlendem sozialem Rückhalt sowie die residuale depressive Symptomatik bestimmt (Baldwin, 1991, 1993; Müller-Spahn & Hock, 1997).

Es ist angesichts der interindividuellen Verlaufsvariabilität ferner schwierig abzuschätzen, inwieweit eine Behandlung einen prophylaktischen, verlaufsbeeinflussenden Effekt hat. Nimmt man die Katamneseergebnisse der Antidepressivastudien als Vergleichsstandard, so scheinen psychologische Behandlungen, insbesondere kognitiv-verhaltenstherapeutische Verfahren, die Remissionszeiten gegenüber medikamentös Behandelten zu verlängern. Es ist jedoch einschränkend festzuhalten, dass dies Befunde bei jüngeren Patienten sind und entsprechende Studien bei älteren Depressiven noch ausstehen.

1.7 Suizidalität und Mortalität

Bezogen auf 100 000 Menschen der Gesamtbevölkerung liegt die Suizidrate gegenwärtig bei etwa 17 Fällen. Betrachtet man nur die über 65-Jährigen, dann erhöht sich die Suizidrate fast um das dreifache auf etwa 48 pro 100 000 Menschen (Wolfersdorf & Welz, 1997). Der Ausgang Suizid im Rahmen einer Depression wird auf etwa 15–20% geschätzt, liegt also beträchtlich höher als in der Normalbevölkerung. Insbesondere ältere Menschen weisen eine erhöhte Suizidrate auf. Bei 4/5 der suizidalen älteren Menschen lässt sich eine ernsthafte depressive Störungen nachweisen und durch die Schwere der Depression lassen sich suizidale Tendenzen am zuverlässigsten vorhersagen (Alexopoulos et al., 1999).

Darüber hinaus besteht eine gegenüber Nicht-Depressiven erhöhte Mortalität wegen körperlicher Störungen, besonders parallel zu Altersdepressionen. Das Risiko depressiver Älterer, folgende Erkrankungen zu erleiden, ist deutlich erhöht: Arteriosklerotische Herzerkrankungen, vaskuläre Läsionen des Zentralnervensystems, Asthma bronchiale, Heuschnupfen (Allergien), Ulcus pepticum, Diabetes mellitus, Infektionserkrankungen. Eine Schwächung des Immunsystems wurde für Trauernde nachgewiesen und könnte die Assoziation depressiver und körperlicher/psychosomatischer Erkrankungen erklären.

Penninx et al. (1999) konnten in einer vierjährigen prospektiven Studie zeigen, dass bei älteren Menschen (insbesondere bei älteren Männern) durch depressive Symptome („Minor Depression") und durch ernsthafte Depressionen („Major Depression") die Sterbewahrscheinlichkeit vervielfacht wird und gegenüber einer nicht-depressiven Vergleichsgruppe um den Faktor 1,8 erhöht ist.

1.8 Komorbidität

Depressionen weisen eine hohe Rate (40-90% je nach Störungsbild) an Komorbidität auf. Überlappungen bzw. gleichzeitiges Vorkommen von Depressionen mit Angststörungen, Zwängen, Belastungsstörungen, Essstörungen, Substanzmissbrauch, Substanzabhängigkeiten, Schlafstörungen, Somatoformen Störungen, psychophysiologischen Störungen, hirnorganischen Störungen, zerebralem Abbau sowie verschiedenen Persönlichkeitsstörungen sind häufig (Cooper, 1992; Kanowski & Ihl, 1997; Linden et al., 1998). Die Frage, ob bei diesen komorbid vorkommenden Störungen die Depression primär oder erst in der Folge der anderen Erkrankungen auftritt, ist in der Regel kaum zuverlässig zu beantworten. Befragt man Probanden retrospektiv, welche der Störungen zuerst da war, dann erhält man in der Mehrzahl (zwischen 60% und 80%) die Antwort, dass die Depressionen den anderen Schwierigkeiten und Störungen nachfolgten.

1.9 Risikofaktoren

Das Risiko für eine depressive Entwicklung im Alter ist deutlich erhöht, wenn bereits früher depressive Episoden aufgetreten sind oder die betreffende Person in jüngeren Jahren häufig krank war, wenn ein körperliches Gebrechen bzw. eine chronische Funktionseinschränkung oder Krankheit vorliegt, wenn ein körperlicher Eingriff (z.B. Operation, invasive Behandlung) stattfand bzw. ein Krankenhausaufenthalt erforderlich war. Ferner erhöhen bestimmte Präparate das Depressionsrisiko, dazu gehören Antihypertensiva, Hormone, Kortikosteroide, Antipartkinsonmittel. Kurz zurückliegende Verluste von nahestehenden Personen, von sozialen Rollen, Aufgaben und Funktionen begünstigen ebenso eine Depression wie Defizite bei Fertigkeiten und Ressourcen. Personen mit reduzierten Interessen, Zielen, Aktivitäten, Beschäftigungen und alternativen Handlungsräumen sind anfälliger für Depressionen als Personen, die im Alter auf vielfältige Interessen, breitgestreute Aktivitäten und Handlungsräume zurück greifen können. Schließlich gelingt Menschen mit festen, wenig flexiblen und rigiden Vorstellungen, hohen Ansprüchen und Perfektionismus, ausgeprägter Misserfolgsorientierung und fatalistischen Attributionsstilen die Anpassung an sich verändernde Gegebenheiten und unveränderbaren Entwicklungen deutlich schwerer, was über das Festhalten an den alten Zielen und Ansprüchen Enttäuschung und Hilflosigkeit begünstigt und so das Depressionsrisiko erhöht.

2 Diagnostische Verfahren und Vorgehensweisen

Zur Störungsdiagnostik, zur Beurteilung des Schweregrads der Störung, zur Dokumentation des Verlaufs bzw. der Veränderungen und zur Diagnostik assoziierter Merkmale stehen auch für ältere Menschen zunehmend mehr reliable und objektive Messinstrumente, strukturierte bzw. standardisierte Interviews, psychologische Tests, Fragebogen und Skalen, Selbst- und Fremdbeurteilungsbogen zur Verfügung. Daneben gibt es Problemanalyse-Schemata, Zielskalierungen, Beobachtungsprotokolle und Materialien, die für therapeutische Zwecke entwickelt wurden, die sich jedoch auch als Dokumentationshilfen eignen.

Das allgemeine Ablaufschema der Abbildung 1 (S. 20) fasst die möglichen, auf den Einzelfall abzustimmenden diagnostischen Schritte vor, während und nach einer psychologischen Intervention bei (älteren) Patienten zusammen.

Voraussetzungen. Bei der klinischen Untersuchung älterer Menschen sind eine Reihe von Voraussetzungen zu bedenken, damit die erhobenen Befunde als zutreffend angesehen werden dürfen und es zu einer Behandlungsbereitschaft kommt:

▸ Ältere Patienten kommen oft mit einer komplexen Reihe von Bedürfnissen und miteinander verwobenen Beschwerden zur Untersuchung, die nicht klar werden, wenn man sich nur auf die Hauptsymptomatik konzentriert bzw. die Untersuchung „mechanisch" ablaufen lässt.

▸ Ältere Menschen haben oft noch viel mehr als jüngere Patienten Schwierigkeiten mit der Präsentation von psychischen Symptomen und der Akzeptanz von psychischen Störungen.

▸ Bei der Exploration älterer Menschen ist es wichtig, diese das Tempo und den Inhalt des Gesprächs bestimmen zu lassen; dazu gehört auch die Bereitschaft, sich zunächst auf die Darstellungen der älteren Patienten einzulassen.

▸ Wesentlich ist weiterhin, sich zunächst vom Lebensgefüge, der Lebensgeschichte und der Gesamtperson eines Patienten ein Bild zu machen, was Zeit, Einfühlungsvermögen und emotionale Zugewandtheit seitens des Interviewers verlangt.

▸ Zur Beurteilung von Veränderungen und Einschränkungen im Alter bedarf es immer der Feststellung des früheren, maximal erreichten Funktionsniveau in unterschiedlichen Bereichen, was eine genaue Anamnese sowie das

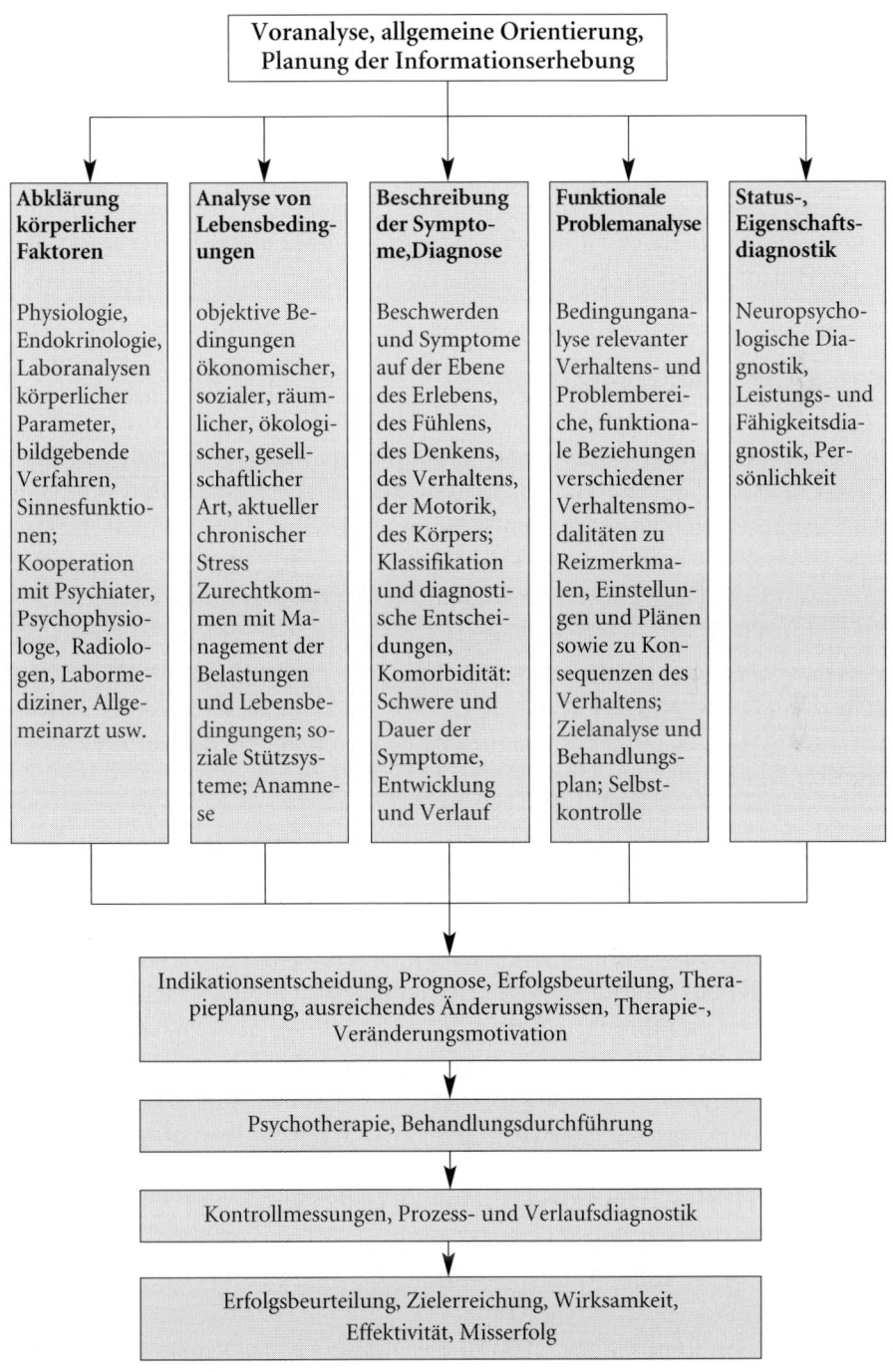

Abbildung 1: Ablaufschema psychologischer Diagnostik bei Psychotherapie
    (nach Hautzinger, 2000)

Einholen von Informationen von Angehörigen bzw. anderen vertrauten Bezugspersonen erforderlich macht.

▷ Kliniker, die mit älteren Patienten arbeiten, sollten eine realistische, doch positive Erwartungshaltung haben und sich immer wieder hinsichtlich negativer und stereotyper Ansichten über das Altern selbst kritisch hinterfragen.

▷ Kliniker sind für Patienten und für deren Angehörige eine wichtige Informationsquelle, was nicht nur den eigenen, sondern alle Bereiche eines älteren Patienten betrifft.

2.1 Interviewverfahren

In den letzten Jahren wurden halbstandardisierte und standardisierte Interviews entwickelt, die es erlauben, objektiv und reliabel festzustellen, ob die in den Diagnosesystemen definierten Symptome vorhanden sind, und so zu einer Diagnosestellung entsprechend dem DSM-IV bzw. ICD-10 zu kommen. Bekannte und gebräuchliche Interviews sind: Strukturisiertes Klinisches Interview für DSM-IV (SKID – Wittchen et al., 1997), Diagnostisches Interview bei Psychischen Störungen (DIPS – Margraf et al., 1994) oder Diagnostisches Interview (DIA-X - Wittchen & Pfister, 1997). Für die Untersuchung älterer Patienten sind SKID bzw. DIPS gut geeignet, da dem Kliniker bei dem Interview ein gewisser Gestaltungs- und Befragungsspielraum verbleibt.

SKID. Durch die Benutzung der zwölf Screeningfragen, wie sie beim SKID vorgegeben sind, lassen sich die näher zu explorierenden und zu beurteilenden psychopathologischen Bereiche weiter eingrenzen. Wir verwenden die Teile über „Affektive Störungen" (Depression, Dysthymie, Manie, Bipolare Störungen, Zyklothymie) routinemäßig für die aktuelle Situation als auch für die Lebensgeschichte ausführlich, während die anderen Interviewbereiche nur nach positiver Anwort auf die Screeningfragen abgefragt werden.

Checklisten. Ein vereinfachtes Vorgehen zur Diagnostik depressiver Episoden bieten Checklisten (WHO, 1995), wie sie in Tabelle 4 (s. S. 22) dargestellt sind. Die von ICD-10 bzw. DSM-IV vorgeschriebenen Kriterien sind dort in ein Abklärungsschema gebracht, das Kliniker zu den korrekten diagnostischen Entscheidungen leiten soll.

SIDAM. Das „Strukturierte Interview für die Diagnose einer Demenz vom Alzheimer Typ, einer Multiinfarktdemenz und Demenzen anderer Ätiologie" (SIDAM – Zaudig & Hiller, 1996) erlaubt die Beurteilung des Vorliegens einer Demenz, die

Schweregradbestimmung und somit die differenzialdiagnostische Abgrenzung demenzieller von depressiven Störungen. Die Messung und Quantifizierung der Störungsbilder erfolgt mittels des integrierten MMST (siehe unten), dem Hachinski-Score, dem Ischemic-Score sowie Skalen zur Orientierung, unmittelbaren Wiedergabe, Kurz- und Langzeitgedächtnis, intellektuelle Leistungsfähigkeit, verbale und rechnerische Fähigkeiten, optisch-räumliche Konstruktionsfähigkeiten, Aphasie, Apraxie und mehreren höheren kortikalen Funktionen. Daneben sind auch psychiatrische Diagnosen nach ICD-10 und DSM-IV möglich.

> **MERKE**
>
> Zur Diagnose und Differenzialdiagnose depressiver Störungen und möglicherweise komorbid vorliegenden anderen Störungen wäre ein wichtiger qualitativer Schritt getan, wenn in der Praxis SKID und SIDAM routinemäßig eingesetzt würden.

2.2 Fragebogen, Beurteilungsskalen und Testverfahren

Es existieren eine Reihe von Selbst- und Fremdbeobachtungsskalen zur Bestimmung des Schweregrades der Depression, der Messung von Veränderungen während einer Behandlung, der Beurteilung der kognitiven Leistungsfähigkeit und der Bewältigung von Alltagsaktivitäten. Es hängt von der individuellen Situation eines Patienten sowie der Fragestellung der Untersuchung ab, welche Verfahren mit welcher Differenziertheit zum Einsatz kommen. Im Folgenden sollen nur einige wenige Verfahren vorgestellt werden. Das „Nürnberger Altersinventar" (NAI – Oswald & Fleischmann, 1995) ist eine empfehlenswerte, im deutschen Sprachraum normierte Testbatterie, die bei spezifischen Fragen benutzt werden sollte. So haben sich in der bereits erwähnten Verlaufsstudie von Neher & Sowarka (1993) die NAI-Subtests Gedächtnis (Wortlisten, Bildertest), Latentes Lernen und Farb-Wort-Test als die prädiktivsten und trennschärfsten erwiesen.

2.2.1 Demenz-Screening und kognitive Leistungsfähigkeit

MMST. Eine Vergleichsuntersuchung (Burkart et al., 1998) verschiedener Verfahren zur Demenz-Screening im klinischen Alltag konnte zeigen, dass der von Folstein et al. vorgeschlagene und in vielfachen Abwandlungen verbreitete, sehr

Tabelle 4: Check-Liste zur Beurteilung depressiver Episoden (nach Hiller et al., 1995; Hautzinger, 1998).

Depressive Episode	Somatisches Syndrom	Dysthymia
1. *Depressive Stimmung* in einem für den Betroffenen deutlich abnormen Ausmaß, die meiste Zeit des Tages, fast jeden Tag, weitgehend unbeeinflusst durch äußere Umstände und mindestens *zwei Wochen* anhaltend. 2. Verlust von *Interesse* oder *Freude* an Aktivitäten, die normalerweise angenehm sind. 3. Verminderter *Antrieb* oder erhöhte *Ermüdbarkeit* 4. Verlust von *Selbstvertrauen* und *Selbstwertgefühl* 5. Unbegründete *Selbstvorwürfe* oder ausgeprägte und unangemessene *Schuldgefühle* 6. Wiederkehrende *Gedanken* an den Tod oder Suizid oder *suizidales Verhalten* 7. Klagen über oder Anzeichen für vermindertes *Denk-* oder *Konzentrationsvermögen* wie *Unentschlossenheit* oder *Unschlüssigkeit* 8. Änderung der *psychomotorischen Aktivität* mit Agitiertheit oder Hemmung (subjektiv oder objektiv) 9. *Schlafstörungen* jeder Art 10. *Appetitverlust* oder gesteigerter *Appetit* mit entsprechender *Gewichtsveränderung* *Leicht:* Insgesamt mindestens 4 der Symptome (1) bis (10), darunter mindestens 2 der Symptome (1) bis (3) *Mittelschwer:* Insgesamt mindestens 6 der Symptome (1) bis (10), darunter mindestens 2 der Symptome (1) bis (3) *Schwer:* Insgesamt mindestens 8 der Symptome (1) bis (10), darunter alle 3 Symptome (1), (2) und (3)	1. Deutlicher Verlust von *Interesse* oder *Freude* an Aktivitäten, die normalerweise angenehm sind. 2. Mangelnde Fähigkeit, emotional auf Ereignisse oder Aktivitäten zu *reagieren*, auf die normalerweise eine emotionale Reaktion erfolgt. 3. *Frühmorgendliches Erwachen* zwei Stunden oder mehr vor der gewohnten Zeit 4. *Morgentief* der Depression 5. Objektive Hinweise für ausgeprägte psychomotorische *Hemmung* oder *Agitiertheit* (von anderen bemerkt oder berichtet) 6. Deutlicher *Appetitverlust* 7. *Gewichtsverlust* (5% oder mehr im vergangenen Monat) 8. Deutlicher *Libidoverlust* Mindestens 4 Merkmale aus (1) bis (8).	*Depressive Stimmung,* anhaltend oder häufig wiederkehrend für einen Zeitraum von mindestens 2 Jahren. 1. Verminderte *Energie* oder *Aktivität* 2. *Schlafstörung* 3. Verlust des *Selbstvertrauens* oder Gefühl von Unzulänglichkeit 4. *Konzentrationsschwierigkeiten* 5. *Häufiges Weinen* 6. Verlust von *Interesse* oder *Freude* an sexuellen oder anderen angenehmen Aktivitäten 7. Gefühl von *Hoffnungslosigkeit* oder *Verzweiflung* 8. *Erkennbares Unvermögen,* mit den Routine-Anforderungen des täglichen Lebens fertigzuwerden 9. *Pessimismus* bezüglich der Zukunft oder *Grübeln* über die Vergangenheit 10. *Sozialer Rückzug* 11. *Verminderte Gesprächigkeit* Mindestens 3 Merkmale aus (1) bis (11).

einfache „Mini Mental Status Test" (MMST – Folstein et al., 1990) zuverlässig demente von nicht-dementen Älteren trennt und selbst bei der Abgrenzung verschiedener Schwergrade der Demenz den umfangreicheren Testverfahren gleichwertig ist. Innerhalb von fünf bis zehn Minuten werden alltagsnahe Fragen gestellt, die von nicht kognitiv beeinträchtigen Personen in der Regel problemlos beantwortet werden. Dieses Screeningverfahren ersetzt keine ausführliche neuropsychologische Untersuchung, doch erlaubte es beim Erreichen von 25 der 30 möglichen Punkte von unbeeinträchtigten kognitiven Funktionen auszugehen.

MMST (Folstein et al., 1990)

Orientierung	Jahr, Jahreszeit, Datum, Wochentag, Monat, Land, Stadt, Klinik, Stockwerk;
Merkfähigkeit	„Auto, Blume, Kerze" (unmittelbare Reproduktion);
Aufmerksamkeit	Das Wort „Radio" rückwärts buchstabieren;
Rechenfähigkeit	von 100 in 7-er Schritten rückwärts zählen;
Erinnerungsfähigkeit	Erinnern der 3 Begriffe „Auto, Blume, Kerze";
Sprache	Benennen (Armbanduhr, Bleistift)
	Nachsprechen („Sie leiht ihm kein Geld mehr.")
	Kommandos befolgen (u.a. Blatt in Mitte falten)
	Lesen („Bitte schließen Sie die Augen.")
	Schreiben (vollständigen Satz schreiben)
	Abzeichnen (überlappende Figur nachzeichnen)

Der MMST ist in das SIDAM (s. Kap. 2.1), doch auch in den ausführlicheren „Demenztest" (Kessler et al., 1988) eingebaut und in abgewandelter Form im „Alzheimer's Disease Assessment Scale" (ADAS – Ihl &Weyer, 1993) und im „Nürnberger Altersinventar" (NAI – Oswald & Fleischmann, 1995) wieder zu finden.

2.2.2 Schwerebeurteilung depressiver Symptomatik

GDS. Speziell für die geriatrische Patientengruppe ist der Fragebogen „Geriatrische Depressionsskala" (GDS – Yesavage et al., 1983) entwickelt und inzwischen auch im deutschen Sprachraum untersucht worden (Gauggel & Birkner, 1998). Die 30 Fragen können zur „Ja/Nein"-Beantwortung durch ältere Patienten vorgelesen oder selbständig bearbeitet werden. Der GDS differenziert gut zwischen nicht-depressiven und depressiven älteren Menschen. Der Maximalpunktwert liegt bei 30 Punkten und kennzeichnete die deutlichste Depressionsausprägung.

Geriatrische Depressionsskala – GDS – Kurzform (Yesavage et al., 1983)

1. Sind Sie im Wesentlichen mit Ihrem Leben zufrieden? ja/**nein**
2. Haben Sie viele Ihrer Interessen und Aktivitäten aufgegeben? **ja**/nein
3. Haben Sie das Gefühl, dass Ihr Leben leer ist? **ja**/nein
4. Sind Sie oft gelangweilt? **ja**/nein
5. Schauen Sie zuversichtlich in die Zukunft? ja/**nein**
6. Sind Sie besorgt darüber, dass Ihnen etwas Schlimmes zustoßen könnte? **ja**/nein
7. Fühlen Sie sich die meiste Zeit glücklich? ja/**nein**
8. Fühlen Sie sich oft hilflos? **ja**/nein
9. Ziehen Sie es vor, zu Hause zu bleiben, anstatt aus zu gehen und sich mit etwas Neuem zu beschäftigen? **ja**/nein
10. Haben Sie den Eindruck, dass Sie in letzter Zeit mehr Probleme mit dem Gedächtnis haben als die meisten? **ja**/nein
11. Finden Sie es schön, jetzt in dieser Zeit zu leben? ja/**nein**
12. Fühlen Sie sich ziemlich wertlos, so wie Sie zur Zeit sind? **ja**/nein
13. Fühlen Sie sich voll Energie? ja/**nein**
14. Haben Sie das Gefühl, Ihre Situation ist hoffnungslos? **ja**/nein
15. Haben Sie den Eindruck, dass es den meisten Menschen besser geht als Ihnen? **ja**/nein

Fettgedruckte Antworten zählen je 1 Punkt, Summenwert von 6 und höher ist klinisch auffällig.

Die Skala hat gute psychometrische Gütekriterien (z.B. Cronbach's alpha: .91) und trennt bei einem kritischen Punktwert von 13 mit guter Sensitivität (84%) und hoher Spezifität (89%) klinische von nicht-klinischen Fällen. Es liegt eine Kurzform mit 15 Items vor (Cut-off Wert bei 6 Punkten), welche vergleichbare Gütekriterien besitzt. Die GDS kann sowohl zur Beurteilung der Schwere einer Depression eingesetzt werden als auch zur Beurteilung von Veränderungen nach einer Intervention bzw. über die Zeit (Warten).

ADS. Weitere, bei älteren Menschen bewährte Selbstbeurteilungsinstrumente der Schwere einer Depression sind das „Beck Depressions Inventar (BDI – Hautzinger, Bailer et al., 1995) und die „Allgemeine Depressionsskala" (ADS –

Hautzinger & Bailer, 1993). Insbesondere die ADS-Kurzform (s. Kasten) mit ihren 15 kurzen, gut verständlichen Fragen kann als Prozessmaß zur wiederholten Messung (z.B. in wöchentlichen Abständen) bei Interventionen eingesetzt werden und wird von älteren Patienten gut akzeptiert.

Allgemeine Depressionsskala — ADS-Kurzform (Hautzinger & Bailer, 1993)

Während der letzten Woche ...	*selten*	*manchmal*	*öfters*	*meistens*
1. haben mich Dinge beunruhigt, die mir sonst nichts ausmachen.	0	1	2	3
2. konnte ich meine trübsinnige Laune nicht loswerden.	0	1	2	3
3. hatte ich Mühe mich zu konzentrieren.	0	1	2	3
4. war ich deprimiert/niedergeschlagen.	0	1	2	3
5. war alles anstrengend für mich.	0	1	2	3
6. dachte ich, mein Leben ist ein einziger Fehlschlag.	0	1	2	3
7. hatte ich Angst.	0	1	2	3
8. habe ich schlecht geschlafen.	0	1	2	3
9. war ich fröhlich gestimmt.	3	2	1	0
10. habe ich weniger als sonst geredet.	0	1	2	3
11. fühlte ich mich einsam.	0	1	2	3
12. habe ich das Leben genossen.	3	2	1	0
13. war ich traurig.	0	1	2	3
14. hatte ich das Gefühl, dass mich die Leute nicht leiden können.	0	1	2	3
15. konnte ich mich zu nichts aufraffen.	0	1	2	3

Summenwert von > 17 Punkten sind klinisch auffällig.

IDS. Als Fremdbeurteilung depressiver Symptomatik ist zwar die „Hamilton Depression Rating Skala" (CIPS, 1996) weit verbreitet, doch verwenden wir das ähnlich konstruierte, doch besser operationalisierte „Inventar Depressiver Symptome" (IDS – Rush et al., 1986; Hautzinger & Bailer, 1999) lieber. Die 26 Items sind am DSM-IV und ICD-10 orientiert und erlauben die Beurteilung der Ausprägung depressiver Symptome bezogen auf die zurückliegende Woche. Die psychometrischen Kennwerte sind sehr gut und der IDS-Wert korrelierte in einer eigenen Untersuchung mit dem Hamilton-Wert .92. Mit gutem Erfolg kann das IDS auch als Verlaufsbeurteilung wöchentlich bzw. monatlich eingesetzt werden (vgl. Hautzinger & deJong-Meyer, 1996; Hautzinger, 1998).

2.2.3 Bewältigung von Alltagsaktivitäten

Ursprünglich wurden die verschiedenen Verfahren (z.B. ADL, Barthel-Index, IADL usw.) zur Beurteilung der Hilfsbedürftigkeit bzw. Bewältigung von Alltagsaktivitäten bei neuro-muskulär und muskulo-skelettalen Beeinträchtigungen (z.B. nach Schlaganfall) älterer Menschen entwickelt. Angesichts der gegebenen Multimorbidität älterer Patienten sollte auch im Rahmen einer psychologischen und psychiatrischen Diagnostik auf die Fähigkeit zur Bewältigung alltäglicher Aktivitäten, ein selbstständiges Leben ermöglichender Funktionen geachtet werden. Die Diagnostik dieser Fertigkeiten hängt entscheidend vom Ausgangsniveau und von den körperlichen Einschränkungen eines Patienten, von der Situation und der ausreichenden Zeit ab. Bei stationär behandelten Patienten wird diese Funktionsprüfung mehr Bedeutung haben als bei ambulanten Patienten. Ebenso ist diese Diagnostik bei depressiven Schlaganfallpatienten wichtiger als bei körperlich weitgehend gesunden, depressiven Patienten.

Typische abgefragte bzw. überprüfte Bereiche sind: Einkaufen, Kochen, Essen, Waschen, Baden, An- und Auskleiden, Wäsche waschen, Putzen, Treppen steigen, Gehen, Stehen, Toilette benutzen, Geld zählen, Telefon benutzen, Medikamente nehmen, öffentliche Verkehrsmittel benutzen usw.

Beispiele für objektive und normierte Instrumente sind die „Nürnberger Altersbeobachtungsskala" (NAB - Oswald & Fleischmann, 1995) und die „Nürnberger Altersalltagsaktivitäten Skala" (NAA - Oswald & Fleischmann, 1995). Entscheidend ist in jedem Fall, sich durch Verhaltensbeobachtung vom Zutreffen der einzelnen Funktionsbereiche zu überzeugen. Die Behebung objektiver Einschränkungen und Schwierigkeiten durch bessere Gestaltung der Umwelt (z.B. Wohnung) oder durch Hinzuziehen externer Hilfen (z.B. beim Kochen, bei der Fortbewegung) stellen einen wichtigen Teil einer erfolgreichen Depressionstherapie dar.

2.2.4 Problem- und Verhaltensanalyse

Für die Planung einer Psychotherapie bei Depressionen im Alter ist eine hypothesenorientierte Problemanalyse jenseits der Diagnose eines depressiven Syndroms bzw. der klinischen und psychometrischen Evaluation anderer Funktionsbereiche ein wichtiger und behandlungsrelevanter Zugang zur Erkrankung eines Patienten. Für die Entscheidung, ob und wenn ja, welche psychologischen Interventionen sinnvoll sind, ist ein verhaltens- und problemanalytisches Herangehen notwendig. Damit werden funktionale Bedingungsgefüge herausgearbeitet, die eine Therapiezielbestimmung und Behandlungsplanung erlauben.

Problembereiche. Es hat sich bewährt, die Informationserhebung auf zumindest fünf Problembereiche zu lenken:
1) Analyse aktuellen Verhaltens und Handlungabläufe, Tages- und Wochenstruktur, Belastungen und Entlastungen, Verhaltensexzesse, Verhaltensdefizite, angemessenes bzw. unproblematisches Verhalten, Ressourcen;
2) Analyse problematischer (Alltags-) Situationen auf horizontaler (Stimuli-Verhalten-Konsequenzen) und vertikaler (Einstellungen, Überzeugungen, Schemata, Pläne, Regeln) Ebene;
3) Motivationsanalyse einschließlich persönlicher Krankheits- bzw. Erklärungskonzepte und Hilfserwartungen;
4) Analyse bisheriger Selbstmanagementversuche einschließlich bisheriger Behandlungs- und Bewältigungsversuche;
5) Analyse der sozialen, familiären, partnerschaftlichen, doch auch kulturellen und physikalischen Umwelt- und Rahmenbedingungen, mögliche Funktionalität depressiven Verhaltens.

Aufgabe dieser Analyse ist es, zentrale Problembereiche („Schlüsselprobleme") und deren Bedingungsgefüge herauszuarbeiten, zu hierarchisieren und einer Ziel- bzw. Therapieplanung zuzuführen.

Die Überwindung von Defiziten, die Ressourcenorientierung, die Bewältigung zentraler Problembereiche entlastet, schafft Struktur, baut Hoffnung auf, aktiviert und macht zugänglich für weitere Veränderungen. Psychotherapie bewirkt über diese problembewältigenden Mechanismen die gut belegten antidepressiven Effekte.

Voraussetzung für eine derartige Problem- und Verhaltensanalyse ist ein theoretisches Verständnis bzw. eine Heuristik der Depression im Alter, welche erlauben, Problembereiche und Bedingungsgefüge zu erkennen, Ziele zu formulieren, Veränderungsmöglichkeiten und -methoden zu entwickeln und konkrete Schritte einzuleiten.

> **MERKE**
>
> Leitgedanken einer Psychotherapie affektiver Störungen im Alter ist nicht, „die Depression" zu behandeln, sondern Probleme, die depressive Patienten haben, zu erkennen, zu analysieren, Ziele zu formulieren, Alternativen zu erarbeiten und die Probleme in Kooperation mit dem Patienten schließlich einer Lösung zuzuführen.

3 Gerontopsychologische Konzepte als Begründung von Psychotherapie mit älteren Menschen

Als theoretische Begründung für pychologische Interventionen und kognitive Verhaltenstherapie mit älteren Menschen bieten sich als Rahmenkonzept

▷ das Modell der „Selektiven Optimierung mit Kompensation (S-O-K-Meta-modell)" nach Baltes & Carstensen (1996),
▷ das damit nahezu identische „Life span model of successful aging" (Schulz & Heckhausen, 1996) und
▷ das Modell der Handlungsspielräume nach Schneider (1991) an.

Alle drei Konzepte wurden ursprünglich zur Erklärung normalen, erfolgreichen Alterns entwickelt, lassen sich jedoch zum Verständnis psychopathologischer, insbesondere depressiver Prozesse heranziehen. Es wird so möglich, Defizite und Fehlentwicklungen depressiver älterer Menschen, also Bedingungen weniger erfolgreichen Alterns, zu erkennen und daraus Ziele sowie notwendige Interventionen für die Hilfe dieser Personengruppe abzuleiten.

3.1 Das Modell der Selektiven Optimierung mit Kompensation

3.3.1 Grundzüge des S-O-K-Modells

Dieses Metamodell erfolgreichen Alterns (Baltes & Carstensen, 1996) formuliert drei konstituierende Komponenten erfolgreicher Anpassung an Lebensveränderungen, Belastungen und Älterwerden: Selektion, Optimierung und Kompensation (SOK):

▷ *Selektion* bezieht sich auf die Auswahl bzw. Veränderung von Zielen und Verhaltensbereichen;
▷ *Optimierung* bezieht sich auf Stärkung und Nutzung vorhandener, zielrelevanter Handlungsmittel und Ressourcen;
▷ *Kompensation* zielt auf die Schaffung, das Training und die Nutzung neuer Handlungsmittel.

Im Kontext des Alterns ergibt sich Selektion von Zielen und Verhaltensbereichen aus den Entwicklungsaufgaben des Alterns, aus der antizipierten bzw. bereits manifesten Ressourcenverringerung, was Auswahl, Verzicht und Abbau bedeuten kann. Selektion erfordert also eine Neuanpassung der Standards, der Ziele und der Erwartungen. Kompensation wird dann erforderlich, wenn Fähigkeiten und Fertigkeiten ganz oder teilweise verloren gehen, das damit verbundene Ziel jedoch beibehalten werden soll. Es muss dann nach anderen, neuen Wegen zur Zielerreichung gesucht werden. Kompensation meint daher die Schaffung und Nutzung neuer Fertigkeiten, Handlungsweisen, Ressourcen und Hilfsmittel. Optimierung bezieht sich auf die Stärkung und Verfeinerung von Ressourcen und Handlungsmitteln. Damit wird angedeutet, dass ältere Menschen sich noch entwickeln können, noch Ziele haben, noch zu Handlungen in der Lage sind, die eine Aktivierung und Stärkung körperlicher und geistiger Fähigkeiten bewirken und so eine quantitative und qualitative Bereicherung ermöglichen. Um zur Optimierung fähig zu sein, bedarf es jedoch einer angereicherten, fördernden Umwelt und der Bereitstellung von Möglichkeiten. Der fortschreitende Prozess der Erschöpfung der Ressourcen macht zum einen eine zunehmend feinere Abstimmung und Zusammenwirken von selbstgesteuerter Selektion, Kompensation und Optimierung nötig, zum anderen erlaubt das Modell Ansatzpunkte für Hilfen und Intervention bei notwendigen Selektions-, Optimierungs- und Kompensationsprozessen im Alter.

BEISPIEL

Ein prominentes Beispiel für die Umsetzung des S-O-K-Modells im Alltag war der Pianist Arthur Rubinstein. Ihm wurde nachgesagt, dass er Schwächen des Alterns dadurch bezwang, dass er weniger Stücke spielte (Selektion), diese häufiger übte (Optimierung) und vor schnellen Passagen Verlangsamungen einführte, um so das Nachfolgende durch die Kontrastierung schneller erscheinen zu lassen (Kompensation).

S-O-K-Modell erfolgreichen Alterns

Selektion	Auswahl, Anpassung und Veränderung von Zielen, Erwartungen, Ansprüchen, Standards, Regeln
Optimierung	Stärkung und Nutzung vorhandener Ressourcen und Handlungsmitteln
Kompensation	Schaffung und Training neuer Fertigkeiten, Suchen bzw. Lernen neuer Wege und Bewältigungsweisen

3.1.2 Ansatzpunkte für psychologische Interventionen

Selektion. Hilfen bzw. Interventionen zur *Selektion* werden notwendig, wenn z.B. Verlust von Sozialpartnern, Ausscheiden aus dem Berufsleben, Funktionsverluste, körperliche Gebrechen oder Behinderungen eintreten. Das gilt ganz besonders dann, wenn ältere Menschen ihre bisherige Lebenswelt aufgeben, um in einer Alteneinrichtung weiter zu leben. Selektion erfordert motivationale Bereitschaft, kognitive Flexibilität und Handlungsorientierung (Kruse, 1998). Hilfreich sind vor allem kognitive Methoden, Unterstützung und Solidarität durch ähnlich Betroffene sowie Reminiszenztherapie, also Lebensrückblicke, Trauerarbeit, Ablösungshilfen.

Optimierung. *Optimierung* zielt auf die Gestaltung der Umwelt, indem durch eine Verbesserung bzw. den Einsatz von Hilfsmitteln Handlungs-, Entscheidungs- und Kontrollspielräume erhalten bleiben. Die Interventionen zur Verbesserung bzw. Schaffung von Optimierungsprozessen richten sich vor allem auf die physikalische Umwelt (z.B. Gestaltung des Wohnraums, des Treppenhauses, altengerechtes Wohnen usw.), den Einbezug von Diensten und Serviceleistungen (z.B. Essensdienste, Pflegedienste, Einkaufshilfen), der Familie, der Partner und der Gemeinde.

Kompensation. Psychologische Interventionen zur *Kompensation* beruhen auf Überlegungen, die in der Gerontologie als „Plastizitätsthese" oder als „Inaktivitätsatrophie-Annahme" bekannt sind. Diese Konzepte besagen, dass der Gebrauch von Fähigkeiten zu ihrer Entwicklung beiträgt, der Nichtgebrauch führt hingegen zur Verkümmerung. Gerontologische Interventionsforschung hat gezeigt, dass die meisten älteren Menschen eine beträchtliche mentale Reserve besitzen, die durch Übung und Lernen aktiviert werden kann (Baltes & Baltes, 1989). Durch Gebrauch, Übung und Training lassen sich in jeder Altersgruppe (also auch bei Älteren) Fähigkeiten und Fertigkeiten steigern; fehlt dieser Gebrauch, lassen die Fähigkeiten nach. Die Interventionsforschung (z.B. Baltes & Lindenberger, 1989; Hautzinger, 2000) hat solche Effekte für die verschiedensten Bereiche nachgewiesen: Intelligenz, Gedächtnis, soziale Kompetenz, Sexualverhalten, Aktivitäten des Alltagslebens, Depressionen, chronische Krankheiten, Ängste, Schlafstörungen usw. Durch Training einzelner Kompetenzen wie z.B. Sprechen, Kochen, Einkaufen, Benutzung der Verkehrsmittel, selbstständiges Wohnen, Stressbewältigung, Entspannung, Tagesplanung, Verbesserung der sozialen Fertigkeiten usw. lassen sich Defizite ausgleichen, Hemmungen überwinden, neue Bewältigungsfertigkeiten bereitstellen und so den Tätigkeitsspielraum erweitern bzw. optimieren.

3.2 Das Modell der Handlungsspielräume

Das ursprünglich in der Arbeitspsychologie (Bruggemann et al., 1975) entworfene und später für sozialpsychologische, gerontologische und klinische Anliegen erweiterte (Schneider, 1991) Modell eines vierdimensionalen Handlungsraums postuliert, dass ein möglichst weiter Handlungsspielraum Voraussetzung für Lebenszufriedenheit und psychische Gesundheit ist.

Wenn es gelingt, durch eigene Initiativen bzw. durch Interventionen die Dimensionen des Handlungsraums älterer Menschen zu erhalten bzw. zu erweitern, trägt man zu mehr Lebensqualität, der Überwindung psychischer Störungen und zur Prävention von Chronifizierungen und Rückfällen bei.

Vierdimensionales Handlungsmodell für erfolgreiches Altern

Tätigkeits- und Aktivitätsspielraum
Entscheidungs- und Kontrollspielraum
Interaktions- und Kontaktspielraum
Anerkennungs- und Funktionsspielraum

---

1. Dimension: Tätigkeitsspielraum

Der Handlungsraum ist um so weiter, je mehr Tätigkeiten eine Person ausführt und je vielfältiger diese Aktivitäten sind. Interventionen bei älteren Menschen können aus dieser Sicht das Ziel haben, dazu beizutragen, dass sie in möglichst vielen und in möglichst anspruchsvollen Tätigkeitsfeldern aktiv sind. Diese Interventionen können bei den betroffenen Personen selbst, bei ihrer sozialen und physikalischen Umgebung ansetzen.

2. Dimension: Entscheidungs- und Kontrollspielraum

Darunter versteht man das Ausmaß, in dem jemand seine Lage selbst bestimmen oder doch zumindest mitbestimmen kann. Je mehr das der Fall ist, desto aktiver, motivierter, leistungsfähiger und positiver gestimmt werden die Betroffenen (Baltes & Baltes, 1986; Langer, 1989; Rodin, 1986; Schulz, 1978).

3. Dimension: Interaktionsspielraum

Dieser Handlungsraum ist weit, wenn jemand viele und befriedigende Sozialbeziehungen aufrechterhalten kann. Zahlreiche Untersuchungen zur Bedeutung von sozialen Netzen und sozialer Unterstützung (Hautzinger et al., 1982; von Arx-Wörth & Hautzinger, 1995) belegen die günstigen Funktionen der Sozialpartner sowie die positiven Wirkungen sozialer Kontakte und Unterstützung.

4. Dimension: Anerkennungsspielraum

Damit wird den Forschungsbefunden entsprochen, die zeigen, dass ältere Menschen trotz vieler Aktivitäten unzufrieden sein können. Es zeigt sich, dass nur solche Aktivitäten zu Zufriedenheit führen, die mit Anerkennung, Status und sozialer Bedeutung verbunden sind (Schneider, 1987). Die Anerkennung durch möglichst statushöhere Personen bzw. das Sozialgefüge (die Statusgruppe, die Gemeinde, die Gesellschaft) sind günstige Voraussetzungen für dauerhafte positive Gefühle. Ein Leben mit niedrigem Status in vielen Bereichen führt zu Einschränkungen des Wohlbefindens und macht krank.

> **MERKE**
>
> Erfolgreiches Altern geht idealerweise mit einem Maximum auf allen vier Dimensionen einher. Allgemeines Ziel einer Intervention ist es, dieses Maximum zu schaffen. Dabei sind jedoch das Ausgangsniveau, die gegenwärtige Leistungsfähigkeit und mögliche Funktionseinschränkungen zu berücksichtigen. Überforderungen, z.B. durch Aktivitäten, Entscheidungen, Sozialkontakte usw., führt trotz eines erweiterten Handlungsspielraums nicht zur Hebung des Wohlbefindens und der Gesundheit.

Fazit. Psychologische Interventionen mit älteren Patienten sollten diesen Überlegungen nach ein systematischer Versuch sein, durch Einsatz einer Reihe von therapeutischen Methoden und Strategien menschliches Erleben und Verhalten (im weitesten Sinn) mit einer möglichst konkret formulierten Zielsetzung (verstanden als Erweiterung des Handlungsraums) zu verändern, dabei auf die notwendige Selektion von Zielen und Ansprüchen, auf die Optimierung vorhandener Ressourcen und die Kompensation möglicher verhaltensbezogener bzw. kognitiver Defizite und Einbußen hinzuwirken.

3.3 Verhaltenstheoretische Konzepte

Zunächst unabhängig von gerontopsychologischen Überlegungen hat Lewinsohn (1974) ein verhaltenstheoretisches Modell für depressive Störungen entwickelt (s. Abb. 2) und empirisch überprüft, das von Gallagher und Thompson (1981) später auf den geriatrischen Bereich übertragen und erfolgreich bei Altersdepressionspatienten angewandt wurde.

Depressives Verhalten entsteht nach diesem Modell folgendermaßen: Eine geringe Rate verhaltenskontingenter Verstärkung bedingt depressives Verhalten.

Die Rate an positiver Verstärkung wird von drei Einflussgrößen bestimmt:
(1) Anzahl und Funktion potenziell verstärkender Ereignisse,
(2) Menge verfügbarer bzw. zugänglicher Verstärker,
(3) Repertoire instrumenteller Fertigkeiten.

Das auf diese Weise entstehende depressive Verhalten wird häufig zumindest kurzfristig durch Zuwendung und den Wegfall unangenehmer Bedingungen verstärkt.

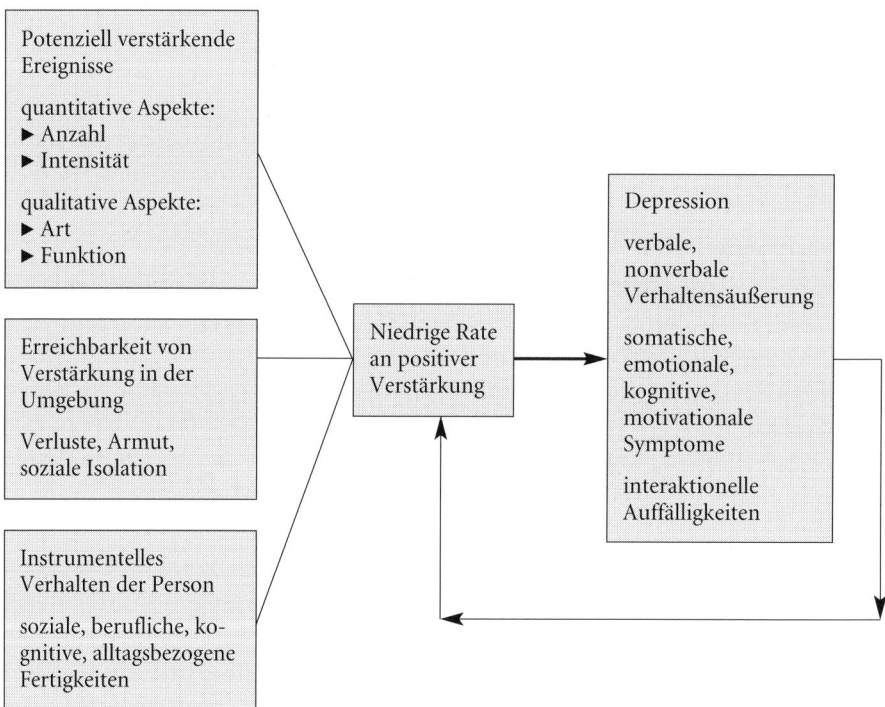

Abbildung 2: Lerntheoretisches Konzept depressiver Störungen

Damit werden Lebensbedingungen älterer Menschen passend beschrieben, gut analysierbar und die Entwicklung depressiver Störungen im Alter verständlich: Belastungen nehmen zu, Verstärker werden weniger zugänglich bzw. gehen ganz verloren, die Menge verstärkender Erfahrungen sinkt und Fertigkeitsdefizite bestehen bzw. werden deutlich.

Auch wenn die empirischen Belege für die ätiologische Relevanz dieses Modells schwach sind (Hautzinger, 1998), hat es doch einen wichtigen Beitrag zur Entwicklung therapeutischer Möglichkeiten geleistet. Diese liegen bei den Methoden

- zur Steigerung angenehmer, verstärkender Aktivitäten,
- zur Reduktion belastender, aversiver Bedingungen und
- zum Aufbau von instrumentellen Fertigkeiten und Ressourcen, insbesondere sozialer und kommunikativer Art.

3.4 Kognitive Konzepte

3.4.1 Das Modell der Erlernten Hilflosigkeit

Das reformulierte Modell der „Erlernten Hilflosigkeit" (s. Abb. 3) postuliert, dass sich Depressionen dann entwickeln,
- wenn Belastungen und persönlich wichtige Ereignisse als unkontrollierbar erlebt werden,
- diese Nichtkontrolle als dauerhaft angenommen,
- dem persönlichen Versagen angelastet und
- auch zukünftig die eigene Hilflosigkeit angenommen wird
(Abramson et al., 1978).

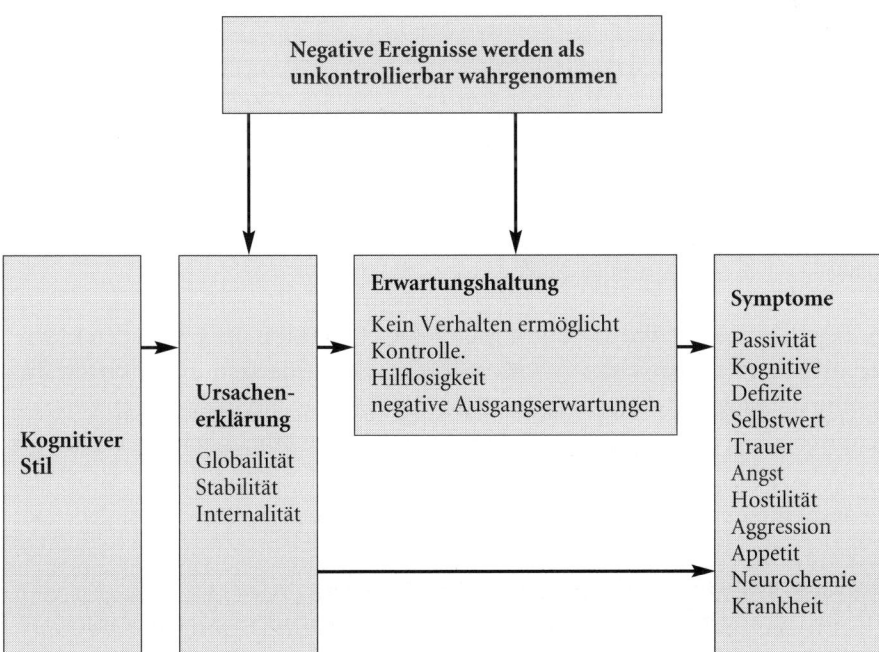

Abbildung 3: Das Modell der Erlernten Hilflosigkeit nach Abrahamson et al. (1978)

Es ist also nicht (nur) die mangelnde Kontrolle, sondern die subjektive Verarbeitung im Sinne einer internalen, globalen und stabilen Kausalattribution negativer Ereignisse, die motivational, emotional, somatisch-vegetativ und kognitiv blockierend wirkt. Dabei kommt es im weiteren Verlauf dazu, dass sich entsprechende Erwartungshaltungen herausbilden, die dann auf neue Situationen und Ereignisse voreilig und unberechtigt angewandt werden.

3.4.2 Das kognitive Modell von Beck

Dysfunktionale Überzeugungen, Übergeneralisierungen, voreilige Schlussfolgerungen, verzerrten Wahrnehmungen usw. stellt auch Beck (1974) in den Mittelpunkt seines kognitiven Depressionsmodells (s. Abb. 4).

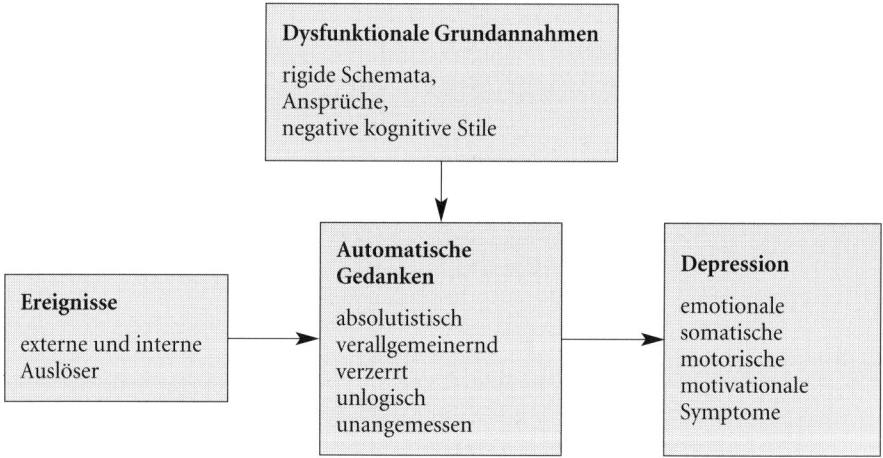

Abbildung 4: Das kognitive Depressionsmodell nach Beck (1974)

Beck stellt vor allem die lebensgeschichtliche Dimension der relevanten kognitiven Schemata heraus, die sich als automatische Gedanken in konkreten Zusammenhängen des Alltags zeigen. Über die Analyse und die Korrektur der situationsnahen automatischen Gedanken zeigen sich allmählich überdauernde Grundüberzeugungen und Anspruchshaltungen einer Person, die dann zum Gegenstand der Therapie gemacht werden müssen.

Die ätiologische Relevanz der kognitiven Modelle

Die Bedeutung dieser kognitiven Konzepte hängt vor allem mit den daraus entwickelten, sehr effizienten kognitiven Behandlungsstrategien zusammen (z.B. Beck et al., 1999), obgleich wirksame Therapie kein Beleg für die ätiologische

Richtigkeit von Entstehungshypothesen ist. Eine Metaanalyse von Studien zu den kognitiven Depressionsmodellen konnte zeigen, dass der Zusammenhang ungünstiger Attributions- und Denkstile mit depressiven Affekten als gesichert gelten kann. Offen ist jedoch weiterhin die Frage, ob die kognitiven Verzerrungen Depressionen auch verursachen (Segal & Dobson, 1992; Sweeney et al., 1986).

3.5 Ein bio-psycho-soziales Erklärungsmodell

Bereits 1975 haben Akiskal und McKinney ein multifaktorielles, integrierendes „Final-Common-Pathway-Modell" zur Erklärung depressiver Störungen auf allen Altersstufen vorgeschlagen, das biologische, soziale und psychologische Einflussgrößen integriert. Bei der Depressionsentwicklung haben wir es mit heterogenen Bedingungen und multiplen Einflüssen zu tun (z.B. genetische, entwicklungsgeschichtliche, organische, psychosoziale, kognitive, psychophysiologische usw.), die über eine gemeinsame Endstrecke biochemischer (Aminstoffwechsel, Neurotransmittersystem, Rezeptoren) und neuronaler Veränderungen (limbische Strukturen, Locus coeruleus usw.) eine Depression zur Folge haben können (s. Abb. 5).

Aus einem derartigen Verständnis folgt, dass Psychotherapie, Pharmakotherapie oder andere antidepressive Behandlungen (also auch unspezifische Unterstützung, Warten oder Spontanremission) zwar mit verschiedenen Mitteln arbeiten und an unterschiedlichen Prozessen ansetzen, doch um erfolgreich zu sein, vermutlich die biochemischen und neuronalen Störungen der postulierten Endstrecke korrigieren und normalisieren müssen. Dies würde erklären, dass es zahlreiche, vergleichbar erfolgreiche, doch sehr unterschiedliche Depressionsbehandlungen gibt. Dennoch bleibt dies eine Spekulation, solange der empirische Beweis dafür aussteht.

3.6 Anwendung psychologischer Konzepte auf Depressionen im Alter

Die Theorie der Selektiven Optimierung mit Kompensation und die Theorie der Handlungsspielräume sagen vorher, dass psychische Beeinträchtigungen, resignative Tendenzen und Depressionen daraus resultieren, dass

▶ es der betreffenden Person nicht gelingt, neue bzw. veränderte Ziele zu entwickeln,

▶ es ihr nicht gelingt, eine Selektion an Lebensbereichen, Ansprüchen und

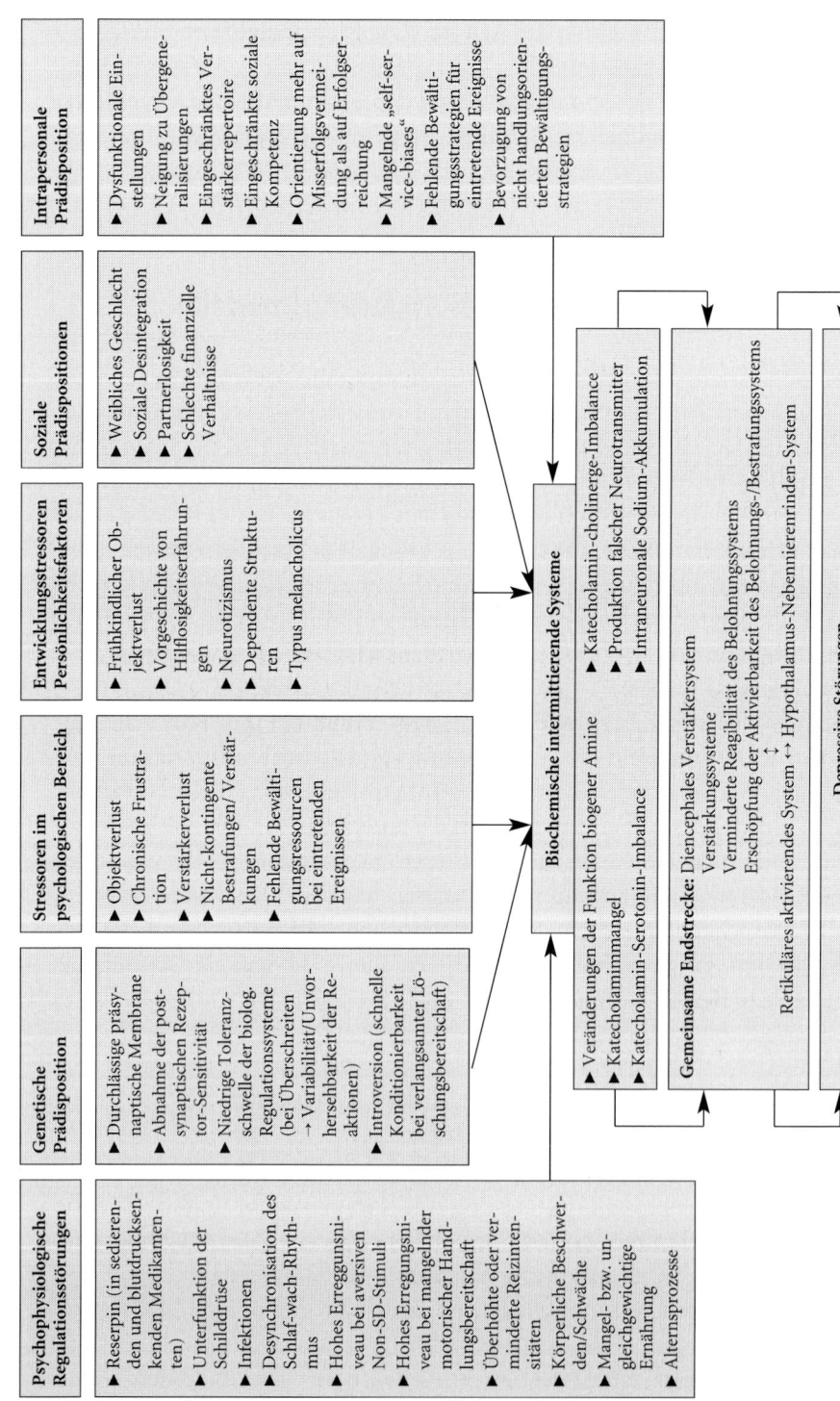

Abbildung 5: Das Final-Common-Pathway-Modell

Handlungsbereichen vorzunehmen, an kompensatorischen Fertigkeiten und Ressourcen fehlt und/oder

▷ sie durch eine reduzierte, verarmte, wenig unterstützende Umwelt nicht zur optimalen Nutzung, Stärkung und Neuentwicklung von Fähigkeiten und Lebensbereichen in der Lage ist.

MERKE

Psychologische Interventionen für ältere Menschen sollten daher helfen,
▶ Ressourcen und Kompetenzen zu schaffen bzw. zugänglich zu machen,
▶ neue Ziele und Interessen durch Erproben und Realitätstesten zu entwickeln,
▶ soziale Unterstützung und Kontakte zu optimieren und
▶ weiterhin kontrollierbare Lebensbereiche zu selegieren

Verhaltenstheoretische und kognitive Konzepte formulieren in ganz ähnlicher Weise: Depressive Störungen werden begünstigt, wenn ältere Personen an Zielvorstellungen, die nun nicht länger realisierbar sind, festhalten, das persönliche Anspruchsniveau weiterhin hoch ist bzw. sich den veränderten Gegebenheiten nicht entsprechend anpasst, es zur Bewältigung der neuen Situation an Fertigkeiten, instrumentellen Verhaltensweisen, Problemlösestrategien und sozialer Unterstützung fehlt und damit die veränderte Umwelt noch weniger kontrollierbar erlebt wird. Liegen in der früheren Lerngeschichte wiederholte Erfahrungen der Hilflosigkeit und des Ausgeliefertseins, dann trägt diese Einstellung, verbunden mit internaler und stabiler Ursachenzuschreibung der negativen Erfahrungen und Misserfolge zur Verschlimmerung der eingetretenen Lage bei. Depressive Störungen treten demnach dann auf, wenn massive bzw. als massiv erlebte, unkontrollierbare bzw. als unkontrollierbar angenommene Bedingungen vorherrschen, die Person diese als subjektiv bedeutsam wahrnimmt, kein Verhalten zur Bewältigung und Veränderung verfügbar hat und sich selbst als unfähig einschätzt.

Ziele psychologischer Interventionen

Erfolgreiche Psychotherapie, insbesondere die Kognitive Verhaltenstherapie bei depressiven Störungen im Alter setzt an den genannten kritischen Punkten an. Ziele psychologischer Intervention reichen von der Etablierung kurzfristiger Maßnahmen (wie Krisenintervention, unmittelbare Unterstützung, Aktivierung von Hilfsdiensten, Motivierung) über informierende und koordinierende Maßnahmen (wie Aufklärung, Planung und Versorgung mit Möglichkeiten der Hilfe im Alltag) bis hin zu mittel- und längerfristigen psychotherapeutischen Maßnahmen in Form von Einzel- und Gruppentherapien, innerhalb und außerhalb von Institutionen. Dadurch werden selektive und kompensatorische Prozesse initiiert, Ressourcen und Handlungsräume wieder zugänglich, dysfunktionale Kognitionen korrigiert, Tätigkeits- und Handlungsmöglichkeiten optimiert, Unterstützung und soziale Kontakte verfügbar gemacht.

Daraus ergibt sich ein psychotherapeutisches Konzept, das in den Kapiteln 5 und 6 ausführlich beschrieben ist.

Themen des Gruppenprogramms für ältere depressive Menschen

1. Einführung, Depressionsspirale, kognitiv-verhaltenstheoretisches Verständnis
2. Problem- und Zielanalyse, Stimmungs- und Tagesplan
3. Angenehme Tätigkeiten und ihre Auswirkungen auf die Stimmung
4. Planung angenehmer Tätigkeiten, Wochenplan, Neustrukturierung
5. Angenehme Tätigkeiten und Kontrolle über Befinden, Tätigkeitsprotokoll
6. Negative und positive Gedanken beeinflussen die Stimmung
7. Gedankenkontrollen: Techniken zur Reduktion negativer Gedanken
8. Ereignis-bewertende Gedanken-Gefühle Schema, Umstrukturierung
9. Soziales Verhalten und Befinden, soziale Kompetenz im Alltag
10. Lernen von Selbstsicherheit und sozialen Fertigkeiten
11. Neue Kontakte knüpfen, Beziehungen gestalten
12. Beibehalten der Fortschritte, Erfolgssicherung, Krisen- und Notfallplan

---

4 Grundprinzipien therapeutischen Arbeitens mit älteren Menschen

Radebold hat mehrfach herausgearbeitet (z.B. 1994), dass auch heute noch der (meist jüngere) Psychotherapeut mit seinen eigenen Elternerfahrungen, seinen kindlichen Gefühlen, seiner Abwehr gegenüber der politisch-historischen Dimension der Biografie Älterer und seiner Angst vor dem eigenen Altern dem alten Patienten begegnet. Die Behandlungsbeziehung ist zudem häufig von eklatantem Unwissen über die psychosoziale Situation alter Menschen und durch normative Rollenzuschreibungen geprägt. Ältere Patienten werden gelegentlich als wenig ideal, ja geschäftsschädigend für die eigene Praxis angesehen. Die Ursachen der psychischen Erkrankungen werden bei älteren Patienten viel eher in organischen und irreversiblen Faktoren gesehen als bei jüngeren Patienten. Entsprechend wird unberechtigter Weise angenommen, dass die Erfolgsprognose schlecht sei, da selbst erworbene Muster als so überlernt angesehen werden, dass eine Veränderung in der verbleibenden Lebenszeit nicht mehr gelingen könne.

Trotz der inzwischen vorliegenden gerontologischen Forschungsergebnisse (z.B. Kruse, 1998; Lehr & Thomae, 1987; Mayer & Baltes, 1996) zur fortbestehenden Kompetenz und Plastizität im Alter gelingt eine Abkehr vom Defizitmodell des Alterns nur mühsam. Dabei sind es nicht nur die Kliniker, die den überholten Vorurteilen anhängen, auch viele ältere Menschen wissen von den Möglichkeiten nichts oder wollen davon nichts wissen. Trotz der Bereitschaft von Psychotherapeuten, ältere Patienten zu behandeln, suchen diese nicht um die verfügbaren Möglichkeiten nach (Zank & Niemann-Mirmehdi, 1998).

Für das psychotherapeutische Arbeiten mit älteren Patienten wurden mehrfach (z.B. Lewinsohn et al.; 1984; Hirsch, 1999) Grundprinzipien und Merksätze formuliert (siehe auch Kasten), die berücksichtigt werden sollten, damit das therapeutische Handeln gelingen kann:

▶ Probleme älterer Patienten sind immer multiple. Diese Vielschichtigkeit psychischer, sozialer, physischer und umweltbedingter Einflüsse gilt es zu berücksichtigen.

▶ Wer mit älteren Patienten arbeitet, sollte mit dem Phänomen des Alterns vertraut sein. Biologische, soziologische und psychologische Faktoren des Alterns gilt es zu kennen, damit psychopathologische Prozesse von normalen Entwicklungsvorgängen im Alter unterschieden werden können.

- Positive, doch realistische Erwartungen in die Arbeit einbringen. Stereotype und negative Haltungen gegenüber alten Menschen entdecken und korrigieren.
- Dem Prinzip der minimalen Intervention verpflichtet sein. Es geht darum, möglichst wenig Abhängigkeit entstehen zu lassen und die Eigenständigkeit möglichst lange zu erhalten.
- Einbezug von und Koordination mit anderen Hilfen, Institutionen und Personen. Dabei sollte dies gemeinsam geplant und organisiert werden.
- Die Arbeit mit den Angehörigen und dem sozialen Umfeld älterer Menschen ist wichtig und wesentlich. Therapeuten sind wichtige Hilfs- und Informationsquelle für Patienten und Angehörige.
- Ziel von Interventionen sollte immer die Stärkung und Erhaltung von Ressourcen, also das Ansetzen und der Ausbau erhaltener Fertigkeiten sein.
- Psychotherapie (depressiver) älterer Menschen sollte immer strukturiert, zeitlich begrenzt, dennoch längerfristig ausgerichtet sein.
- Die Behandlung sollte auf präventive, vorbeugende Maßnahmen gerichtet sein. Patienten sollten die erworbenen Lösungsstrategien für spätere Krisen und Belastungen parat haben.

Grundprinzipien psychotherapeutischen Handelns mit Älteren
(nach Hirsch, 1999)

Bedenke:	multiple Problematik.
Kenne:	Phänomene und Besonderheiten des Alterns, des Alters.
Beachte:	Prinzip der minimalen, angemessenen Intervention.
Plane:	zusätzliche, externe Hilfen.
Arbeite:	auch mit Bezugspersonen, Angehörigen, sozialen Umfeld.
Beginne:	bei vorhandenen Kompetenzen.
Fördere:	soziale, psychische und somatische Kompetenzen.
Informiere:	angemessen über alle geplanten Interventionen und deren Sinn.
Erkenne:	eigene Gerontophobie und Fehlurteile.
Nütze:	Lebenserfahrung älterer Patienten.
Erfahre:	Lernen ist immer und für jeden möglich.
Beachte:	Ältere können meist mehr aushalten als Therapeuten glauben.
Verringere:	Vorurteile in der Öffentlichkeit.

Teil II Behandlungsanleitung

5 Die Behandlung depressiver Störungen im Alter

Psychotherapie für ältere Patienten ist möglich, zunehmend üblich, doch längst noch nicht selbstverständlich (Häfner, 1986; Hautzinger, 1998, 2000; Radebold, 1994; Zarit & Knight, 1996). Verfolgt man den schwerfälligen Veränderungsprozess in der Praxis und die immer wieder auflebende Diskussion über die psychotherapeutische Behandlungsmöglichkeit älterer Menschen, dann ist - wie es Heuft (1993) formulierte - die Frage angebracht, ob wir nicht das berechtigte Therapieanliegen einer artikulationsungewohnten Gruppe so lange übersehen haben, bis aus der Minderheit inzwischen eine sozial- und gesundheitspolitische unübersehbare Größe geworden ist. Es ist unverändert Tatsache, dass eine Art „Indikationszensur" hinsichtlich psychotherapeutischer Behandlungen älterer und alter Menschen herrscht (weniger als 1% aller Psychotherapiepatienten ist über 60 Jahre alt - Linden, Förster et al., 1993).

FALLBEISPIEL

Der 74-jährige Patient, ein früherer Volksschullehrer, sprach mit leiser Stimme, zeigte kaum Mimik, wirkte deprimiert, antriebslos, gequält und sein Blick war gesenkt. Er war orientiert, wach und ohne auffallende Gedächtnisprobleme. Im MMST erzielte er 26 Punkte. Er war in Gedanken versunken, grübelte viel über seine Lage, war pessimistisch, selbstzweiflerisch und äußerte Schuldgefühle. Er klagte über Schlafstörungen und Verstopfung. Suizidale Absichten verneinte er, obgleich er des Lebens überdrüssig war. In der Geriatrischen Depressionsskala (GDS) erzielte er mit 26 Punkten deutlich erhöhte Werte. Bereits früher, während beruflicher Belastungsphasen und häufiger während der letzten Jahren vor der Pensionierung, hatte er depressive Episoden erlebt, doch in der Regel ohne fremde Hilfe überstanden. Seit dem überraschenden Tod der Ehefrau vor 13 Monaten war er erneut und diesmal andauernd in eine depressive Phase gekommen. Der Verlust führte zum Wegfall von Unterstützung, Tagesstruktur, Kontakten, gemeinsamen Aktivitäten und Perspektive. Er zog sich zurück, lebte mehr in der Vergangenheit und da in den Erinnerungen an das wenig erfreuliche Elternhaus, die nicht erfüllten Berufswünsche und Lebensziele sowie die schlechten Beziehungen zu den eigenen Kindern und deren Familien. Er fühlte sich verlassen, das Leben hatte keinen Sinn mehr. Er machte sich Vorwürfe über die schlechte Beziehung zu den Kindern und sah sich am Ende seines Lebens, das vor allem durch Misserfolge gekennzeichnet ist.

Ziele der kognitiven Verhaltenstherapie (in Verbindung mit einer antidepressiven Medikation) bestanden darin, durch Erhöhung der Aktivitätsrate, durch Verbesserung der sozialen Kompetenz, durch klare Tages- und Wochenstruktur sowie durch Bearbeitung des Verlusts, des angeblichen Versagens als Vater und die Korrektur der ungeschickten Attributionsmuster (Selbstzweifel) die resignativ-depressive Symptomatik zu lindern und das eigenständige Leben wieder möglich zu machen

5.1 Kognitive Verhaltenstherapie mit älteren depressiven Menschen

Kognitive Verhaltenstherapie mit älteren depressiven Menschen ist als Versuch zu verstehen, durch den Einsatz einer Reihe von therapeutischen Methoden an den jeweils individuell wirkenden depressogenen Bedingungen mit einer konkret formulierten Zielsetzung verändernd zu wirken, den Handlungsspielraum zu erweitern und dabei die erwähnten Prozesse der Selektion, der Optimierung und der Kompensation zu berücksichtigen.

Es ergeben sich daher folgende, je nach Person variierende Ziele:

a) Selektion:
▶ Ziele, Ansprüche, Wünsche den Lebensbedingungen (körperlicher Verfassung, Behinderung) anpassen und realistisch gestalten;
▶ Bearbeiten und Aufgeben alter Enttäuschungen, Hoffnungen, Verletzungen.

b) Optimierung:
▶ Depressionsfördernde Bedingungen in der Lebens- und Alltagswelt der älteren Menschen (wie z.B. Isolation, ungünstige Wohn- und Lebensbedingungen) beseitigen;
▶ enge Sozialpartner, die Familie mit in die Behandlung einbeziehen.

c) Kompensation:
▶ Patienten kontingent auf aktives, nicht-depressives Verhalten verstärken, um so Verhaltensweisen der Patienten, die im Sinne von Verhaltens- und Res-

sourcendifiziten depressionsfördernd sind, zu korrigieren und durch situationsangemesseneres Verhalten zu ersetzen;

▶ dazu sind Verhaltensübungen, Realitätstesten erforderlich und anzuwenden. Aktives, die Umwelt (wieder) kontrollierendes Verhalten aufbauen bzw. wieder freilegen und

▶ dysfunktionale, wenig hilfreiche, resignative Kognitionen (Einstellungen, Annahmen, Haltungen) abbauen und durch konstruktivere, selbstwertdienlichere ersetzen;

▶ die Verstärkung von passivem, vermeidendem, depressivem Verhalten abbauen.

Das konkrete Vorgehen lässt sich – nach der Phase der Diagnostik und Problem- sowie Zielanalyse – unterteilen in die mögliche Anwendung folgender Methoden und Techniken:

▶ Passivität und Inaktivität überwinden durch Aktivierung, Steigerung verstärkender Erfahrungen, Reduktion aversiver Alltagserfahrungen, Tagesstrukturierung.

▶ Sicherer und kompetenter werden durch Vermehrung und Verbesserung der sozialen Kontakte, Überwindung von Fertigkeitsdefiziten, Einüben von Verhaltensweisen, Bearbeitung familiärer Konflikte, Verbesserung der familiären bzw. partnerschaftlichen Interaktionen.

▶ Nicht so pessimistisch, negativ denken durch Herausarbeitung der automatischen Gedanken, Evidenzüberprüfung der automatischen Gedanken, Ersetzen der unberechtigten automatischen Gedanken durch hilfreichere, angemessenere, positivere Kognitionen, Erkennen und Korrigieren von Überzeugungen, Einstellungen.

▶ Vergangenes besser bewältigen durch Reminiszenztherapie; den Lebensweg, die ursprünglichen Ziele, das Erreichte, doch auch das nicht Erreichte herausarbeiten, besprechen, worauf man stolz sein kann, Veränderungen, die ohne eigenes Wollen erforderlich wurden herausstellen, Unerwartetes, Unverhofftes benennen.

▶ Reale Schwierigkeiten bewältigen durch Dienste der Gemeinde, Aufbau eines Versorgungs- und Unterstützungssystems.

▶ Vorbeugen und selbstständiges Anwenden der in der Therapie gemeinsam erarbeiteten Zusammenhänge, der Bewältigungsmöglichkeiten, der Hilfsmittel zur Problemlösung, der Veränderungstechniken, verwenden der Protokolle und Übungen.

▶ Bei Krisen und schlechten Phasen diese Methoden wieder hervorholen, selbstständig einsetzen, rechtzeitig, dann oft nur kurz um Hilfe nachsuchen als zu lange bis zur massiveren Verschlechterung zu warten.

5.2 Das Gruppentherapieprogramm

Ziele

Die im Folgenden detailliert dargestellte Gruppentherapie für depressive ältere Menschen hat sich kognitiv-verhaltenstheoretisch Überlegungen und das gerontopsychologische S-O-K-Modell zur Grundlage genommen. Es strebt über zwölf jeweils zweistündige Gruppensitzungen folgende Ziele an:

▷ Einen Rahmen und einen Raum schaffen, um über Enttäuschungen, Frustrationen, Hilflosigkeit mit anderen, ähnlich Betroffenen zu sprechen;
▷ Verständnis, Ermunterung und Unterstützung zu erfahren;
▷ neue Sozialkontakte zu knüpfen;
▷ neue Verhaltensweisen zu erlernen, zu erproben und sich darüber auszutauschen;
▷ Ansprüche, Ziele und Erwartungen zu hinterfragen, dazu Alternativen zu hören sowie zum Erproben neuer Sichtweisen angeleitet zu werden;
▷ den Alltag besser, bewältigbarer zu strukturieren und dafür Modelle von anderen zu erfahren;
▷ Problemlösefertigkeiten für den Alltag kennenzulernen, dabei Hilfe zu bekommen und so neu zu erlernen.

5.3 Therapiezuweisende Diagnostik

Für die hier beschrieben Gruppentherapie geeignet sind ältere Menschen (über 65 Jahre), die an einer Depression oder depressiven Symptomen leiden und in der Lage sind, dem Gruppengeschehen zu folgen. Voraussetzung dafür ist eine

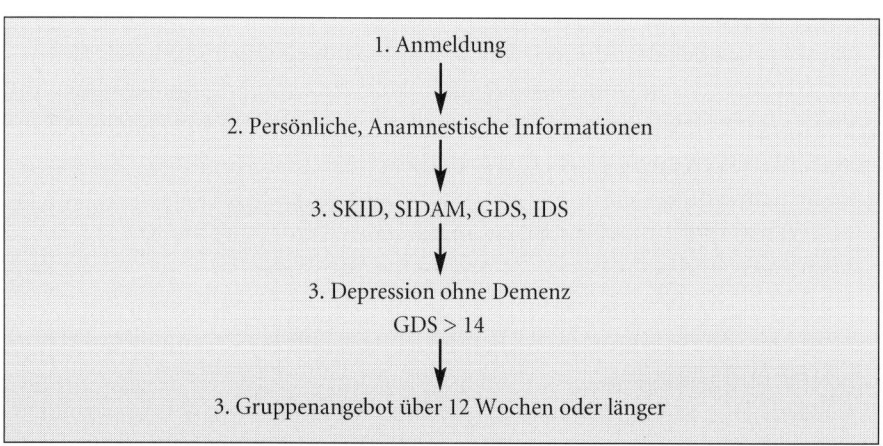

Abbildung 6: Ablauf der therapiezuweisenden Diagnostik

erhaltene kognitive Leistungsfähigkeit (MMST > 24 Punkte) und die Bereitschaft, sich in einer Gruppe einzubringen bzw. mitzuarbeiten. Ältere Menschen mit psychotischen Symptomen, Zwängen, akuter Suizidalität und Substanzabhängigkeiten müssen fachärztlich und in anderer, angemessener Weise psychotherapeutisch behandelt werden. Sehr schwere depressive Episoden sollten zunächst pharmakotherapeutisch und erst später ergänzend mit diesem kognitiv-verhaltenstherapeutischen Programm behandelt werden.

Zur Indikation sollten SKID und SIDAM, die GDS und das IDS (s. Kap. 2) durchgeführt werden. Dabei sollte die Depressionsdiagnose bestätigt oder ein GDS-Wert von über 14 Punkten erreicht werden.

5.4 Rahmenbedingungen und Voraussetzungen

Teilnehmerzahl. Eine Therapiegruppe sollte idealerweise zwischen sechs und acht Teilnehmer haben und von zwei Therapeuten geleitet werden. Erfahrungen liegen jedoch auch mit größeren bzw. kleineren Gruppen (bis zu zwölf bzw. nur mit vier Teilnehmern) vor. Auch steht häufig nur ein Gruppenleiter zur Verfügung.

Schwere der Symptomatik. Alle Teilnehmer sollten an beeinträchtigenden depressiven Symptomen leiden und Depressionen erlitten haben. Dabei kann der aktuelle Schwergrad depressiver Symptomatik durchaus schwanken, von subklinischen, leichten Beschwerden bis zu heftigen, schweren Symptomen.

Alter. Ideal ist es, wenn die Teilnehmer hinsichtlich ihres Alters homogenisiert werden. Die Probleme und Schwierigkeiten sind bei knapp über 60-Jährigen, die noch im Berufsleben stehen oder gerade ausgeschieden sind, meist andere als bei über 80-Jährigen. Die Verständigung und das therapeutische Arbeiten in Gruppen, die Personen zusammenfassen, die im Alter bis maximal zehn Jahre auseinander liegen, gelingt deutlich besser.

Vorabinformationen. Vor Beginn der Gruppentherapie sollten die Teilnehmer persönlich untersucht, ausführlich diagnostiziert (s. Kap. 2) und auf das Gruppenprogramm vorbereitet werden. Insbesondere sollte auf mögliche Vorbehalte gegenüber einer Gruppe und Befürchtungen hinsichtlich eines „psychologischen Striptease" eingegangen und korrigiert werden. Die Vorteile einer Gruppe gleichermaßen Betroffener und vom Alter her passender Menschen, nämlich Erfahrungsaustausch, Kontaktmöglichkeiten und soziale Unterstützung, sollten besonders herausgestellt werden. Als besonders förderlich hat sich gezeigt, die Gruppentherapie weniger als „Therapie", sondern als „Lernprogramm und Kurs" darzustellen, was durch die klare Struktur des Vorgehens und die Verwendung von Arbeitsmaterialien, welche die Teilnehmer erhalten, unterstützt wird.

5.5 Kontraindikation

Das Gruppenprogramm ist nicht geeignet für verwirrte, delirante, psychotische, paranoide und akut suizidale Patienten. Personen mit einer Substanzabhängigkeit sollten zunächst entgiftet und speziell psychotherapeutisch behandelt werden. Eine beginnende bzw. manifeste Demenz führt dazu, dass die Patienten durch das Programm überfordert werden, was u.a. resignativ-depressive Tendenzen fördern und vertiefen kann. Es ist unsere Erfahrung, dass MMST-Testwerte von 24 oder weniger Punkten diese Kontraindikationsgrenze darstellen. Schwere (wenig reagible, klar melancholische) Depressionen nehmen wir in der Gruppe nicht auf, es sei denn, die Patienten sind medikamentös eingestellt und dadurch den interaktionellen und psychologischen Anforderungen des Gruppenprogramms zugänglich.

Bei sehr individuellen Problemen (z.B. chronische Partnerschaftskonflikte, körperliche Gebrechen besonderer Art) sollte geprüft und offen angesprochen werden, inwiefern diese speziellen Probleme durch das Gruppenangebot berührt werden. Es gab immer wieder Teilnehmer, die deshalb aus der Gruppe ausstiegen, weil sie über ihr persönliches Problem nicht in der Gruppe sprechen wollten bzw. mit dem durch das Programm angebotenen Hilfe keine Lösung für ihre besondere Problematik erfuhren.

6 Das Gruppentherapieprogramm

Die Darstellung des Gruppenprogramms ist folgendermaßen aufgebaut: Am Anfang einer Sitzung befindet sich eine tabellarische Übersicht über die Struktur und die Ziele der Sitzung sowie die jeweils benötigten Materialien. Diese Übersicht soll helfen, die Sitzung vorzubereiten und die Vorgaben des Programms einzuhalten. Im Text werden die Ziele, Vorgehensweisen und Materialien noch einmal ausführlich beschrieben; er gibt die Struktur und die Anweisungen vor. Die kursiv gesetzten Textteile stellen mögliche wörtliche Aussagen und Erklärungen der Gruppenleiter dar, die so oder in abgewandelter Form Verwendung finden können. Diese Texte sind also mögliche wörtliche Hilfen für die Gruppenleiter.

Bei den Anweisungen wird immer wieder auf „Folien" verwiesen. Die Vorlagen dazu finden sich jeweils im Anschluss an die Sitzung, in der sie das erste Mal benötigt werden. Es hat sich bewährt, diese Vorlagen auf Folien zu kopieren und sie in der Gruppe mit Hilfe eines Overhead-Projektors zu zeigen.

Auch die Materialien für die Gruppenteilnehmer finden sich im Anschluss an die Sitzung, in der sie das erste Mal benötigt werden. Wir haben gute Erfahrungen damit gemacht, die Arbeitsblätter je nach Stunde auf verschieden farbiges Papier zu kopieren. Dabei sollten keine dunklen oder grellen Farben verwendet werden.

Tabelle 5: Struktur des Gruppenprogramms zur Behandlung von Depressionen im Alter

Programmeinheit	Programminhalt
Sitzung I: Begrüßung und Einführung in das Gruppenprogramm	1. Begrüßung der Teilnehmer und gegenseitiges Kennenlernen 2. Informationen über den Ablauf des Programms 3. Vorstellung der Gruppenregeln 4. Wie entsteht eine Depression? 5. Depressionsspirale 6. Zusammenhang zwischen Handeln, Denken und Fühlen 7. Wozu sind Hausaufgaben wichtig? 8. Hausaufgaben
Sitzung II: Problem- und Zielanalyse	1. Begrüßung der Teilnehmer 2. Kurze Wiederholung von Sitzung I 3. Besprechung der Hausaufgaben 4. Problemanalyse 5. Ziele formulieren 6. Hausaufgaben

Programmeinheit	Programminhalt
Sitzung III: Angenehme Tätigkeiten und ihre Auswirkungen auf die Stimmung	1. Begrüßung der Teilnehmer 2. Kurze Wiederholung von Sitzung II 3. Besprechung der Hausaufgaben 4. Einleitung zum Thema „Angenehme Tätigkeiten" 5. Auswertung der „Liste angenehmer Tätigkeiten" 6. Hausaufgaben
Sitzung IV: Planung angenehmer Tätigkeiten im Wochenplan	1. Begrüßung der Teilnehmer 2. Besprechung der Hausaufgaben 3. Angenehme Tätigkeiten und Pflichten im Alltag 4. Gründe für schlechte Stimmung 5. Pflichten und angenehme Tätigkeiten im Wochenplan 6. Eintragen der Pflichten in den Wochenplan 7. Eintragen der angenehmen Tätigkeiten in den Wochenplan 8. Vertrag zur Belohnung 9. Hausaufgaben
Sitzung V: Angenehme Tätigkeiten und Befinden: Tätigkeitsprotokoll führen	1. Begrüßung der Teilnehmer 2. Wiederholung der Sitzung IV 3. Besprechung der Hausaufgaben 4. Wochenplanung 5. Tätigkeitsprotokoll 6. Einführung: Denken und Fühlen 7. Hausaufgaben
Sitzung VI: Positive und negative Gedanken beeinflussen das Befinde	1. Begrüßung der Teilnehmer 2. Besprechung der Hausaufgaben 3. Wiederholung der Sitzung V 4. Negative Gedanken - Positive Gedanken 5. Persönliche Gedankenkarten 6. Gedankenkontroll-Techniken: Negative Gedanken unterbrechen 7. Gedankenkontroll-Techniken: Positive Gedanken erhöhen 8. Hausaufgaben
Sitzung VII: Gedanken verändern lernen: Weitere Techniken	1. Begrüßung der Teilnehmer 2. Wiederholung der Sitzung VI 3. Besprechung der Hausaufgaben 4. Das Ereignis-bewertende Gedanken-Gefühle-Protokoll 5. Das Finden alternativer, positiver Gedanken und deren Wirkung 6. Wann und wozu die EbG-Technik? 7. Hausaufgaben

Programmeinheit	Programmeinheit
Sitzung VIII: Gedankliche Umstrukturie-rung: Fortsetzung	1. Begrüßung der Teilnehmer 2. Wiederholung der Sitzung VII 3. Besprechung der Hausaufgaben 4. Anwendungsübungen der EbG-Technik 5. Einführung: Soziale Kompetenz und Befinden 6. Was ist selbstsicheres und kompetentes Verhalten? 7. Lücken im selbstsicheren und kompetenten Verhalten 8. Hausaufgaben
Sitzung IX: Auswertung des Tätigkeitspro-tokolls und sozial kompetentes Verhalten erlernen	1. Begrüßung der Teilnehmer 2. Zusammenhang von angenehmen Tätigkeiten und Befinden 3. Auswertung und Zeichnen der Stimmungs- und Tätigkeitskurven 4. Besprechen der Stimmungs- und Tätigkeitskurve 5. Wiederholung der Sitzung VIII Besprechung der Hausaufgaben 7. Sozial kompetentes Verhalten erlernen 8. Erste Rollenspiele 9. Hausaufgaben
Sitzung X: Lernen von Selbstsicherheit und sozialer Kompetenz	1. Begrüßung der Teilnehmer 2. Wiederholung von Sitzung IX 3. Besprechung der Hausaufgaben 4. Selbstsicherheit und Fertigkeiten lernen 5. Rollenspiele und Übungen: Selbstbehauptung 6. Hausaufgaben
Sitzung XI: Soziale Kompetenz und soziale Kontakte	1. Begrüßung der Teilnehmer 2. Wiederholung von Sitzung X 3. Besprechung der Hausaufgaben 4. Kontakt herstellen, um Sympatie werben 5. Übungen zu „Kontakte herstellen" 6. Hausaufgaben
Sitzung XII: Die Zeit nach Programmende: Fortschritte und Erfolge beibehalten	1. Begrüßung der Teilnehmer 2. Wiederholung von Sitzung XI 3. Besprechung der Hausaufgaben 4. Rückschau, Zielerreichung, Fortschritte 5. Beibehaltung des Gelernten, Erfolge sichern 6. Umgang mit und Vorbereitung auf Krisen 7. Rückmeldung und Kritik des Gruppenprogramms 8. Verabschiedung

6.1 Sitzung I: Begrüßung und Einführung in das Gruppenprogramm

Übersicht und Struktur von Sitzung

Sitzungsteil	Ziele	Materialien
1. Begrüßung der Teilnehmer und gegenseitges Kennenlernen	Vertrautwerden mit anderen Gruppenteilnehmern	▶ Namensschilder
2. Informationen über den Ablauf des Programms	Motivation und Information über das Gruppenprogramm	
3. Vorstellung der Gruppenregeln		▶ Folie 1 (S. 64)
4. Wie entsteht eine Depression?	Informationen über die Entstehung von Depression	▶ Folie 2 (S. 65)
5. Depressionsspirale		▶ Folie 3 (S. 66) ▶ Folie 4 (S. 67)
6. Zusammenhang zwischen Handeln, Denken und Fühlen	Depressionsdreieck	▶ Folie 5 (S. 68) ▶ Körperübung
7. Wozu sind Hausaufgaben wichtig?	Motivation	
8. Hausaufgaben ▶ Stimmungsprotokoll ▶ Probleme identifizieren ▶ Liste angenehmer Tätigkeiten	Auffrischung des in der Sitzung Gesagten, Sensibilisierung für Stimmungen, Problembewusstsein schärfen	▶ Ordner ▶ Materialien für die Gruppenteilnehmer, Zusammenfassung Sitzung I (S. 69–72) ▶ Arbeitsblatt 1: „Stimmungsprotokoll" (S. 73) ▶ Arbeitsblatt 2: „Liste angenehmer Tätigkeiten" (S. 74–83)

1. Begrüßung der Teilnehmer und gegenseitiges Kennenlernen

Die Kursleiter begrüßen die Teilnehmer und loben, dass so viele/alle Teilnehmer gekommen sind.

Damit sich alle Teilnehmer gegenseitig kennenlernen, schlagen sie vor, dass jeder mit einem seiner Nachbarn ein Paar bildet, um sich gegenseitig (für etwa zehn Minuten) zu befragen. Bei ungerader Teilnehmerzahl kann einer der Kursleiter als Gesprächspartner einspringen. Danach soll jeder Teilnehmer seinen Nachbarn vorstellen. Als Beispiel kann einer der Kursleiter sich selbst vorstellen.

Herzlich willkommen zu unserem ersten Gruppentreffen. Ich freue mich, dass so viele/alle Teilnehmer gekommen sind.

Damit wir uns zunächst ein bisschen kennenlernen, schlage ich vor, dass wir Zweiergruppen bilden. Wir machen das so, dass sich jeder mit einem seiner Nachbarn zusammen setzt und beide ein kurzes Gespräch über sich und die Gründe der Teilnahme an diesem Gruppenprogramm führen.

Anschließend stellt jeder von Ihnen seinen Gesprächspartner in der Gruppe mit ein paar Sätzen vor. Damit Sie wissen, wie das aussehen könnte, mache ich den Anfang und stelle mich selbst vor:

„Mein Name ist ... Ich bin Psychologe/Arzt ... Ich komme aus ... und bin ... Jahre alt. Beruflich mache ich ... In meiner Freizeit interessiere ich mich besonders für ... usw."

Wenn Sie wollen, können Sie sich während des Gesprächs mit Ihrem Nachbarn Notizen machen.

Die Kursleiter haben schon vor der Sitzung für jeden Teilnehmer und sich selbst ein Namensschild vorbereitet und teilen diese nun aus. Die Namensschilder kann man entweder auf die Kleidung kleben oder vor sich hinstellen. Dann die Zweiergruppen einteilen und den Austausch beginnen. Die Gespräche sollten nicht länger als 15 Minuten dauern.

So, beenden Sie doch nun Ihren Austausch.
Ich schlage vor, dass Sie, Frau/Herr ..., beginnen.

2. Informationen über den Ablauf des Programms
Die Kursleiter geben Informationen über das Gruppenprogramm. Ziel ist das Erlernen von Techniken und der Erwerb von Fertigkeiten, um mit der depressiven Stimmung umgehen und sie bewältigen zu können. Die Kursleiter unterstützen die Teilnehmer und betonen die Wichtigkeit der Eigeninitiative.

Sie wollen in diesem Gruppenprogramm lernen, wie Sie Ihre niedergeschlagene, traurige, ängstliche Stimmung verbessern können. Diejenigen, die dieses Programm konzipiert haben, sehen Depression nicht als (unerklärliche) Krankheit an, sondern als ungünstiges Zusammenwirken von verschiedenen Lebensumständen.

In diesen zwölf Wochen werden wir versuchen, Ihnen Fertigkeiten zu vermitteln und Techniken vorzustellen, mit denen Sie Ihre Situation verändern können, um aus Ihrer depressiven Verfassung herauszukommen.

Von uns als Kursleitern bekommen Sie Informationen, wie Sie das machen können. Wir unterstützen Sie bei den Übungen, stehen mit Erklärungen und allen Hilfen zur Verfügung.

Doch die Veränderungen können nur Sie durchführen. Nur Sie können Ihre Situation ändern. Der wichtigste Teil des Programms sind daher Sie, weil nur jeder Einzelne von Ihnen seine Probleme angehen und lösen kann.

Da dies in einer Gruppe viel einfacher ist, treffen wir uns hier einmal pro Woche, damit Sie sich gegenseitig motivieren und unterstützen können.

Wir werden hier weniger auf die einzelne Leidens- und Krankengeschichte eingehen. Im Zentrum des Programms stehen Ihre Stärken, das Lernen von Fertigkeiten, um Schwächen auszugleichen, und das Kennenlernen neuer Lösungswege. Natürlich werden wir uns über Ihre Probleme austauschen; doch der Schwerpunkt dieses Programms besteht darin heraus zu arbeiten, wie Sie einen Ausstieg aus der Depression finden können.

Damit Ihnen und uns hier das gelingt, gibt es einige Regeln, die Sie einhalten sollten, sodass diese Gruppe für jeden eine Unterstützung sein kann.

Folie 1

3. Vorstellen der Gruppenregeln

Folie 1 auflegen und vorlesen.

Gruppenregel 1: Die Gruppe ist dazu da, jeden einzelnen zu unterstützen und zu motivieren, und jeder hat das Recht, sich von den anderen Hilfe zu holen.
Gruppenregel 2: Häufiges Reden über Depression ist nicht förderlich. Unser Thema ist die Überwindung der Depression.
Gruppenregel 3: Die Arbeit der Gruppe ist auf Problemlösung ausgerichtet.
Gruppenregel 4: Jeder Einzelne sollte rücksichtsvoll und aufmerksam sein und sich in den Kurs einbringen.
Gruppenregel 5: Alle Mitglieder dieser Gruppe können den gleichen zeitlichen Raum für sich beanspruchen.
Gruppenregel 6: Alles, was in der Gruppe besprochen wird, bleibt in der Gruppe.
Gruppenregel 7: Die Gruppe ist Ideenlieferant für Lösungen und Problemüberwindungen.

Haben Sie dazu noch Fragen?

Die Kursleiter beantworten die Fragen, die gestellt werden. Es soll jedoch keine zu ausführliche Diskussion über die Gruppenregeln geführt werden. Es ist am besten, wenn diese Gruppenregeln bei jeder Gruppensitzung an der Wand aufgehängt sind.

Bei entsprechender Situation kann auf diese Regeln zur Steuerung der Gruppe Bezug genommen werden.

Nun stellen wir Ihnen das grundlegende Prinzip der Entstehung depressiver Störungen vor.

4. Wie entsteht eine Depression?

Durch die Voruntersuchungen hat man festgestellt, dass die Teilnehmer nicht an einer bipolaren, organischen, psychotischen oder zu schweren Depression leiden, sondern dass durch Veränderungen, Verluste, Lebensprobleme, einen Mangel an Gleichgewicht zwischen positiven und negativen Erlebnissen im Alltag, negative Denkmuster und/oder Verhaltensdefizite Bedingungen entstanden, die sich im Laufe der Zeit negativ auf die Stimmung ausgewirkt haben. In diesem Programm sollen die Teilnehmer lernen, den Alltag mit positiven Erlebnissen anzureichern, das eigene Verhalten, die Defizite und pessimistischen Denkmuster zu verändern.

Es gibt zum einen sehr schwere Depressionen, die mit Medikamenten und anderen ärztlichen Methoden behandelt werden. Zum anderen gibt es weniger stark ausgeprägte Depressionen oder auch chronische Depressionen, die durch das Zusammenwirken verschiedener Lebensprobleme und persönlicher Faktoren entstehen.

Für eine ausgeglichene, gute Stimmung benötigt jeder Mensch ein Gleichgewicht zwischen positiven und negativen bzw. neutralen Erlebnissen. Überwiegen bei einem Menschen über längere Zeit die negativen Erlebnisse, so ist das Risiko einer Depression erhöht. Wird das Denken von Pessimismus, Resignation, Zweifel bestimmt und das Handeln durch Unsicherheit und Defizite, dann kann dies zu Depressionen führen.

Deshalb ist unser Schwerpunkt hier darauf ausgerichtet, Ihnen Techniken zu vermitteln, mit denen es gelingen wird, Ihren Alltag mit positiven Erlebnissen anzureichern, mit den negativen Erlebnissen besser fertig zu werden, konstruktiver zu denken, selbstsicherer und kontaktfreudiger zu werden.

Die Kursleiter erklären, dass Depressionen nicht allein durch Belastung, sondern auch durch fehlende Bewältigungsstrategien (Coping) entstehen.

Bei Depressiven können dies negatives Denken, fehlende Fertigkeiten oder mangelnde Verstärkung sein.

Dies führt zur Depressionsspirale: Je weniger positive Tätigkeiten, desto schlechter wird die Stimmung usw. Die Kursleiter fragen die Teilnehmer, ob sie dies nachvollziehen können.

Eine Depression kann entstehen, wenn Sie bei außergewöhnlichen oder auch alltäglichen Belastungen nicht wissen, wie Sie damit umgehen können. Das kann folgendermaßen aussehen:

Folie
2

Folie 2 auflegen.

Die Belastung könnte sein:
▷ *Ich werde in den Ruhestand versetzt,*
▷ *mein Kind zieht aus dem Haus aus,*
▷ *eine mir nahestehende Person stirbt,*
▷ *eine Erkrankung, Behinderung tritt ein,*
  usw.

Wenn jemand in solch einer Situation zu negativem Denken neigt, könnte ihm der Gedanke kommen: „Ich bin nicht mehr soviel wert wie früher."
Oder er weiß nicht, wie er nach der Pensionierung seinen Alltag gestalten kann. Auch könnten ihm positive Erfahrungen fehlen, z.B. trifft er keine Freunde mehr und isoliert sich.

5. Depressionsspirale
Der Zusammenhang von Stimmungen (Depression) und wenigen angenehmen bzw. vielen negativen Tätigkeiten im Alltag wird erläutert.

Dieses Verhalten führt bei vielen Menschen in solch einer Situation zu einer immer stärker werdenden depressiven Stimmung. Den Weg dorthin kann man anhand einer Spirale verdeutlichen.

Folie
3

Folie 3 auflegen: Depressionsspirale

Können Sie sich solch einen Weg in eine depressive Stimmung vorstellen?
Haben Sie eigene Beispiele dafür?
Können Sie die Spirale noch auf andere Bereiche übertragen?

Die Kursleiter beginnen ein Gespräch, einen Austausch an Erfahrungen der Teilnehmer.
Dies kann bei Depressiven anfangs schwer sein!
Für den Austausch sollte man sich Zeit nehmen.
Anschließend zeigt der Kursleiter, dass die Spirale auch umgedreht und somit etwas gegen die depressive Stimmung getan werden kann.

Was kann man dagegen tun?

Sie können die Richtung der Spirale in die Depression (schrittweise) umdrehen, so dass Sie aus dem depressiven Gefühl heraus führt.

Folie 4 auflegen: Umgekehrte Spirale

Folie
4

In diesem Beispiel könnte man die positiven Tätigkeiten vermehren. Man plant regelmäßig Tätigkeiten, die einem Freude bereiten. Dadurch fühlt man sich besser und bekommt wieder Lust, etwas zu unternehmen. Dadurch hat man neue positive Erlebnisse und man fühlt sich wieder ein bisschen wohler. Nun kann man für jeden Tag Aktivitäten, die einem Freude bereiten, planen.

Haben Sie schon einmal ähnliche Erfahrungen gemacht?

Gespräch, Diskussion, Austausch zwischen den Teilnehmern.

6. Zusammenhang und gegenseitige Beeinflussung von Handeln, Denken und Fühlen

Die Kursleiter stellen die gegenseitige Beeinflussung von Handeln, Denken und Fühlen vor. Ideal ist es, dafür ein Beispiel aus dem Teilnehmerkreis zu nehmen. Möglich ist auch, mit den Teilnehmern zur Verdeutlichung des Zusammenhangs eine Körperübung durchzuführen und dann die Teilnehmer nach ihren Empfindungen dabei zu fragen.

Am Bild der Spirale können Sie sehen, wie das eigene Handeln und das eigene Gefühl zusammenhängen. Zusätzlich wirkt sich auch das Denken auf das Handeln und Fühlen aus. Alle drei Punkte, das Handeln, Denken und Fühlen beeinflussen sich gegenseitig. Dieses Gefüge kann man als Dreieck darstellen, in dem jeder Punkt den anderen beeinflusst.

Folie 5 auflegen (Dreieck).

Folie
5

Ich möchte mit Ihnen nun eine Übung durchführen, die den Zusammenhang zwischen Handeln, Denken und Fühlen ganz deutlich werden lässt.
  Setzen Sie sich bitte alle aufrecht hin und atmen Sie tief durch.
  Strecken Sie nun Ihre Arme aus und heben sie über den Kopf und denken Sie: „Mir geht es sooo schlecht!"

Drei bis vier Sekunden wird diese Haltung beibehalten

Lassen Sie nun den Satz, den Sie gedacht haben, und Ihre Körperhaltung auf sich wirken und fühlen Sie nach, wie das für Sie zusammen passt.

Jetzt kreuzen Sie die Arme bitte vor der Brust, atmen Sie aus und denken Sie wieder: „Mir geht es sooo schlecht!" Lassen Sie auch diese Erfahrung kurz auf sich wirken.

Wie haben Sie sich bei den beiden Übungen gefühlt?

Die Kursleiter ermutigen die Teilnehmer zur Äußerung ihrer Empfindungen, die sie während den Übungen gehabt haben.

Wahrscheinlich werden die meisten berichten, dass in der ersten Übung Haltung, Gedanke und Gefühl eher weniger im Einklang waren als bei der zweiten Übung.

In dieser Übung konnten Sie nun erfahren, dass Handeln, Denken und Fühlen sich gegenseitig beeinflussen.

Haben Sie in Ihrem Alltag schon einmal ähnliche Erfahrungen gemacht?

Die Kursleiter geben Möglichkeit zum Austausch. Anschließend erklären die Kursleiter, dass depressive Stimmung durch Veränderung des Handelns, Denkens und Fühlens verbessert werden kann.

Auch hier gibt es Ansatzpunkte, um aus der Depressionsspirale auszusteigen. Da Sie in diesem Kurs Techniken kennenlernen, mit denen Sie positive oder „antidepressive" Gedanken vermehren können, drehen Sie die negative Richtung der Spirale um.

Verändern Sie dazu noch Ihr Handeln, haben Sie schon viel getan, um die Depressionsspirale umzudrehen. Sie werden sehen, dass depressive Gefühle mit antidepressivem Handeln und Denken nicht mehr vereinbar sind. Wie Sie im Alltag antidepressiv handeln, denken und fühlen können, das lernen Sie hier in der Gruppe.

Das ist unser Ziel in den nächsten Sitzungen.

Dies war der Stoff, den wir Ihnen in der ersten Sitzung vorstellen wollte. Das ist die Grundlage unseres Kurses.

7. Wozu sind Hausaufgaben wichtig?

Die Kursleiter erklären, dass die Teilnehmer in jeder Sitzung Hausaufgaben bekommen werden, die sie bis zur nächsten Sitzung machen sollen. Dabei kann es günstig sein, das Wort „Hausaufgaben" zu vermeiden und durch „Übungen" zu ersetzen.

Und nun möchten wir zu den Hausaufgaben kommen.

Im Vorgespräch haben Sie schon erfahren, dass das Erfassen des Problems und das Erlernen von problemlösenden Strategien nicht allein in ein oder zwei Stunden in der Woche möglich ist. Sie müssen jeden Tag ein bisschen dafür tun und üben.

Deshalb sollen Sie jedesmal für die nächste Sitzung Hausaufgaben machen. Es ist wichtig, dass Sie wissen, dass die Hausaufgaben ein wichtiger Bestandteil dieses Kurses sind. Nur wenn Sie diese regelmäßig und vollständig erledigen, wird sich Ihre Stimmung deutlich verbessern.

Sie brauchen sich keine Sorgen zu machen, wir werden alle Hausaufgaben jedesmal vorher zusammen durchsprechen und darauf achten, dass Sie nicht überfordert werden.

8. Hausaufgaben
(1) Stimmungsprotokoll
(2) Konkrete Probleme überlegen
(3) Liste angenehmer Tätigkeiten

In den nächsten sieben Tagen sollen die Kursteilnehmer jeden Tag ihre Stimmung protokollieren und die Liste angenehmer Tätigkeiten durchgehen und beurteilen. Außerdem sollen sie mehrere konkrete Probleme sammeln, die dann in der nächsten Sitzung bearbeitet werden.

Sie bekommen nach jeder Sitzung eine kurze Zusammenfassung des Inhalts der Stunde ausgeteilt. Diese Zusammenfassung enthält auch die Texte der Folien, die Sie gesehen haben, und die jeweiligen Hausaufgaben.

Als erstes bekommen Sie heute ein Stimmungsprotokoll.

Die Kursleiter teilen an jeden das *Stimmungsprotokoll* und die übrigen *Materialien* aus.

In diesem Stimmungsprotokoll sollen Sie jeden Abend Ihre Stimmung bewerten. Setzen Sie sich abends vor dem Schlafengehen kurz hin und denken Sie darüber nach, wie der Tag für Sie verlaufen ist.

Dann geben Sie Ihrer Stimmung an diesem Tag eine Note.

Die Notenskala geht wie in der Schule von 1 bis 6. Eine 6 oder 5 bedeutet: Ich habe mich so schlecht gefühlt wie lange nicht mehr. Eine 4 bedeutet, dass Ihre Ta-

gesstimmung gerade noch ausreichend war. Eine 3 oder eine 2 bedeutet, dass die Tagesstimmung ganz gut oder gut war. Eine 1 tragen Sie ein, wenn Ihre Stimmung sehr gut war.

Haben Sie dazu Fragen ?

Die Kursleiter beantworten Fragen.

Es ist wichtig, dass Sie wirklich jeden Abend Ihren Stimmungswert notieren. Deshalb sollten Sie das Stimmungsprotokoll an einer ganz zentralen Stelle aufbewahren. Sie könnten es z.B. an Ihren Schlafzimmerschrank kleben, sodass Sie es gar nicht übersehen können, wenn Sie zu Bett gehen.

Haben Sie eine Idee, wo bei Ihnen ein günstiger Ort wäre, wo Sie das Protokoll nicht vergessen können ?

Die Kursleiter besprechen und legen mit den Teilnehmern fest, wo jeder sein Protokoll aufbewahren wird, um Vergessen zu verhindern.

Zum zweiten bitte ich Sie zu überlegen, welche Probleme Sie konkret haben. Sammeln Sie mehrere Probleme, die Ihnen einfallen.

In der nächsten Sitzung werden wir zusammen Ihre Probleme anschauen und überlegen, wie Sie dafür in diesem Kurs Hilfen und Lösungen erfahren können.

Für die dritte Sitzung benötigen Sie die „Liste angenehmer Tätigkeiten". Bitte füllen Sie diese bis in 14 Tagen aus.

Die Kursleiter teilen jedem Teilnehmer eine „Liste angenehmer Tätigkeiten" aus und besprechen die Beurteilung der Häufigkeiten und der Annehmlichkeiten anhand des Fragebogens (Materialien zur 1. Sitzung)

Bitte schauen Sie die Liste zweimal durch.

*Das erste Mal lesen Sie sich jede Tätigkeit durch und überlegen sich, wie häufig während der letzten 30 Tage jedes Ereignis dieser Liste in Ihrem Alltag stattfand. Kennzeichnen Sie es dann unter der **Spalte H wie Häufigkeit**:*

▶ ***mit einer 0**, wenn es in den letzten 30 Tagen **nicht** stattfand,*
▶ ***mit einer 1**, wenn es in den letzten 30 Tagen **1–6mal** stattfand,*
▶ ***mit einer 2**, wenn es in den letzten 30 Tagen **7mal** oder öfter stattfand.*

Beim zweiten Mal (am besten einen oder einige Tag später) gehen Sie wieder jede Tätigkeit einzeln durch und bewerten für sich persönlich, wie angenehm Ihnen die jeweilige Tätigkeit ist.

*Hier notieren Sie in **Spalte A wie Annehmlichkeit:***

▶ *eine 0, wenn Ihnen die Tätigkeit unangenehm oder*
   weder angenehm noch unangenehm ist,
▶ *eine 1, wenn sie Ihnen einigermaßen angenehm ist und*
▶ *eine 2, wenn die Tätigkeit für Sie sehr angenehm ist.*

Haben Sie dazu Fragen ?

Die Kursleiter beantworten auftretende Fragen und versichern sich, dass alle Teilnehmer verstanden haben, wie der Fragebogen auszufüllen ist.

Bitte lassen Sie sich beim Bewerten der einzelnen Tätigkeiten Zeit. Da die Hausaufgaben sehr umfangreich sind, sollten Sie sich die Arbeit einteilen und jeden Tag ein bisschen daran arbeiten.

Zum Abschluss werde ich Ihnen nun die Zusammenfassung dieser Stunde austeilen.

Sie erhalten in jeder Sitzung Materialien, die Sie durchlesen und bearbeiten sollten. Sie dürfen diese Materialien behalten.

Damit Sie diese Materialien auch später zur Hand haben, erhalten Sie auch einen Ordner, in den Sie diese Texte und Arbeitsbogen einheften können.

Wenn Sie in einer der kommenden Sitzungen nicht kommen können, dann rufen Sie bitte vorher an, damit wir Bescheid wissen.

Nächsten Sitzungstermin und Telefonnummer an die Tafel bzw. Flipchart bzw. Pinnwand schreiben.

1. Die Gruppe ist dazu da, jeden Einzelnen zu unterstützen und zu motivieren, und jeder hat das Recht, sich von den anderen Hilfe zu holen.

2. Häufiges Reden über Depression ist nicht förderlich. Unser Thema ist die Überwindung der Depression

3. Die Arbeit in der Gruppe ist auf Problemlösung ausgerichtet.

4. Jeder Einzelne sollte rücksichtsvoll und aufmerksam sein und sich in den Kurs einbringen.

5. Alle Mitglieder dieser Gruppe können den gleichen zeitlichen Raum für sich beanspruchen.

6. Alles, was in der Gruppe besprochen wird, bleibt in der Gruppe.

7. Die Gruppe ist Ideenlieferant für Lösungen und Problemüberwindungen.

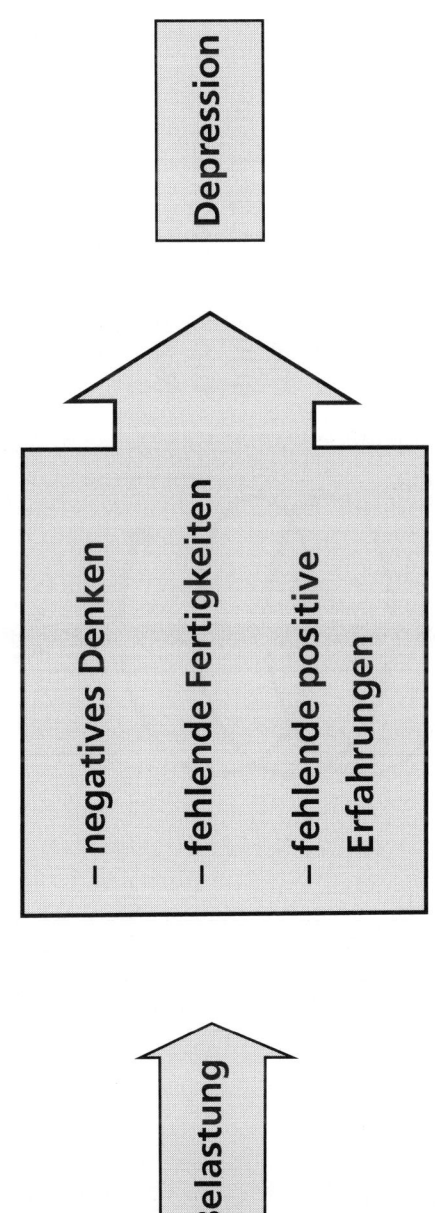

Den Weg in eine depressive Stimmung kann man mit dem Bild einer Spirale verdeutlichen:

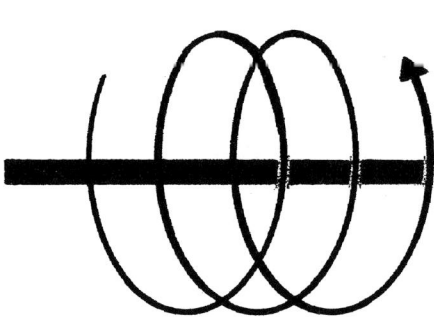

1. Sie fühlen sich niedergeschlagen und haben keine richtige Lust etwas zu tun.

2. Sie haben im Alltag keine positiven Erlebnisse.

3. Ihre Stimmung wird schlechter, und Sie tun nur noch das Nötigste.

4. Sie haben überhaupt nichts mehr, an dem Sie sich freuen können.

5. Ihre Stimmung ist auf dem Nullpunkt, und Ihnen ist alles zuviel.

Zu jedem Weg nach unten gibt es auch einen Weg nach oben. Dieser führt aus der depressiven Stimmung heraus:

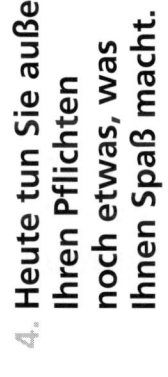
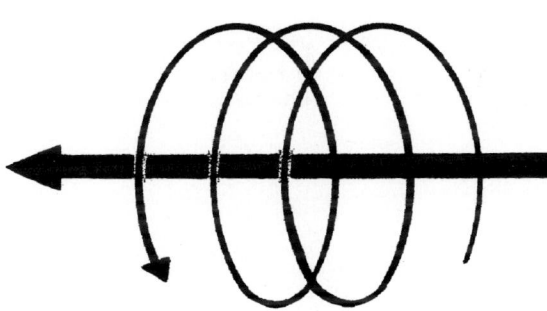

4. Heute tun Sie außer Ihren Pflichten noch etwas, was Ihnen Spaß macht.

2. Sie raffen sich auf und machen das, was Sie schon lange tun wollten.

5. Ihre Stimmung wird immer besser und Sie planen weitere Unternehmungen, die Ihnen Freude machen.

3. Sie freuen sich über hren Erfolg, und Ihre Laune wird besser.

1. Ihre Stimmung ist auf dem Nullpunkt und Ihnen ist alles zuviel.

Handeln, Denken und Fühlen bedingen sich gegenseitig, was sich in einem Dreieck darstellen
lässt.

Handeln, Denken und Fühlen sind drei Ansatzpunkte, um die depressive Stimmung in eine
positive lebensfrohe Stimmung zu verändern.

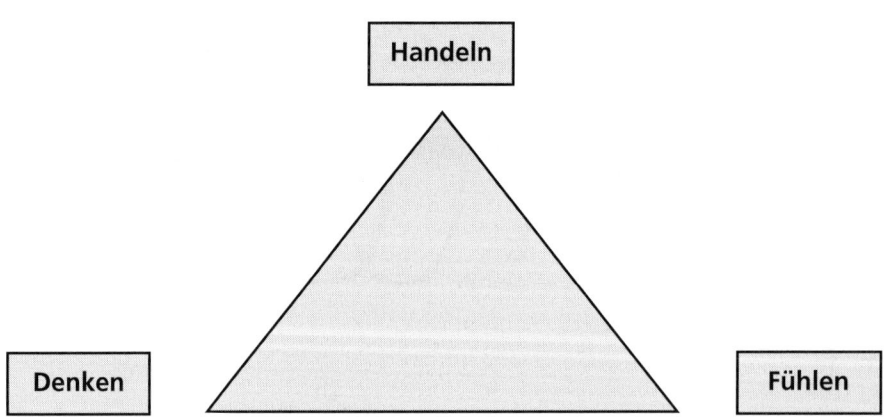

Am *ersten Kurstag* haben Sie viel über depressive Verstimmung gehört, zum einen, wie sie zustande kommt, zum anderen, was Sie dagegen tun können.

Die wichtigsten Informationen habe ich Ihnen hier zusammengefasst, damit Sie sich diese noch einmal in Erinnerung rufen können.

In diesem Kurs werden Sie Fertigkeiten und Techniken erlernen, mit deren Hilfe Sie Ihre depressive Stimmung bewältigen können. Da dies in einer Gruppe sehr viel einfacher ist, treffen Sie sich mit anderen KursteilnehmerInnen, um sich gegenseitig zu motivieren und zu stützen.

Folgende Regeln sollen in der Gruppe eingehalten werden:

GRUPPENREGELN

1. Die Gruppe ist dazu da, jeden Einzelnen zu unterstützen und zu motivieren, und jeder hat das Recht, sich von den anderen Hilfe zu holen.
2. Häufiges Reden über Depression ist nicht förderlich. Unser Thema ist die Überwindung der Depression
3. Die Arbeit in der Gruppe ist auf Problemlösung ausgerichtet.
4. Jeder Einzelne sollte rücksichtsvoll und aufmerksam sein und sich in den Kurs einbringen.
5. Alle Mitglieder dieser Gruppe können den gleichen zeitlichen Raum für sich beanspruchen.
6. Alles, was in der Gruppe besprochen wird, bleibt in der Gruppe.
7. Die Gruppe ist Ideenlieferant.

Eine Depression kann entstehen, wenn Sie bei außergewöhnlichen Belastungen nicht wissen, wie Sie mit ihnen umgehen können.

Es treffen Belastungen auf bestimmte persönliche Gegebenheiten, wie es das Schaubild verdeutlicht:

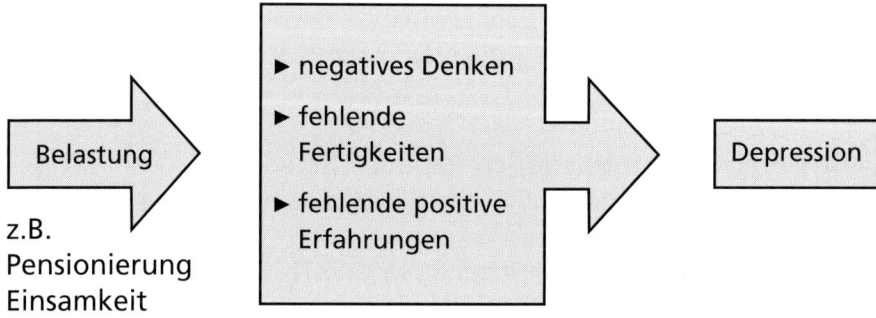

Belastung

z.B.
Pensionierung
Einsamkeit

▶ negatives Denken

▶ fehlende
Fertigkeiten

▶ fehlende positive
Erfahrungen

Depression

Dieses Zusammentreffen bewirkt oft eine Stimmung, die den Alltag trostlos erscheinen lässt.

Dieses Verhalten führt bei vielen Menschen in solch einer Situation zu einer immer stärker werdenden depressiven Stimmung.

Den Weg dorthin kann man mit dem Bild einer Spirale verdeutlichen:

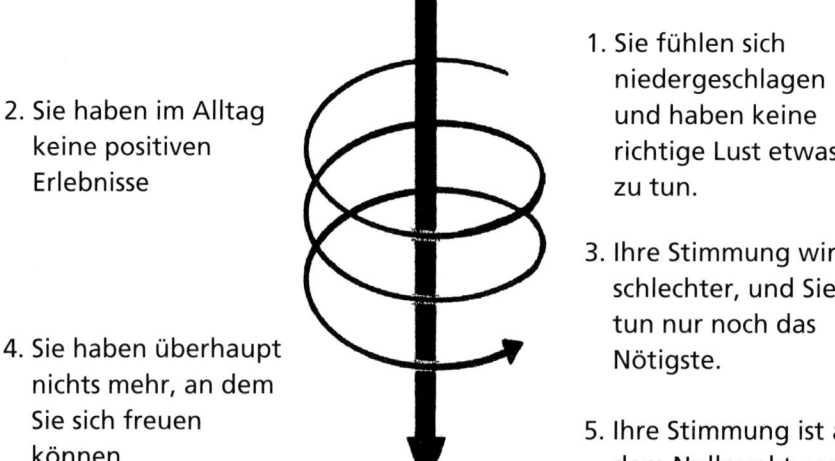

2. Sie haben im Alltag keine positiven Erlebnisse

4. Sie haben überhaupt nichts mehr, an dem Sie sich freuen können

1. Sie fühlen sich niedergeschlagen und haben keine richtige Lust etwas zu tun.

3. Ihre Stimmung wird schlechter, und Sie tun nur noch das Nötigste.

5. Ihre Stimmung ist auf dem Nullpunkt, und Ihnen ist alles zuviel.

Zu jedem Weg nach unten gibt es aber auch einen Weg nach oben.

Dieser führt aus der depressiven Stimmung heraus:

5. Ihre Stimmung wird
   immer besser und Sie
   planen weitere Un-
   ternehmungen,
   die Ihnen Freude
   machen.

4. Heute tun Sie außer
   Ihren Pflichten noch
   etwas, was Ihnen
   Spaß macht.

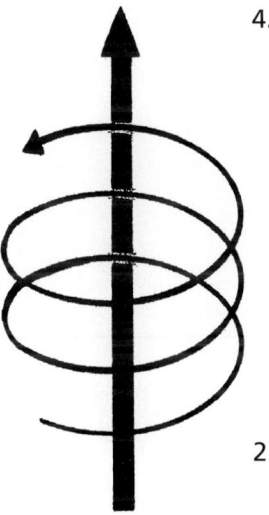

3. Sie freuen sich über
   Ihren Erfolg, und Ihre
   Laune wird besser.

2. Sie raffen sich auf
   und machen das,
   was Sie schon lange
   tun wollten.

1. Ihre Stimmung ist auf
   dem Nullpunkt, und
   Ihnen ist alles zuviel.

Ihre Stimmung hängt ganz eng mit dem zusammen, was Sie den Tag über tun: Tun Sie schöne Dinge, fühlen Sie sich gut.

Fühlen Sie sich gut, denken Sie in einer netten und freundlichen Art von sich und Ihrer Umwelt.

Sie sehen, dass sich Handeln, Denken und Fühlen gegenseitig beeinflussen und drei Ansatzpunkte bilden, um die depressive Stimmung in eine positive und lebensfrohe Stimmung zu verändern.

Dies verdeutlicht das Bild des Dreiecks:

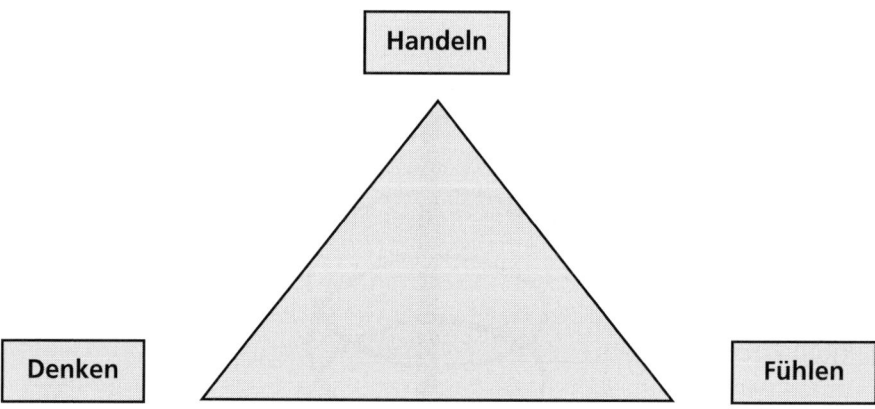

In unserem Kurs werden Sie alle drei Punkte des Dreiecks in Angriff nehmen, um Ihre Stimmung zu verbessern.

In den ersten Sitzungen werden wir uns mit dem Handeln beschäftigen. Damit der Kurs ein Erfolg für Sie wird, ist es wichtig, daß Sie regelmäßig Ihre Hausaufgaben machen.

HAUSAUFGABEN:

▶ Stimmungsprotokoll:
Hängen Sie zu Hause Ihr Stimmungsprotokoll gut sichtbar auf und notieren Sie jeden Abend Ihre durchschnittliche Stimmung des Tages.
▶ Liste angenehmer Tätigkeiten:
Gehen Sie diese Liste zweimal wie besprochen durch und notieren Sie Ihre Werte. Lassen Sie sich beim Durchsehen genug

Beurteilen Sie täglich Ihre Stimmung und tragen Sie einen Wert von 1 bis 6 hinter dem Datum ein!

Werte:	1	sehr gute Stimmung
	2	gute Stimmung
	3	mittelmäßige Stimmung
	4	weniger gute Stimmung
	5	schlechte Stimmung
	6	sehr schlechte Stimmung

	Datum und Wochentag	Wert
1		
2		
3		
4		
5		
6		
7		
8		
9		
10		
11		
12		
13		
14		

	Datum und Wochentag	Wert
15		
16		
17		
18		
19		
20		
21		
22		
23		
24		
25		
26		
27		
28		

Tragen Sie in der ersten Spalte H (für Häufig-keit) ein, wie häufig Sie diese Tätigkeit im letz-ten Monat ausgeführt haben.

0 = überhaupt nicht

1 = 1–6-mal

2 = 7-mal oder häufiger

Tragen Sie in der zweiten Spalte A (für Annehm-lichkeit) ein, wie angenehm Ihnen diese Tätigkeit ist. Beurteilen Sie dies, egal ob Sie diese Tätigkeit ausgeführt haben oder nicht.

0 = unangenehm oder neutral

1 = einigermaßen angenehm

2 = sehr angenehm

Arbeitsblatt 2 | Liste angenehmer Tätigkeiten

	Wie Häufig 0 = überhaupt nicht 1 = 1–6 mal 2 = 7-mal oder mehr	Wie angenehm? 0 = unangenehm/ neutral 1 = einigermaßen angenehm 2 = sehr angenehm
	H	**A**
1. Einen Ausflug ins Grüne machen		
2. Ins Kino gehen		
3. Ins Theater gehen		
4. In ein Konzert gehen		
5. In die Oper gehen		
6. Ins Kabarett gehen		
7. Einen Stadtbummel machen		
8. In den Zirkus/Zoo/Tierpark gehen		
9. Einen Vergnügungspark besuchen		
10. Zu einer Gerichtsverhandlung gehen		
11. Zu einer Familienfeier gehen		
12. Zu einem öffentlichen Fest gehen (Weinfest, Straßenfest usw.)		
13. Ins Café/ein Eis essen gehen		
14. In die Kneipe gehen		
15. Auf einen Flohmarkt gehen		
16. Zu Vorträgen gehen		
17. An einer Tagung teilnehmen		
18. Ein Museum oder eine Ausstellung besuchen		
19. Zu einer Sportveranstaltung gehen		
20. An einer Sportveranstaltung teilnehmen		
21. In einer Mannschaft spielen		
22. Spazierengehen		
23. Wandern		
24. Fußball spielen		
25. Volleyball/Basketball/Handball spielen		
26. Ins Hallenbad/Freibad gehen		
27. Ins Thermalbad gehen		
28. Federball spielen		

		Wie Häufig 0 = überhaupt nicht 1 = 1–6 mal 2 = 7-mal oder mehr	Wie angenehm? 0 = unangenehm/ neutral 1 = einigermaßen angenehm 2 = sehr angenehm
		H	**A**
29.	Tischtennis spielen		
30.	Tennis spielen		
31.	Boccia spielen		
32.	Radfahren		
33.	Golf oder Minigolf spielen		
34.	Joggen/Waldlauf		
35.	Skilaufen (Langlauf/Abfahrt)		
36.	Schlittenfahren		
37.	Schlittschuhlaufen		
38.	Boot fahren (Ruder-, Segel-, Motorboot, Dampfer)		
39.	Schießsport betreiben		
40.	Angeln		
41.	Reiten		
42.	Bowling spielen oder Kegeln		
43.	In die Sauna gehen		
44.	Billard spielen		
45.	Ins Spielcasino gehen		
46.	Tanzen gehen		
47.	Schach, Mühle, Halma, Scrabble usw. spielen		
48.	Karten spielen (Skat, Doppelkopf, Rommé usw.)		
49.	Würfelspiele spielen		
50.	Um Geld spielen		
51.	Kreuzworträtsel lösen		
52.	Handarbeiten (Stricken, Nähen usw.)		
53.	Malen, Zeichnen		
54.	Etwas entwerfen		
55.	Töpfern		
56.	Basteln		

	Wie Häufig 0 = überhaupt nicht 1 = 1–6 mal 2 = 7-mal oder mehr	Wie angenehm? 0 = unangenehm/ neutral 1 = einigermaßen angenehm 2 = sehr angenehm
	H	**A**
57. Gymnastik machen		
58. Einen Gymnastikkurs besuchen		
59. Briefmarken sammeln		
60. Schreinern		
61. Möbel restaurieren		
62. Fotografieren/Film- oder Videoaufnahmen machen		
63. Fotos oder Dias sortieren		
64. Im Fotoalbum blättern		
65. Im Hobbykeller arbeiten		
66. Etwas reparieren oder renovieren		
67. Etwas Neues lernen (z. B. eine Fremdsprache)		
68. Einen Kurs an der Volkshochschule belegen		
69. Eine Fremdsprache sprechen		
70. Sich um Zimmerpflanzen kümmern		
71. Am Auto herumbasteln		
72. Das Auto waschen		
73. Mit dem Auto spazierenfahren		
74. Motorrad fahren		
75. Im Garten arbeiten		
76. Sich im Freien aufhalten		
77. In der Sonne sitzen		
78. Ein Feuer anzünden und beobachten		
79. Den Himmel, die Wolken, ein Gewitter, den Sonnenuntergang beobachten		
80. Den Geräuschen in freier Natur zuhören		
81. Tiere in freier Natur beobachten (Vögel, Schmetterlinge usw.)		
82. Barfuß laufen		

	Wie Häufig 0 = überhaupt nicht 1 = 1–6 mal 2 = 7-mal oder mehr	Wie angenehm? 0 = unangenehm/ neutral 1 = einigermaßen angenehm 2 = sehr angenehm
	H	**A**
83. Die Wohnung aufräumen		
84. Putzen		
85. Staubsaugen		
86. Wäsche waschen, aufhängen, bügeln		
87. In den Supermarkt gehen		
88. Eine große Anschaffung machen (neues Auto kaufen usw.)		
89. Finanzielle Angelegenheiten regeln		
90. Zum Arzt gehen		
91. Etwas für seine Gesundheit tun		
92. Fernsehen		
93. Radio hören		
94. Mit dem Hund Gassi gehen		
95. Sich mit dem Haustier/den Haustieren beschäftigen		
96. Briefe oder Postkarten schreiben		
97. Post erhalten		
98. Sich literarisch betätigen		
99. Tagebuch schreiben		
100. Die Zeitung lesen		
101. Ein politisches Magazin lesen		
102. Eine Frauenzeitschrift lesen		
103. Eine Sportzeitschrift lesen		
104. Einen Liebesroman lesen		
105. Einen Krimi lesen		
106. Ein Sachbuch lesen		
107. Landkarten studieren		
108. Sonstige Literatur lesen		
109. Musik hören		
110. Ein Instrument spielen		
111. In einer Musikgruppe spielen		

	Wie Häufig 0 = überhaupt nicht 1 = 1–6 mal 2 = 7-mal oder mehr	Wie angenehm? 0 = unangenehm/ neutral 1 = einigermaßen angenehm 2 = sehr angenehm
	H	**A**
112. In einem Chor singen		
113. Singen		
114. Schauspielerisch tätig sein		
115. In die Kirche gehen		
116. Zu Gemeindeveranstaltungen gehen		
117. Sich über Religion und Philosophie unterhalten		
118. Beten		
119. Den Friedhof besuchen		
120. Ein gutes Essen kochen		
121. Gut essen		
122. Ein neues Rezept ausprobieren		
123. Mit Freunden oder Bekannten essen gehen		
124. Lebensmittel einmachen, einfrieren		
125. Grillen		
126. Ein Picknick machen		
127. Naschen		
128. Etwas Gutes trinken		
129. Rauchen		
130. Nachts tief und fest schlafen		
131. Ein Nickerchen machen		
132. Lange aufbleiben		
133. Früh aufstehen		
134. Ausschlafen		
135. Ein Bad nehmen		
136. Duschen		
137. Sich die Haare waschen		
138. Sich kämmen oder bürsten		
139. Zähne putzen		
140. Zum Friseur gehen		
141. Massiert werden		

	Wie Häufig
	0 = überhaupt nicht
	1 = 1–6 mal
	2 = 7-mal oder mehr
		Wie angenehm?
		0 = unangenehm/
		   neutral
		1 = einigermaßen
		   angenehm
		2 = sehr angenehm

	H	**A**
142. Jemanden massieren		
143. Sich pflegen (eincremen, rasieren usw.)		
144. Sich schminken		
145. Parfüm benutzen		
146. Leger gekleidet sein		
147. Bequeme Kleidung tragen		
148. Elegante Kleidung tragen		
149. Neue Kleidung tragen		
150. Ein Kompliment bekommen		
151. Gelobt werden		
152. Gesagt bekommen, daß man geliebt/gemocht wird		
153. Küssen		
154. Schmusen		
155. Sexuelle Befriedigung haben		
156. Sich selbst loben		
157. Jemanden anderen loben		
158. Jemandem ein Kompliment machen		
159. Ein Geschenk erhalten		
160. Einen Kranken besuchen		
161. Hilfe oder Ratschlag erhalten		
162. Jemandem einen Gefallen tun		
163. Jemandem eine Freude bereiten		
164. Jemandem ein Geschenk machen		
165. Seiner Familie etwas kaufen		
166. Jemandem helfen oder einen Ratschlag geben		
167. Jemanden anlächeln		
168. Mit jemandem ein Schwätzchen halten		
169. Mit jemandem diskutieren		

	Wie Häufig
	
	0 = überhaupt nicht
	1 = 1–6 mal
	2 = 7-mal oder mehr
		Wie angenehm?
		
		0 = unangenehm/
		    neutral
		1 = einigermaßen
		    angenehm
		2 = sehr angenehm

	H	**A**
170. Eine offene und ehrliche Unterhaltung führen		
171. Mit jemandem streiten und als Sieger hervorgehen		
172. Jemanden kritisieren		
173. Über seine Gesundheit sprechen		
174. Über Krankheiten sprechen		
175. Jemandem seine Meinung sagen		
176. Einem Besserwisser die Meinung sagen		
177. Einen Neunmalklugen hereinlegen		
178. Über frühere Zeiten sprechen		
179. Sich über Politik unterhalten		
180. Sich über Sport unterhalten		
181. Jemandem eins auswischen		
182. Über jemanden lästern		
183. Witze erzählen		
184. Witze anhören		
185. Wetten		
186. Eine Rede oder einen Vortrag halten		
187. Jemanden necken oder einen Streich spielen		
188. Zu Klassen-/Alterstreffen gehen		
189. Alte Freunde wiedertreffen		
190. Eine lebhafte Unterhaltung führen		
191. Über seine Kinder oder Enkel sprechen		
192. Jemanden Neues kennenlernen		
193. Mitglied in einem Verein sein/werden (Kegelklub, Freiwillige Feuerwehr usw.)		
194. Vorsitzende/r eines Vereins sein/werden		
195. Zu Versammlungen von gemeinnützigen Vereinen gehen		

	Wie Häufig 0 = überhaupt nicht 1 = 1–6 mal 2 = 7-mal oder mehr	Wie angenehm? 0 = unangenehm/ neutral 1 = einigermaßen angenehm 2 = sehr angenehm
	H	**A**
196. Mit meinen Freunden/Bekannten zusammensein		
197. Mit meinem Partner/meiner Partnerin zusammensein		
198. Mit meiner Familie zusammensein		
199. Mit meinen Enkelkindern spielen		
200. Mit Kindern zusammensein		
201. Andere Menschen beobachten		
202. Andere Menschen besuchen		
203. Besuch bekommen		
204. Leute miteinander bekannt machen		
205. Fröhlich sein, gute Stimmung verbreiten		
206. Lachen		
207. Eine Aufgabe gut durchführen		
208. Einen Erfolg feiern		
209. Sich mit jemandem verabreden		
210. Über sich oder seine Probleme nachdenken		
211. Nur so herumsitzen und über etwas nachdenken		
212. Positive Zukunftspläne schmieden		
213. Über Leute nachdenken, die man mag		
214. Tagträumen		
215. Etwas planen oder organisieren		
216. Sich einen Wunsch erfüllen		
217. Sich etwas Schönes kaufen		
218. Ausflüge oder einen Urlaub planen		
219. Camping machen		
220. Eine Busreise/Gruppenreise machen		
221. Mit dem Zug fahren		
222. Mit dem Flugzeug fliegen		

	Wie Häufig 0 = überhaupt nicht 1 = 1–6 mal 2 = 7-mal oder mehr	Wie angenehm? 0 = unangenehm/ neutral 1 = einigermaßen angenehm 2 = sehr angenehm
	H	**A**
223. Ein Dickkopf sein		
224. Ein persönliches Problem lösen		
225. In Urlaub fahren		
226. Sich politisch betätigen		
227. Erkundungsgänge machen/ die eigene Umgebung besser kennenlernen		
228. Eine originelle Idee haben		
229. Berühmte Leute sehen		
230. Ein Rendezvous haben		

6.2 Sitzung II: Problem- und Zielanalyse

Übersicht und Struktur von Sitzung II

Sitzungsteil	Ziele	Materialien
1. Begrüßung der Teilnehmer	Einstieg	
2. Kurze Wiederholung von Sitzung I	Auffrischung des Gelernten	▶ Folie 3 (S. 66) ▶ Folie 4 (S. 67) ▶ Folie 5 (S. 68)
3. Besprechung der Hausaufgaben	Verdeutlichung des Depressionsdreiecks	▶ Arbeitsblatt 1: „Stimmungsprotokoll" (ausgefüllt)
4. Problemanalyse	Persönliche Problemliste erarbeiten	▶ Folie 6 (S. 91) ▶ Folie 7 (S. 92) ▶ Arbeitsblatt 3: „Persönliche Probleme-Liste" (S. 99)
5. Ziele formulieren	Individuelle Therapieziele finden	▶ Folie 8 (S. 93) ▶ Arbeitsblatt 4: „Persönliche Ziele-Liste" (S. 100)
6. Hausaufgaben ▶ Tagesprotokoll ▶ Stimmungsprotokoll ▶ Liste persönlicher Probleme ergänzen ▶ Persönliche Ziele ergänzen	Auffrischung des in Sitzung I und II Gesagten, Informationssammlung	▶ Folie 9 (S. 94) ▶ Materialien für die Gruppenteilnehmer, Zusammenfassung Sitzung II (S. 95–98) ▶ Arbeitsblatt 5: „Tagesprotokoll" (pro Teilnehmer 7 Kopien) (S. 101)

1. Begrüßung der Teilnehmer
Herzlich willkommen zu unserer zweiten Sitzung. Ich freue mich, dass Sie auch heute wieder so zahlreich erschienen sind.

Am Anfang werde ich den Inhalt der letzten Stunde kurz wiederholen und die Hausaufgaben besprechen. Wenn Fragen auftauchen sollten, fragen Sie bitte gleich nach.

2. Kurze Wiederholung von Sitzung I

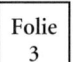

Folie 3 aus Sitzung I auflegen: abwärts gerichtete Depressionsspirale
Durch Teilnehmerbeispiele (aus erster Sitzung) illustrieren.

Wir haben in der ersten Sitzung den Weg in die Depression anhand einer Spirale verdeutlicht. Dazu hatten wir ein Beispiel angeführt:

Beim Weg in die Depression verringern viele Menschen ihre positiven Aktivitäten im Alltag. Dadurch bleiben auch positive Erlebnisse aus.

Folie 4 aus Sitzung I auflegen: aufwärts gerichtete Depressionsspirale
Durch Teilnehmerbeispiele (aus Sitzung I) illustrieren.

Folie
4

Danach haben wir die Möglichkeit aufgezeigt, die Spirale umzudrehen, um sich einen Weg aus der Depression heraus zu erarbeiten.

Haben Sie dazu noch Fragen?

Folie 5 aus Sitzung I auflegen: Dreieck
Durch Teilnehmerbeispiel aus Sitzung I illustrieren.

Folie
5

Ein zweites Thema war: Wie beeinflussen sich Handeln, Denken und Fühlen gegenseitig?

Wir hatten Ihnen das Dreieck gezeigt, an dessen Ecken Handeln, Denken und Fühlen stehen, die sich gegenseitig beeinflussen.

Dazu haben Sie auch die kleine Übung gemacht: Sie haben durchgeatmet, die Arme gehoben und dabei gedacht: "Ich fühle mich schlecht." Dabei haben Sie festgestellt, dass in diesem Fall Handeln, Denken und Fühlen nicht zusammenpassen.

Haben Sie dazu noch Fragen?

Mit diesen Bildern haben Sie sich jetzt eine Basis für unseren Kurs geschaffen. Sie wissen jetzt, wie es zu einer Depression kommen kann, und Sie kennen unsere Ansatzpunkte, nämlich das Handeln und das Denken. An diesen beiden Eckpunkten des Dreiecks lässt sich etwas verändern, um aus dem Kreislauf Ihrer Depression herauszukommen.

Gibt es hierzu noch Fragen?

3. Besprechung der Hausaufgaben

Stimmungsprotokoll: Die Kursleiter besprechen eventuelle Probleme bei der Stimmungsbewertung, z. B. Probleme mit der Bewertungsskala. Wenn ein Teilnehmer die Hausaufgaben ganz vergessen oder nicht gemacht hat, muss mit ihm über die Gründe geredet werden.

Vielleicht hat er das Protokoll nur ungünstig aufbewahrt, dann sollten die Kursleiter vorschlagen, dass dies an einer zentralen Stelle aufgehängt wird, z.B. am Bett, am Spiegel oder Kleiderschrank, um es nicht zu vergessen.

Die Kursleiter müssen versuchen, den Teilnehmern zu verdeutlichen, dass das Ausfüllen des Stimmungsprotokolls ein erster wichtiger Schritt zur Stimmungsverbesserung ist. Es wird nicht für die Kursleiter gemacht, sondern soll dem Teilnehmer selbst einen Überblick über seine Stimmung ermöglichen.

Bei extremen Stimmungsschwankungen am Tag sollten die Teilnehmer mehrere Werte sammeln und abends einen Mittelwert eintragen. Falls ein Teilnehmer Lücken im Protokoll hat, bitten die Kursleiter ihn/sie, sich zu erinnern, was er/sie an diesem Tag gemacht und wie er/sie sich gefühlt hat. Die Kursleiter erklären dann, dass es wichtig ist, dass kein Tag ausgelassen wird. Wenn man das Protokoll einen Tag lang vergessen hat, so ist es nicht schlimm, man sollte es jedoch nachtragen.

Wie ist es Ihnen ergangen mit den Hausaufgaben?
Haben Sie beim Protokollieren etwas bemerkt?
Gibt es Zusammenhänge von Stimmung und Ereignissen?
Welche Auswirkungen hat die Stimmung auf das Denken, das Verhalten?
Was macht die Stimmung besser, was schlechter?
Haben Sie Fragen?
Gab es Schwierigkeiten?

Die Teilnehmer werden dazu angeregt, ihre Erfahrungen mit den Hausaufgaben zu schildern. Hierbei können sie sich aus der Gruppe Anregungen holen und gegenseitig unterstützen. Ziel ist die Verdeutlichung des Depressionsdreiecks der Folie 5.

Wenn keine weiteren Fragen zum Stimmungsprotokoll gestellt werden, wird noch gefragt, ob Unklarheiten beim Bewerten der „Liste angenehmer Tätigkeiten" bestanden. Probleme werden besprochen und gelöst.

4. Problemanalyse

Aus dem Stimmungsprotokoll, aus den Berichten der Teilnehmer, aus den Vorgesprächen bzw. durch direktes Nachfragen geht es darum, Problembereiche der Teilnehmer heraus zu arbeiten, konkret zu machen und darin den Zusammenhang von Fühlen, Denken und Handeln zu erkennen. Ziel ist die Erarbeitung einer persönlichen Problemliste, wobei die Probleme veränderbar sein und Bezug zu den Angeboten des Kurses haben sollten.

Viele depressive Menschen sind überzeugt, sie hätten eine Menge Probleme, und wissen gar nicht, wo sie anfangen sollen, eine Lösung auszuprobieren. Oft sind sie der Meinung, es habe gar keinen Zweck, dies auch nur zu versuchen.

Ich schlage vor, dass Sie heute in dieser Sitzung ein Problem, das Sie haben, herausgreifen, und dieses genauer anschauen. Ich werde Sie dabei unterstützen.

Jeder Mensch hat viele Probleme. Sie sollten sich aber jetzt nur auf einige Probleme konzentrieren, damit Sie nicht durcheinander kommen.

Bei der Auswahl der Probleme sollten Sie auf folgende Punkte achten:

Folie 6 auflegen und vorlesen.

Folie
6

▶ *Die Probleme sollten wichtig sein.*
▶ *Sie sollten nicht zu schwer sein.*
▶ *Sie sollten häufig auftauchen (im Alltag).*
▶ *Sie sollten konkret sein.*
▶ *Sie sollten sich im Denken und Handeln zeigen.*
▶ *Die Probleme sollten zählbar sein.*

Ein Teil der Hausaufgaben vom letzten Mal bestand ja auch darin, sich einige Probleme herauszusuchen, die Sie beschäftigen und die Sie durch dieses Gruppenprogramm verändert sehen möchten.

Sind Ihnen welche eingefallen?

Wer möchte eines nennen?

Die Kursleiter sammeln Beispiele der Teilnehmer und schreiben sie an die Tafel. Am Besten ist es, wenn jeder Teilnehmer zwei oder drei Probleme nennen kann.

Folgende Beispiele könnten genannt werden:

Einsamkeit: Niemand besucht mich, ich kenne niemanden
Zu viele Pflichten: Im Haushalt, Garten, Haus, Beruf
Antriebslosigkeit: Nicht aus dem Bett/Haus kommen, nichts tun
Ärger mit dem Partner bzw.der Familie
Schlafstörungen
Minderwertigkeitsgedanken

Die Kursleiter entscheiden mit den Teilnehmern, welches Problem als erstes besprochen werden soll.

Dann analysieren die Kursleiter das Problem mit dem betreffenden Teilnehmer. Dazu lassen sie sich die problematische Situation genauer erläutern und man findet heraus:

- ▸ Wann und wie oft tritt das Problem auf ?
- ▸ Wie sieht die Situation genau aus ?
- ▸ Welche vorausgehenden, auslösenden Bedingungen lassen sich finden?
- ▸ Welche Konsequenzen, Folgen hat das genannte Problem?

Wahrscheinlich müssen die Kursleiter helfen, das Problem genauer zu spezifizieren, d.h. von einer allgemeinen zu einer genaueren Formulierung des Problems zu gelangen.

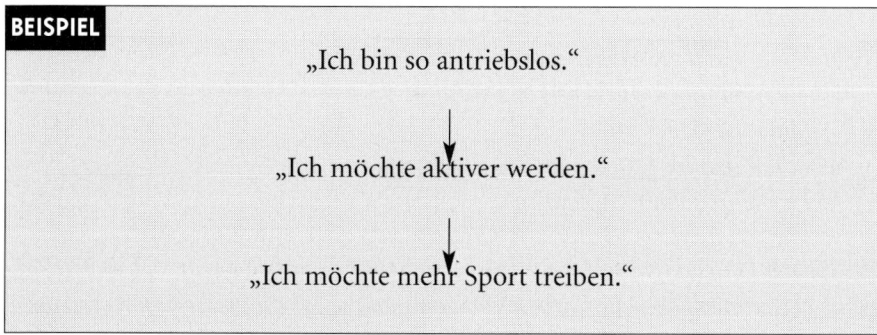

BEISPIEL

„Ich bin so antriebslos."

„Ich möchte aktiver werden."

„Ich möchte mehr Sport treiben."

Materialien zu Sitzung II austeilen.

<table>
<tr><td>Folie 7
AB 3</td></tr>
</table>

Folie 7 auflegen: Liste persönlicher Probleme

In den Materialien für diese Sitzung finden Sie ein Arbeitsblatt mit der Überschrift „Liste persönlicher Probleme".

Dieses Arbeitsblatt sollte jetzt jeder hervorholen und seine persönlichen Probleme, wie wir sie zuvor herausgearbeitet haben und hier an der Tafel stehen, da aufschreiben.

Auf der Folie sehen Sie, wie das Arbeitsblatt aussieht.

5. Ziele formulieren

Anhand der Problemliste der Teilnehmer soll der Bezug zu den Kursinhalten und den Gruppensitzungen hergestellt werden. Für jeden Teilnehmer sind konkrete Ziele zu formulieren. Diese Liste persönlicher Ziele wird am Ende des Kurses reflektiert und hinsichtlich der Zielerreichung bewertet werden.

Die Teilnehmer sollen in Zweiergruppen die Liste persönlicher Ziele erarbeiten, sich gegenseitig helfen und konkrete Ziele formulieren. Die Kursleiter helfen während dieser 20-minütigen Gruppenarbeit den Zweiergruppen, damit jeder Teilnehmer am Ende eine ausgefüllte Zieleliste hat.

<table>
<tr><td>Folie 8
AB 4</td></tr>
</table>

Folie 8 auflegen: Persönliche Ziele

Unter Ihren Sitzungsmaterialien finden Sie eine Seite mit der Überschrift „Persönliche Ziele". Wir möchten Sie nun bitten, dieses Arbeitsblatt hervorzuholen. Anhand der zuvor erarbeiteten Problemliste geht es jetzt darum, Ziele zu formulieren, die Sie am Ende dieses Gruppenprogramms erreicht haben wollen.

Dazu bilden Sie jetzt Zweiergruppen, um miteinander die persönlichen Ziele zu besprechen, konkret zu formulieren und auf das Arbeitsblatt zu schreiben. Wir Kursleiter helfen Ihnen, indem wir zu den Zweiergruppen kommen.

Zusammenfassung der beiden ersten Sitzungen: Was wurde bisher gelernt?
▶ Depressionsspirale
▶ Depressionsdreieck
▶ Analyse persönlicher Probleme
▶ Liste persönlicher Ziele

Nach diesen beiden ersten Sitzungen haben wir die Grundlage für unsere Veränderungen gelegt. Sie haben den Zusammenhang von Denken-Handeln-Fühlen kennengelernt. Sie haben erfahren, wie die Depressionsspirale einen nach „unten" zieht, und wie wichtig es ist, an konkreten Problemen den Ausstieg aus dieser Spirale zu lernen. Dazu haben Sie eine persönliche Problemliste erstellt. Zu zweit haben Sie für jeden die Probleme in Ziele umformuliert. Diese Ziele gilt es nun zu erreichen. Dazu möchten wir Sie bitten, folgende Hausaufgaben bis zur nächsten Woche zu bearbeiten.

6. Hausaufgaben
(1) Materialien der Sitzungen I und II lesen
(2) Stimmungsprotokoll weiterhin führen
(3) Tagesprotokoll als neue Hausaufgabe einführen
(4) Liste angenehmer Tätigkeiten unbedingt bis zur nächsten Sitzung ausfüllen und dann mitbringen

Folie 9 auflegen: Tagesprotokoll

Folie 9
AB 5

Als Hausaufgaben bitten wir Sie, die Arbeitsblätter „Liste persönlicher Probleme" und die „Persönliche Ziele" nochmals durchzusehen, zu ergänzen und dazu die Materialien der ersten beiden Sitzungen durchzulesen.

Als neue Aufgabe kommt zu dem Ihnen schon bekannten Stimmungsprotokoll der letzten Woche etwas Neues hinzu: Das Tagesprotokoll.

Damit wir in die Lösung Ihrer Probleme einsteigen können und uns so auf den Weg zur Erreichung der heute gesammelten Ziele machen können, brauchen Sie und wir genauere Informationen über das, was Sie über die Woche so alles tun und wie es Ihnen dabei geht.

Dafür haben wir uns dieses Tagesprotokoll ausgedacht. Für jeden Tag der folgenden Woche haben Sie einen Protokollbogen in Ihren Unterlagen.

Sie sollten so alle drei bis vier Stunden in diesem Protokollbogen notieren, was Sie in diesen Stunden getan, erlebt, gedacht haben. Dazu sollten Sie auch Ihre Stimmung für die entsprechende Stunde notieren. Für die Stimmungsbeurteilung gilt wie letzte Woche das Notensystem von 1 für sehr gute Stimmung bis 6 für die aller schlechteste Stimmung.

Haben Sie noch Fragen?

Wichtig ist, dass Sie in dieser Woche noch nicht versuchen, Ihr Verhalten zu verändern, sondern dass Sie sich darauf konzentrieren, Ihre Notizen so genau wie möglich zu machen.

Den nächsten Sitzungstermin an die Tafel schreiben.

▶ **Wichtige Probleme wählen.**

▶ **Nicht zu schwierige Probleme.**

▶ **Probleme sollten im Alltag vorkommen.**

▶ **Probleme sollten häufig auftauchen, im Alltag vorkommen.**

▶ **Konkrete Probleme wählen.**

▶ **Probleme zeigen sich im Denken und Handeln.**

▶ **Probleme sollten zählbar sein.**

▶ **Wie sieht es genau aus?**

▶ **Wer ist beteiligt?**

▶ **Was genau ist schlimm, unerträglich?**

kann schlecht einschlafen

mein Tief am Wochenende

ich streite oft mit meiner Tochter

niemand ruft an

die ewigen Schmerzen

selbstsicherer werden
....

mehr Kontakt schaffen
....

nicht mehr so pessimistisch denken
....

die Wochenendtiefs in den Griff bekommen
....

weniger an mir zweifeln
....

....

....

....

....

Tagesprotokoll

vom ....

Stimmungsurteil:	1 = sehr gute Stimmung
	2 = gute Stimmung
	3 = mittelmäßige Stimmung
	4 = weniger gute Stimmung
	5 = schlechte Stimmung
	6 = sehr schlechte Stimmung

Uhrzeit	Was habe ich heute getan?	Stimmung
8–9	Aufstehen, Frühstück	4
9–10	Zeitung gelesen	3
10–11	Nichts Besonderes getan	5
11–12	Einkaufen gewesen, Nachbarin getroffen	3
12–13	Mittagessen allein	4
13–14	Aufgeräumt, Telefonanruf von B.	2
14–15	Alleine gewesen, gelesen	3
15–16	Spaziergang	3
16–17	Spaziergang	2
17–18	Kaffee bei der Nachbarin getrunken	1
18–19	Alleine zu Hause, aufgeräumt	3
19–20	Ferngesehen: Nachrichten, Quiz	3
20–21	Ferngesehen: Serie	4
21–22	Langeweile, nichts getan	5
22–23	Ins Bett gegangen, konnte nicht einschlafen	

In dieser *zweiten Gruppensitzung* haben wir über Probleme und Ziele gesprochen.

Bei der Auswahl und Analyse der persönlichen Probleme haben wir folgende Punkte beachtet:

▷ Welche Probleme sind mir wichtig? Wichtige Probleme auswählen.
▷ Wie schwierig sind die Probleme? Nicht zu schwierige Probleme auswählen.
▷ Kommen die Probleme häufig vor? Probleme sollten im Alltag vorkommen.
▷ Habe ich konkrete Probleme gewählt? Konkrete, umrissene Probleme wählen.
▷ Wie ist mein Denken und Handeln von den Problemen berührt? Probleme zeigen sich im Denken und Handeln.
▷ Lassen sich die Probleme messen? Probleme sollten zählbar (messbar) sein.
▷ Wie sehen die Probleme genau aus? Wer ist beteiligt?
▷ Was genau ist schlimm, ärgerlich, unerträglich?

Ein Beispiel:

Problem: Mein Tief am Wochenende

Umformulierung: Mich ärgert, dass ich da immer besonders tief durchhänge, kaum raus gehe, spät aufstehe und trotzdem schlecht schlafe. Ich tue nichts, treffe niemand und denke nur an meine Unfähigkeit.

An der „Umformulierung" sehen Sie, wie wichtig es ist, genau und konkret zu sein, genau hinzuschauen

Die *Probleme-Liste,* die in der Gruppe bearbeitet wurde, hat Ihnen geholfen, die Probleme zu sammeln, die Sie in diesem Gruppenprogramm angehen und verändern wollen.

Persönliche Problem-Liste

▶ kann schlecht einschlafen

▶ mein Tief am Wochenende

▶ ich streite oft mit meiner Tochter

▶ niemand ruft an

▶ die ewigen Schmerzen

Die von Ihnen in die Probleme-Liste geschriebenen Probleme haben wir dann gemeinsam in Ziele umformuliert. Ihre Ziele haben Sie dann in die *Persönliche Ziel-Liste* eingetragen.

Etwa so wie folgendes Beispiel:

Persönliche Ziele-Liste

▶ selbstsicherer werden

▶ mehr Kontakte schaffen

▶ nicht mehr so pessimistisch denken

▶ die Wochenendtiefs in den Griff bekommen

Da es in diesem Gruppenprogramm vor allem um die Beeinflussung von Verhalten und Denken und darüber Ihrer Stimmung (dem Fühlen) geht, sollten die ausgewählten Probleme etwas mit dem Zusammenhang von Denken und Fühlen, Handeln und Fühlen zu tun haben.

Der Einstieg in Veränderungen beginnt mit einer genauen Selbstbeobachtung. Dazu dient neben dem Stimmungsprotokoll aus der ersten Sitzung das neu eingeführte *Tagesprotokoll*.

Die Tagesprotokolle helfen, einen Überblick über das Verhalten bzw. die Ereignisse und die damit möglicherweise zusammenhängende Stimmung zu bekommen.

Dazu ist es wichtig, dass Sie über eine Woche jeden Tag so ein Tagesprotokoll ausfüllen. Etwa alle drei Stunden tragen Sie in dieses Protokollblatt ein, was Sie Stunde für Stunde getan haben bzw. sich ereignet hat, und wie in dieser Stunde Ihre Stimmung war.

Dazu haben Sie folgende Urteilsmöglichkeiten für Ihre Stimmung:

1 = sehr gute Stimmung

2 = gute Stimmung

3 = mittelmäßige Stimmung

4 = weniger gute Stimmung

5 = schlechte Stimmung

6 = sehr schlechte Stimmung

Versuchen Sie in der kommenden Woche noch nicht, Ihr Verhalten zu ändern. Konzentrieren Sie sich bitte darauf, Ihre Selbstbeobachtungen so genau wie möglich zu machen.

Hausaufgaben:

▷ Stimmungsprotokoll weiter führen

▷ Tagesprotokoll führen

▷ Liste angenehmer Tätigkeiten beantworten

....

....

....

....

....

....

....

....

....

....

....

....

....

....

....

....

Tagesprotokoll

vom ....

Stimmungsurteil:	1 = sehr gute Stimmung
	2 = gute Stimmung
	3 = mittelmäßige Stimmung
	4 = weniger gute Stimmung
	5 = schlechte Stimmung
	6 = sehr schlechte Stimmung

Uhrzeit	Was habe ich heute getan?	Stimmung
8–9		
9–10		
10–11		
11–12		
12–13		
13–14		
14–15		
15–16		
16–17		
17–18		
18–19		
19–20		
20–21		
21–22		
22–23		

6.3 Sitzung III: Angenehme Tätigkeiten und ihre Auswirkungen auf die Stimmung

Übersicht und Struktur von Sitzung III

Sitzungsteil	Ziele	Materialien
1. Begrüßung der Teilnehmer	Einstieg und Motivierung	
2. Kurze Wiederholung von Sitzung II	Auffrischung des Gelernten	▷ Folie 6 (S. 91) ▷ Folie 7 (S. 92) ▷ Folie 8 (S. 93)
3. Besprechung der Hausaufgaben	Zusammenhang zwischen Handeln und Stimmung verdeutlichen	▷ Arbeitsblatt 5: „Tagesprotokoll" (ausgefüllt)
4. Einleitung zum Thema „Angenehme Tätigkeiten"		▷ Folie 4 (S. 67) ▷ Folie 5 (S. 68)
5. Auswertung der „Liste angenehmer Tätigkeiten"	Persönliche Liste angenehmer Tätigkeiten erarbeiten	▷ Folie 10 (S. 108) ▷ Folie 11 (S. 109) ▷ Folie 12 (S. 110) ▷ Arbeitsblatt 3: „Liste angenehmer Tätigkeiten" (ausgefüllt) ▷ Arbeitsblatt 6: „Tätigkeitsprotokoll" (S.114–120)
6. Hausaufgaben ▷ Tagesprotokoll weiterführen ▷ Stimmungsprotokoll weiterführen	Auffrischung des in Sitzung I und II Gesagten, Informationssammlung	▷ Materialien für die Gruppenteilnehmer, Zusammenfassung Sitzung III (S. 111–113) ▷ Arbeitsblatt 5: „Tagesprotokoll" (pro Teilnehmer 7 Kopien) (S. 101) ▷ Arbeitsblatt 6: „Tätigkeitsprotokoll" (ausgefüllt)

1. Begrüßung der Teilnehmer

Dabei ist wichtig auf die Teilnehmer die möglicherweise beim letzten Mal gefehlt haben, besonders positiv einzugehen. Hervorheben, dass es immer wieder sein kann, dass man an einem oder zwei Terminen verhindert ist, doch in jedem Fall der Wiedereinstieg möglich und sinnvoll ist.

Herzlich willkommen zu unserer dritten Sitzung. Schön, dass Sie wieder alle da sind. Wie Sie schon wissen, werden wir am Anfang die Inhalte vom letzten Mal wiederholen, um so den Bogen zu unserem heutigen Thema zu spannen.

Heute wird es um den Zusammenhang von angenehmen Tätigkeiten und Stimmung gehen.

Doch zunächst zum Inhalt der letzten Sitzung.

2. Wiederholung der Sitzung II

Kurze Wiederholung, dabei Beispiele der Teilnehmer aus der letzten Sitzung einbeziehen.

Folien 6, 7 und **8** parat haben, u.U. auflegen.

Folie
6, 7, 8

In der zweiten Sitzung ging es vor allem darum, Probleme einzugrenzen und Ziele für diesen Kurs zu formulieren. Wir hatten gesehen, dass es wichtig ist, die Schwierigkeiten und Probleme, die einem einfallen und unter denen man leidet, genau anzuschauen. Sie konkreter zu formulieren. Am Verhalten, an der genauen Situation, an den Gedanken festzumachen.

Die Probleme (siehe Ihre „Liste persönlicher Probleme") eines jeden von Ihnen wurden dann – und das ist ganz wichtig – in Ziele (siehe Ihre „Persönliche Ziele") umformuliert. Damit haben Sie und wir ein Instrument, um am Ende dieser Gruppe überprüfen zu können, ob Sie einige Ziele erreicht haben oder sich auf dem Weg hin zu den Zielen befinden.

Die Ziele wurden auch in Beziehung gesetzt zu den Programminhalten. Wir hatten gesehen, dass Sie, Frau …, die Sie Schwierigkeiten mit Ihren Kindern haben, oder Sie, Herr …, der Sie unter wenigen Kontakten leiden, besonders von dem späteren Programmteil profitieren werden, wenn es um „Soziale Fertigkeiten" gehen wird. Während Sie, Frau …, die Sie unter den Tiefs am Wochenende leiden, besonders den heute beginnenden Teil „Aktivitätsaufbau" hilfreich erleben werden.

Um dafür einen Einstieg zu haben, baten wir Sie, während der letzten Woche das Tagesprotokoll mehrmals täglich auszufüllen und dazu Ihre Stimmung einzutragen.

Wer von Ihnen hat das gemacht?
Wie ging es Ihnen damit?
Welche Erfahrungen haben Sie gesammelt?
Fiel Ihnen etwas auf?

3. Besprechung der Hausaufgaben

AB 5

Auswertung des Tagesprotokolls. Dabei gezieltes Herausarbeiten des Zusammenhangs von Befinden, Stimmung und Ereignis, Tätigkeit, Handlungen. Erfahrungsaustausch anhand der Protokolle.

Ziel ist, anhand verschiedener Beispiele den Zusammenhang von Tun und Stimmung herauszufinden.

Dieser Teil kann auch in Kleingruppen bearbeitet werden, was jedoch zumindest zwei Kursleiter erforderlich macht.

Wer von Ihnen möchte uns einmal eines seiner Tagesprotokolle vorstellen? Am Besten wir gehen das Tagesprotokoll von früh morgens bis spät abends Stunde für Stunde durch. Sie berichten kurz, was Sie in den einzelnen Stunden getan haben bzw. was sich ereignet hat und wie Ihre Stimmung dabei war.

An diesen Beispielen erkennen wir, dass zwischen Ihrem Tun, Handeln und Ihrem Befinden, der Stimmung ein Zusammenhang besteht. Wir haben dies bereits in der ersten Gruppensitzung in dem „Dreieck" dargestellt.

4. Einleitung zum Thema „Angenehme Tätigkeiten"

Die Kursleiter wiederholen kurz die Auswirkung angenehmer Tätigkeiten auf die depressive Stimmung und legen zur Erinnerung noch einmal Folie 5 (Dreieck) und vielleicht auch Folie 4 (aufwärtsgerichtete Spirale) auf.

Folie 4, 5

Folie 5 und 4 auflegen.

Damit sind wir bei unserem heutigen Thema, nämlich den angenehmen Tätigkeiten in unserem Alltag und ihrer Wirkung auf unsere Stimmung. Davon haben Sie schon einmal in der ersten Stunde im Zusammenhang mit der Spirale und dem Dreieck gehört, in dem sich Handeln, Denken und Fühlen gegenseitig beeinflussen. Heute wollen wir am Punkt „Handeln" arbeiten.

Wir hatten Ihnen erklärt, wie wichtig die angenehmen Tätigkeiten in unserem Alltag sind, damit man sich wohler fühlt. Hierbei müssen Sie sich merken, dass Ihre Stimmung sich verschlechtert, je weniger angenehme und positive Erlebnisse Sie in Ihrem Alltag haben.

Genauso verbessert sich Ihre Stimmung und Ihr Gefühl, je mehr angenehme und positive Ereignisse in Ihrem Alltag stattfinden.

Fällt Ihnen dies an Ihren Tagesprotokollen auf? Haben Sie noch Fragen?

Fragen zu diesem Thema beantworten und diskutieren. Es ist wichtig, dass zu diesem Punkt alle Unklarheiten beseitigt sind und die Teilnehmer von der Wirkung der Anzahl angenehmer Tätigkeiten im Alltag überzeugt sind.

Im folgenden Teil der Sitzung wird damit begonnen, den Teilnehmern eine Technik zu vermitteln, mit der sie die Fähigkeit erwerben, ihren Alltag mit angenehmen Tätigkeiten anzureichern.

Somit wird am Dreieck Handeln, Denken, Fühlen direkt am Punkt „Handeln" angesetzt. In der Folge verändern sich auch Fühlen und Denken (auf Folien zeigen).

Das Thema „Angenehme Tätigkeiten" erstreckt sich über drei Sitzungen und wird in Sitzung IX wieder aufgegriffen.

Heute wird zu diesem Thema die „Liste angenehmer Tätigkeiten" ausgewertet.

So, wir glauben, dass allen deutlich wurde, dass Stimmung und Fühlen mit dem Tun, dem Handeln zusammenhängen.

Damit haben wir eine ganz wichtige Kontrolle über unsere negativen Stimmungen in der Hand.

Wenige angenehme Aktivitäten fördern die deprimierte Stimmung, und depressive Stimmung führt dazu, dass wir weniger unternehmen, schon gar nicht angenehme Dinge.

Um unsere deprimierte Verfassung zu verbessern, gilt es, die Anzahl angenehm erlebter Tätigkeiten im Alltag zu steigern.

Die entscheidende Frage ist: Was ist für mich persönlich angenehm? Jeder hat da seine persönlichen Aktivitäten und Tätigkeiten. Wir müssen nun herausfinden, was für jeden von Ihnen angenehme Aktivitäten sind. Daher baten wir Sie bereits, die „Liste angenehmer Tätigkeiten" auszufüllen.

5. Auswertung der Liste angenehmer Tätigkeiten

AB 2

Bitte nehmen Sie jetzt aus Ihren Unterlagen die „Liste angenehmer Tätigkeiten" heraus. Sie haben als Hausaufgabe die Häufigkeit und die Annehmlichkeit der einzelnen Tätigkeiten bewertet.

Aus der Spalte „Häufigkeit" können Sie ersehen, wie häufig angenehme Tätigkeiten in Ihrem Alltag sind.

Würden Sie jetzt in der anderen Spalte die Annehmlichkeitswerte der einzelnen Tätigkeiten untereinander vergleichen, dann fielen Ihnen die individuellen Unterschiede in den Bewertungen auf.

Oft empfindet der eine etwas als sehr angenehm, was einem anderen unangenehm ist.

Hier können die Kursleiter ein Beispiel einbringen. Die Teilnehmer sollen aber ihre Bewertungen nicht untereinander vergleichen.

Es ist wichtig, dass jeder für sich herausfindet, was er als angenehm und was er als weniger angenehm empfindet.

Deshalb haben Sie auch die einzelnen Tätigkeiten unter Annehmlichkeit mit 0, 1 oder 2 bewertet.

Da Sie nun für sich herausgefunden haben, welche Tätigkeiten für Sie die größte Annehmlichkeit besitzen, haben Sie auch eine ganze Menge über sich selbst erfahren. Der Wert der Annehmlichkeit verändert sich nämlich im Laufe der Zeit kaum.

Gibt es dazu noch Fragen ?

Wenn jetzt noch Fragen bestehen, sollten diese beantwortet werden. Unvollständige Unterlagen können jetzt vervollständigt werden, während die anderen mit der Auswertung beginnen.

Es ist meist hilfreich und sinnvoll, wenn Kleingruppen gebildet werden, damit die Teilnehmer sich gegenseitig helfen können und die Kursleiter zwischen den Gruppen hin und her gehen können.

<table>
<tr><td>AB
6</td></tr>
</table>

Wir wollen nun zusammen die „Liste angenehmer Tätigkeiten" auswerten.

Dazu nehmen Sie bitte Ihre Liste angenehmer Tätigkeiten und das „Tätigkeitsprotokoll" aus den Materialien zu dieser Sitzung hervor.

Sie sehen es hier auch auf der Folie.

<table>
<tr><td>Folie
10</td></tr>
</table>

Folie 10 auflegen.

Es geht darum, aus der langen Liste angenehmer Dinge die für Sie persönlich angenehmen herauszufinden. Dazu gehen Sie folgendermaßen vor:

Sie übertragen in das Tätigkeitsprotokoll in jeder Zeile eine angenehme Tätigkeit (Nummern 1 bis 70 untereinander). Wählen Sie solche Tätigkeiten, die in Ihrer Bewertung folgende Werte haben:

<table>
<tr><td>Folie
11</td></tr>
</table>

Folie 11 auflegen.

1. Häufigkeit und Annehmlichkeit einen Wert 2
2. Häufigkeit einen Wert 1 und Annehmlichkeit einen Wert 2
3. Häufigkeit einen Wert 0 und Annehmlichkeit einen Wert 2

Das Tätigkeitsprotokoll soll dann so wie auf der Folie dargestellt aussehen.

<table>
<tr><td>Folie
12</td></tr>
</table>

Folie 12 auflegen.

Wenn die Zeilen 1 bis 70 nach dieser Auswertung noch nicht voll sind, füllen Sie die Zeilen mit den Tätigkeiten auf, bei denen

4. Häufigkeit einen Wert 2 und Annehmlichkeit einen Wert 1

5. Häufigkeit einen Wert 1 und Annehmlichkeit einen Wert 1

in Ihrer Beurteilung erhielt.

Die so entstehende persönliche Liste angenehmer Tätigkeiten kann und sollte jederzeit ergänzt werden um Aktivitäten, die wir vergessen haben, die fehlen und die Ihnen persönlich ganz wichtig und angenehm sind.

6. Hausaufgaben

(1) Stimmungsprotokoll weiterführen

(2) Tagesprotokolle weiterführen

(3) Persönliche Liste angenehmer Tätigkeiten (Tätigkeitsprotokoll) vervollständigen

Als Hausaufgabe bitten wir Sie, das Stimmungsprotokoll, das Sie schon seit der ersten Sitzung kennen, weiterzuführen.

Außerdem sollten Sie noch eine Woche das Tagesprotokoll weiterführen. Wir möchten Sie dabei anregen, einige der Aktivitäten aus der heute erarbeiteten persönlichen Liste angenehmer Tätigkeiten (Tätigkeitsprotokoll) schon mal in Ihren Alltag einzubauen. Sie sollten also mit der Sammlung an Aktivitäten experimentieren.

Sollten Ihnen im Laufe der Woche noch weitere Dinge einfallen, die für Sie angenehm sind, dann schreiben Sie diese doch noch in die freien Zeilen des Tätigkeitsprotokolls.

Haben Sie noch Fragen? Bis nächste Woche!

| Tätigkeiten | Tage 1–28 | 1 | 2 | 3 | 4 | 5 | 6 | 7 | 8 | 9 | 10 | 11 | 12 | 13 | 14 | 15 | 16 | 17 | 18 | 19 | 20 | 21 | 22 | 23 | 24 | 25 | 26 | 27 | 28 |
	Wochentage																													
1.																														
2.																														
3.																														
4.																														
5.																														
6.																														
7.																														
8.																														
9.																														
10.																														
Zwischensumme																														

Füllen Sie die Zeilen 1–70 der Reihe nach mit den angenehmen Tätigkeiten aus, die in der Liste in Spalte H und A folgende Werte haben:

1.	H		&	A	eine 2
2.	H	eine 1	&	A	eine 2
3.	H	eine 0	&	A	eine 2

Wenn die Zeilen 1–70 noch nicht voll sind, füllen Sie sie mit den Tätigkeiten auf, bei denen

4.	H	eine 2	&	A	eine 1
5.	H	eine 1	&	A	eine 1

haben.

Tätigkeiten	Tage 1–28	1	2	3	4	5	6	7	8	9	10	11	12	13	14	15	16	17	18	19	20	21	22	23	24	25	26	27	28
	Wochentage																												
1. Stadtbummel machen																													
2. Thermalbad gehen																													
3. Radfahren																													
4. Spielcasino																													
5. Barfuß laufen																													
6. …																													
7. …																													
8. …																													
9. …																													
10. …																													
Zwischensumme																													

In der **dritten Gruppensitzung** haben wir Ihre Tätigkeitsprotokolle ausgewertet und dabei entdeckt, dass es einen Zusammenhang von Ihrer Stimmung mit den Tagesereignissen gibt. Ihre Stimmung ist schlecht, wenn Nichts oder Unangenehmes passiert. Ihre Stimmung wird besser, wenn etwas Angenehmes passiert, oder Sie mit einer erfreulichen Tätigkeit abgelenkt sind.

Dabei ist es wichtig zu merken, dass Ihre Stimmung und Ihr Befinden über den Tag selten gleich ist, sondern sich von Stunde zu Stunde ändern kann. Abhängig von den Dingen, die in den einzelnen Stunden passieren.

Diese Erfahrungen passen gut zu dem Modell aus der ersten Sitzung (Seite 72 Ihrer Materialien): Das Dreieck über den Zusammenhang von Fühlen, Denken und Handeln. Es geht uns hier um den Zusammenhang von Fühlen und Handeln.

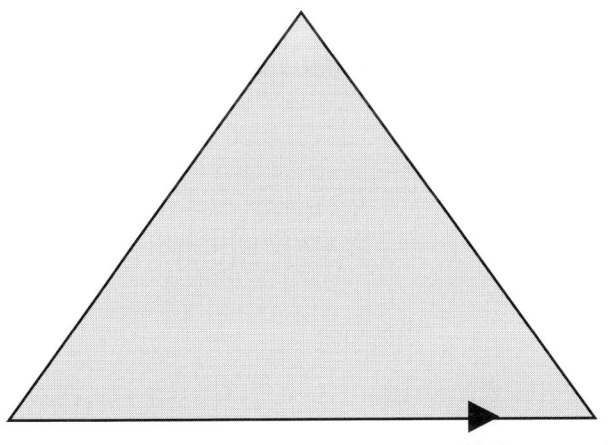

Handeln, Aktivitäten   **Fühlen, Stimmung**

Unsere Stimmung wirkt sich natürlich auf unser Tun aus.

Wenn wir schlecht drauf sind, dann tun wir weniger, haben weniger Lust auf etwas. Doch wirkt - wie wir sahen - unser Handeln auch auf unser Befinden. Ganz besonders, wenn etwas Angenehmes passiert.

Damit haben wir eine mächtige Möglichkeit der Kontrolle über unsere Stimmung! Wenn wir angenehme Dinge tun, dann hebt das unsere Stimmung. Je mehr wir tun, desto mehr verbessert sich unsere Stimmung.

Die Depressionsspirale (Seite 70, 71) lässt sich so umkehren.

Entscheidend ist, dass Ihnen viele angenehme Tätigkeiten verfügbar sind.

Daher haben Sie die Liste angenehmer Tätigkeiten beantwortet. Sie wurden gefragt, wie häufig Sie jede der über 200 Tätigkeiten in den letzten 30 Tagen getan haben. Sie wurden auch gefragt, wie angenehm jede der aufgelisteten Aktivitäten für Sie persönlich ist.

Gemeinsam haben wir dann Ihre Antworten ausgewertet.

Sie haben alle für Sie angenehmen Dinge in das Tätigkeitsprotokoll übertragen. So entstand Ihre ganz persönliche Liste angenehmer Tätigkeiten.

Beispiel: Persönliche Liste angenehmer Tätigkeiten

Tätigkeiten

1. Stadtbummel machen

2. ins Thermalbad gehen

3. Radfahren

4. ins Spielcasino gehen

5. Barfuß laufen

6. _____

Je mehr Dinge aus dieser Liste Sie tun, desto besser fühlen Sie sich. Sie sollten daher anfangen, einige der Aktivitäten in Ihren Alltag einzubauen.

Es ist klar, dass dies am Anfang nicht leicht fällt. Daher sollten Sie kleine Schritte machen. Zunächst nur probieren. Erfahrungen sammeln. Nichts erzwingen oder überstürzen.

Hausaufgaben:

▶ Stimmungsprotokoll weiterführen

▶ Tagesprotokoll weiterführen

▶ Persönliche Liste angenehmer Tätigkeiten vervollständigen

Erproben sollten Sie, einige angenehme Tätigkeiten aus Ihrer persönlichen Liste in den Alltag einzubauen. Dies ist jedoch freiwillig und sollte nicht dazu führen, dass Sie sich übernehmen.

Tätigkeiten	Tage 1–28	1	2	3	4	5	6	7	8	9	10	11	12	13	14	15	16	17	18	19	20	21	22	23	24	25	26	27	28
	Wochentage																												
1.																													
2.																													
3.																													
4.																													
5.																													
6.																													
7.																													
8.																													
9.																													
10.																													
Zwischensumme																													

Tätigkeiten	Tage 1–28	1	2	3	4	5	6	7	8	9	10	11	12	13	14	15	16	17	18	19	20	21	22	23	24	25	26	27	28
	Wochentage																												
11.																													
12.																													
13.																													
14.																													
15.																													
16.																													
17.																													
18.																													
19.																													
20.																													
Zwischensumme																													

Tätigkeitsprotokoll

Tätigkeiten	Tage 1–28	1	2	3	4	5	6	7	8	9	10	11	12	13	14	15	16	17	18	19	20	21	22	23	24	25	26	27	28
	Wochentage																													
21.																														
22.																														
23.																														
24.																														
25.																														
26.																														
27.																														
28.																														
29.																														
30.																														
Zwischensumme																														

Tätigkeitsprotokoll

Tätigkeiten	Tage 1–28 Wochentage	1	2	3	4	5	6	7	8	9	10	11	12	13	14	15	16	17	18	19	20	21	22	23	24	25	26	27	28
31.																													
32.																													
33.																													
34.																													
35.																													
36.																													
37.																													
38.																													
39.																													
40.																													
Zwischensumme																													

Tätigkeitsprotokoll

Tätigkeiten	Tage 1–28	1	2	3	4	5	6	7	8	9	10	11	12	13	14	15	16	17	18	19	20	21	22	23	24	25	26	27	28
	Wochentage																												
41.																													
42.																													
43.																													
44.																													
45.																													
46.																													
47.																													
48.																													
49.																													
50.																													
Zwischensumme																													

Tätigkeitsprotokoll

Tätigkeiten	Tage 1–28	1	2	3	4	5	6	7	8	9	10	11	12	13	14	15	16	17	18	19	20	21	22	23	24	25	26	27	28
	Wochentage																												
51.																													
52.																													
53.																													
54.																													
55.																													
56.																													
57.																													
58.																													
59.																													
60.																													
Zwischensumme																													

Tätigkeiten	Tage 1–28 Wochentage	1	2	3	4	5	6	7	8	9	10	11	12	13	14	15	16	17	18	19	20	21	22	23	24	25	26	27	28
61.																													
62.																													
63.																													
64.																													
65.																													
66.																													
67.																													
68.																													
69.																													
70.																													
Zwischensumme																													

6.4 Sitzung IV: Planung angenehmer Tätigkeiten im Wochenplan

Übersicht und Struktur von Sitzung IV

Sitzungsteil	Ziele	Materialien
1. Begrüßung der Teilnehmer	Einstieg und Motivation	
2. Besprechung der Hausaufgaben	Selbstbeobachtung	▸ Arbeitsblatt 1: „Stimmungsprotokoll" (ausgefüllt) ▸ Arbeitsblatt 5: „Tagesprotokoll" (ausgefüllt)
3. Angenehme Tätigkeiten und Pflichten im Alltag	Wiederholung von Sitzung III	▸ Folie 13 (S. 132)
4. Gründe für schlechte Stimmung	Information	▸ Folie 14 (S. 133) ▸ Folie 15 (S. 134) ▸ Arbeitsblatt 5: „Tagesprotokoll" (ausgefüllt)
5. Pflichten und angenehme Tätigkeiten im Wochenplan	Für ein ausgewogenes Verhältnis von Pflichten und angenehmen Tätigkeiten sorgen	▸ Folie 16 (S. 135) ▸ Arbeitsblatt 7: „Wochenplan" (DIN-A-3) (S. 143)
6. Eintragen der Pflichten in den Wochenplan		▸ Farbstifte (blau)
7. Eintragen der angenehmen Tätigkeiten in den Wochenplan		▸ Farbstifte (rot) ▸ Folie 17 (S. 136) ▸ Folie 18 (S. 137) ▸ Folie 19 (S. 138)
8. Vertrag zur Belohnung	Selbstbekräftigung lernen	
9. Hausaufgaben ▸ Stimmungsprotokoll weiterführen ▸ Wochenplan führen und einhalten ▸ Belohnen für Einhalten des Wochenplans	Durch angenehme Aktivitäten Stimmung heben und dieses Verhalten selbst verstärken	▸ Materialien für die Gruppenteilnehmer, Zusammenfassung Sitzung IV (S. 139–142)

1. Begrüßung der Teilnehmer

Die Kursleiter begrüßen die Teilnehmer und loben den Zusammenhalt der Gruppe. Sie versichern, dass sie wissen, dass die Teilnehmer viele Hausaufgaben zu erledigen hatten, dass Veränderungen schwer fallen.

Betonen, dass das Probieren und der eigene Einsatz wichtig sind und sich später auszahlen werden.

Auch wenn jemand nicht alle Hausaufgaben in vollem Umfang erledigen kann, ist das nicht schlimm, denn jeder hat sein eigenes Lerntempo.

Wichtig ist, immer zu kommen, mitzuarbeiten und soviel zu üben, wie man kann.

Herzlich willkommen zur vierten Sitzung. Ich habe eben gesehen, dass Sie sich miteinander unterhalten haben und Sie sich gut verstehen. Das freut mich, denn ein Gespräch mit Bekannten ist – wie wir letztes Mal sahen – ein Schritt in Richtung guter Stimmung.

Auch ist es förderlich für unsere Zusammenarbeit, dass Sie sich gut untereinander verstehen.

Ich weiß, dass Sie in jeder Sitzung viel Neues erfahren und neue Methoden ausprobieren. Als Hausaufgaben haben Sie viel zu notieren und zu üben. Einige von Ihnen haben vielleicht nicht alles so ausgeführt, wie sie es gerne getan hätten. Das ist nicht schlimm.

Wichtig ist, dass Sie immer wieder kommen, am Ball bleiben und so gut mitarbeiten, wie Sie können.

Jeder hat sein eigenes Tempo, der eine lernt schnell, der andere braucht etwas länger, doch jeder kann von diesem Kurs profitieren.

Die vielen Blätter, Protokolle und Übungen kosten Sie viel Mühe, doch Sie werden sehen, dass sich der Aufwand lohnt.

2. Besprechung der Hausaufgaben

Stimmungsprotokoll:

Wurde es regelmäßig geführt? Gibt es Veränderungen? Schwierigkeiten?

Bei Stimmungsverbesserungen verstärken die Kursleiter die Teilnehmer, bei gleichbleibender Stimmung kann man sagen, sie seien auf dem richtigen Weg.

Bei Verschlechterungen fragen die Kursleiter die Teilnehmer, ob sie eine Erklärung dafür habe, ob sich etwas in der vergangenen Woche ereignet habe. Beispielsweise könnten es für einen Teilnehmer zu viele Hausaufgaben gewesen sein; sie/er hat nicht alle machen können, usw.

Falls die Teilnehmer keinen Grund nennen können, erklären die Leiter, dass es durchaus möglich ist, dass sich die Stimmung während des Gruppenprogramms wieder verschlechtert, dass dies aber nicht heißen muss, dass der Kurs nichts bringe oder man etwas falsch mache. Die Stimmung schwankt bei allen Menschen zwischen gut, weniger gut und schlecht. Alle haben "schlechte Tage". Es ist unrealistisch zu erwarten, dass man sich immer gut fühlt. Es ist ganz normal, wenn im Verlauf des Kurses auch wieder einmal schlechte Stimmung auftritt.

AB
1, 5

Es kann auch sein, dass sich Erfolge erst nach Beendigung des Kurses zeigen, wenn alle Techniken erlernt und geübt wurden.

Zunächst besteht ja ein großer Teil der Arbeit aus Selbstbeobachtung.

Wie klappt es mit dem Führen des Stimmungsprotokolls?
Kommt es vor, dass es mal vergessen wird?
Wer kann 'mal sein Stimmungsprotokoll zeigen?
Wie geht es mit dem Tagesprotokoll?
Haben Sie Veränderungen bemerkt?
Wer zeigt uns mal sein Tagesprotokoll?

Selbstbeobachtungen und genaue Diagnostik ist die Voraussetzung für Veränderungen!

Wir haben letztes Mal über den Zusammenhang von Handeln und Fühlen gesprochen. Jeder von Ihnen hat eine persönliche Liste angenehmer Tätigkeiten erarbeitet, die wir nun gezielt in den Alltag einbauen wollen. Durch genaue Planung und Gestaltung des Tages und der Woche können Sie Einfluss auf Ihr Befinden nehmen.

3. Angenehme Tätigkeiten und Pflichten im Alltag

Die Kursleiter erklären als Wiederholung und Bezug zur letzten Sitzung noch einmal den Zusammenhang zwischen angenehmen Tätigkeiten und guter Stimmung.

Dazu **Folie 13** auflegen.

> Folie
> 13

In dieser Sitzung wollen wir an unserem Dreieck am Handeln ansetzen und mit der Veränderung beginnen.

Dazu haben Sie nun schon alle Vorbereitungen erarbeitet. Sie haben genaues Beobachten gelernt. Sie haben Ihre persönliche Liste angenehmer Tätigkeiten (Tätigkeitsprotokoll) zusammengestellt.

Je mehr Sie davon im Alltag tun, desto besser wird Ihre Stimmung.
Doch es gibt zahlreiche Hindernisse, die zunächst weggeräumt werden müssen.

4. Gründe für schlechte Stimmung

Es gibt zumindest vier Gründe, warum der Alltag bei vielen Menschen so wenige angenehme Tätigkeiten enthält.

> Folie
> 14

Dazu **Folie 14** auflegen und besprechen.

▶ Sie haben zu viele Pflichten.

▶ Sie sind bei der Auswahl angenehmer Tätigkeiten nicht sorgfältig genug.

▶ An Ihrer Lebenssituation hat sich etwas grundlegend verändert (z. B. durch Umzug, Pensionierung, Scheidung, Tod des Partners, Auszug der Kinder).

▶ Sie fühlen sich in einer eigentlich angenehmen Situation nicht wohl, weil Sie ängstlich oder angespannt sind.

Beispiele der Teilnehmer aufgreifen. Teilnehmer, auf die diese Gründe zutreffen, direkt ansprechen. Zeit für Aussprache lassen.

Es gibt viele Gründe für schlechte Stimmung. Hier sind vier Gründe, warum der Alltag bei vielen Menschen so wenig Angenehmes enthält.

*1. Die angenehmen Tätigkeiten sind zu wenig, die **Pflichten überwiegen**.*

Mit Pflichten meine ich Tätigkeiten, die gemacht werden müssen, die aber als unangenehm oder neutral empfunden werden.

Beim einen kann dies das Kochen sein, beim anderen Saubermachen, beim Dritten, sich um Verwandte zu kümmern.

Wenn ein Tag nur mit Pflichten beginnt, kann sich dies so stark auf die Stimmung auswirken, dass Sie auf angenehme Aktivitäten am Nachmittag keine Lust mehr haben.

Sehen Sie doch bitte einmal Ihre Tagesprotokolle an und schauen Sie, ob Sie vielleicht manchmal mehrere Pflichten hintereinander ausgeführt haben. Dies wirkt sich meist negativ auf die Stimmung aus.

<table>
<tr><td>AB
5</td></tr>
</table>

*2. Bei der Auswahl von Tätigkeiten, auch angenehmer Tätigkeiten, sind Sie **nicht sorgfältig** genug. Zum Beispiel machen Sie immer wieder dasselbe, ohne große Variation.*

Das heißt, dass Sie sich zwar die Zeit nehmen, etwas Angenehmes zu unternehmen; doch Sie wählen dann Aktivitäten aus, die Ihnen nicht genug Spaß machen.

Das könnte z.B. sein, dass Sie am Nachmittag oder am Abend fernsehen, obwohl Sie das Programm nicht besonders interessiert.

Es könnte auch sein, dass Sie jeden Mittag spazierengehen und immer dieselbe Strecke wählen. Oder, dass Sie am Wochenende bei Verwandten zu Besuch sind und Sie dabei gar nicht soviel Angenehmes erleben.

Eine Tätigkeit, die für einen sehr angenehm ist (z.B. im nahegelegenen Park spazieren zu gehen), wird irgendwann einmal zur Gewohnheit und damit neutral.

Finden Sie dazu auch Beispiele in Ihren Tagesprotokollen?

3. *Einschneidende Änderung Ihrer Lebenssituation führt dazu, dass sich der gesamte Lebensrhythmus ändert, frühere Dinge nicht mehr gemacht werden oder nicht mehr so leicht zugänglich sind.*

Wenn man früher immer mit den Kindern etwas unternommen hat und diese nun aus dem Haus sind, wie z.B. bei Frau ..., dann fehlen viele alte angenehme Tätigkeiten und diese müssen durch neue ersetzt werden.
    Ähnlich geht es Frau ..., die umgezogen ist. Die alten Freunde und Bekannten wohnen weit weg, den Großteil der Woche müssen Sie nun anders gestalten.
    Bei Herrn ... ist es genauso, er ist nun in Rente und hat viel freie Zeit.
    Wie geht es den anderen?

4. *Sie fühlen sich **angespannt, ängstlich, unsicher**, obgleich Ihnen die Tätigkeit eigentlich Spaß macht.*

Dies könnte z.B. bei Besuch des Friseurs der Fall sein. Sie mögen es eigentlich gern, sich verwöhnen zu lassen und die Haare gerichtet zu bekommen. Doch Sie befürchten, beim Friseur angesprochen zu werden oder Bekannte zu treffen.
    Viele Menschen fühlen sich in Gegenwart anderer nicht immer wohl, sie bekommen das Gefühl, dass sie vielleicht etwas Dummes sagen könnten, die anderen sie nicht leiden könnten, usw.
    Kennt jemand derartige Schwierigkeiten? Sie machen eine schöne Sache kaputt, weil man unsicher ist.
    Wir werden in späteren Sitzungen darauf eingehen und uns Zeit dafür nehmen.
    In jedem Fall kommt es zu einem Ungleichgewicht zwischen Pflichten (Typ-A-Aktivitäten) und angenehmen (Typ-B-) Aktivitäten. Die Aktivitäten vom Typ A überwiegen und erdrücken so die angenehmen Tätigkeiten und die Stimmung.

Es kommt zu einem Ungleichgewicht zwischen Pflichten und Unangenehmen bzw. Angenehmem, Verstärkendem.

Folie 15 auflegen.

Folie 15

Am Beispiel einer Waage wird gezeigt, wie Typ-A-Aktivitäten (Pflichten) die Typ-B-Aktivitäten (Angenehmes) erdrücken können.
    Auf der einen Seite sind dann viele Pflichten, auf der anderen Seite nur wenige angenehme Tätigkeiten. Diese fallen somit nicht ins Gewicht und können die Stimmung nicht verbessern, da die Pflichten überwiegen.

5. Pflichten und angenehme Tätigkeiten im Wochenplan
Um Pflichten (Typ-A-Aktivitäten) zu reduzieren, angenehme Tätigkeiten (Typ-B-Aktivitäten) zu steigern und beide in ein ausgewogenes Verhältnis

zu setzen, müssen die Kursteilnehmer in der nächsten Woche einen Wochenplan führen.

AB
7

Die Kursleiter teilen einen Wochenplan (ideal ist dafür ein A-3-Format) aus. Für die kommende Woche tragen die Teilnehmer alle Pflichten mit genauer Uhrzeit ein. Pflichten wie Waschtag, Putztag, Arztbesuche, Einkäufe, usw. stehen ja bei vielen Menschen schon tagelang vorher fest und können daher in den Plan eingetragen werden.

Dazu ist es sinnvoll, wenn die Teilnehmer wieder Zweiergruppen bilden und sich so gegenseitig beim Ausfüllen des Wochenplans helfen.

Pflichten sollen mit einer bestimmten Farbe gekennzeichnet werden, z.B. Blau oder Schwarz. Für die später einzutragenden angenehmen Tätigkeiten sollen die Teilnehmer eine andere Farbe, z.B. Rot, wählen.

Die Kursleiter erklären, dass Pflichten sich mit angenehmen Tätigkeiten abwechseln müssen, da sonst die Wahrscheinlichkeit von schlechter Stimmung ansteigt. Wichtig ist, genügend angenehme Tätigkeiten aus der persönlichen Liste angenehmer Tätigkeiten für die Woche einzuplanen.

An einem Beispiel (Folie 16) wird erläutert, wie die Aufteilung von Pflichten im Alltag aussehen könnte. Der Kursleiter fordert die Teilnehmer dann auf, dies bei der Erstellung des Plans für die nächste Woche zu berücksichtigen.

Zur Überwindung dieser Hindernisse und als Übung, um bewusst Pflichten (Typ-A-Aktivitäten) und angenehme Tätigkeiten (Typ-B-Aktivitäten) in ein ausgewogenes Verhältnis zu setzen, haben wir uns einen Wochenplan überlegt, den Sie für die kommende Woche führen sollten.

Ich teile Ihnen nun einen solchen, bewusst großen Wochenplan aus.

Sie sollen in diesen Wochenplan mit blauer Farbe eintragen, wann in der nächsten Woche welche Pflichten auf Sie zukommen. Also Putztag, Arztbesuche, Einkäufe usw.

Sie werden dies gleich in Zweiergruppen tun. So können Sie sich gegenseitig helfen.

Wenn Sie alle Pflichten, die Sie nächste Woche erledigen müssen, in den Wochenplan eingetragen haben, haben Sie einen Überblick darüber, wann Pflichten anstehen und wann Sie freie Zeit für angenehme Tätigkeiten haben.

Bevor Sie Ihre Pflichten eintragen, möchte ich Ihnen noch etwas zur Verteilung von Pflichten sagen:

Für eine ausgeglichene Stimmung ist es wichtig, dass Pflichten im Alltag nicht überhand nehmen.

Ich möchte Ihnen ein Beispiel auf dieser Folie zeigen, wie man Pflichten so planen kann, dass noch Platz und Zeit für angenehme Tätigkeiten ist.

Folie 16 auflegen und erläutern.

Sie könnten z.B. planen:

Morgen stehe ich um 8 Uhr auf, wasche mich, frühstücke und mache von 9 bis 10 Uhr meine Küche sauber. Dann habe ich schon einen Teil meiner Pflichten erledigt und kann mich mit einer angenehmen Tätigkeit belohnen. Z.B. gehe ich mit dem Hund spazieren. Dann komme ich um 11 Uhr wieder und bereite das Mittagessen vor. Dies kann für den einen ein Vergnügen sein, für den anderen eine lästige Pflicht.

Nach dem Essen um 12 Uhr habe ich Zeit für angenehme Aktivitäten. Ich darf mich ausruhen oder etwas lesen, z.B. die Tageszeitung.

Dann räume ich von 13 bis 14 Uhr weiter auf und habe nun den ganzen Nachmittag frei für weitere angenehme Aktivitäten.

Abends kann ich noch eine Stunde Pflichten erledigen, z.B. Wäsche bügeln oder etwas im Haushalt reparieren.

Sie sehen, dass in diesem Beispiel sich Pflichten mit angenehmen Tätigkeiten abwechseln. Die Pflichten sind somit in mehrere Einheiten geteilt, sodass man sich nicht von ihnen überwältigt fühlt.

6. Eintragen der Pflichten in den Wochenplan
Die Kursleiter lassen die Kursteilnehmer in Zweiergruppen nun ihre Pflichten in den Wochenplan eintragen.
Dazu werden Farbstifte ausgeteilt (z.B. blaue Farbstifte).

Tragen Sie jetzt bitte Ihre Pflichten in Ihren Wochenplan ein. Lassen Sie zwischen Ihren Pflichten auch immer Platz für angenehme Tätigkeiten.

Die Kursleiter gehen von Zweiergruppe zu Zweiergruppe und helfen bei Fragen und Problemen. Viel loben!

Die Kursleiter achten vor allem auf Teilnehmer, deren Tagesablauf nur oder fast ausschließlich aus Pflichten besteht. Mit diesen Teilnehmern ist in der Zweiergruppe oder später in der Gesamtgruppe zu besprechen, ob alle Pflichten notwendig sind (z.B. zweimal pro Woche Hausputz), ob die Pflichten nicht besser verteilt werden könnten oder ob nicht andere Personen einen Teil der Pflichten übernehmen könnten.

Wichtig bei diesem Gespräch ist, dass die Teilnehmer nicht durch Argumente überzeugt werden sollen, sondern durch sokratische Gesprächstechnik und den Einbezug der Gruppe („Was meinen die anderen dazu ?") zur Einsicht kommen, dass sie sich überfordern und einmal eine andere Wochenstruktur ausprobieren sollten.

So, lassen Sie uns wieder in der Gesamtgruppe zusammenkommen. Genau so wichtig, wie die Eingrenzung der Pflichten und des Abbaus von Typ-A-Aktivitäten ist der Aufbau von angenehmen Tätigkeiten und die Steigerung der Typ-B-Aktivitäten. Wir wollen nun Ihren Wochenplan mit angenehmen Tätigkeiten auffüllen.

Nun haben Sie Ihre Pflichten notiert, die auf Sie in der nächsten Woche zukommen. Sie haben darauf geachtet, Ihre Pflichten in kleine Schritte einzuteilen, damit Sie dazwischen Zeit für angenehme Tätigkeiten haben. Das haben Sie alle sehr gut gemacht.

Nun sollen Sie bewusst für die nächste Woche angenehme Tätigkeiten planen.

7. Eintragen der angenehmen Tätigkeiten in den Wochenplan

Folie
17

Folie 17 auflegen und durcharbeiten.

1. Eintragen von Pflichten in den Wochenplan.
2. Festlegen, wie viele angenehme Tätigkeiten ich pro Tag ausführen möchte. Es sollten immer ein paar mehr sein als bislang in den Tagesprotokollen. Mindestens zwei pro Tag.
3. Festlegen, welche angenehmen Tätigkeiten ich in der nächsten Woche ausführen möchte. Zunächst wähle ich Tätigkeiten aus, die mir spontan einfallen. Dann wähle ich noch welche aus dem Tätigkeitsprotokoll und der „Liste angenehmer Tätigkeiten" aus.
4. Überlegen, welche Hindernisse und Probleme bei jeder angenehmen Tätigkeit auftauchen könnten (z. B. mangelnde Übung, Gesundheit, Geld, Forderungen anderer, Organisationsprobleme?)
5. Mit einem Rotstift in den Wochenplan eintragen, wann, wo und wie lange ich welche angenehme Tätigkeit ausführe.
6. Einen Vertrag mit mir selbst abschließen.

Ich möchte Ihnen als Beispiel den Wochenplan eines ehemaligen Kursteilnehmers zeigen. Dieser hat in folgenden Schritten seinen Alltag mit angenehmen Tätigkeiten angereichert.

Folie
18, 19

Folie 18 und 19 auflegen.

An diesem Beispiel-Wochenplan soll der Wechsel von Pflichten (Folie 18) und angenehmen Tätigkeiten (Folie 19) illustriert werden. Beide Folien aufeinander legen, damit die Woche gefüllt ist. Die (angenehmen) Typ-B-Aktivitäten sind fett gedruckt hervorgehoben.

Herr ... schaute damals als erstes in seine Tagesprotokolle. Er stellte fest, dass er im Durchschnitt nur zwei angenehme Tätigkeiten pro Tag ausführte.

Herr ... legte dann für sich fest: In der kommenden Woche wollte er jeden Tag mindestens drei angenehme Aktivitäten ausführen.

Als Zweites überlegte sich Herr ..., welche angenehmen Tätigkeiten er in der nächsten Woche ausführen wollte. Ihm fiel z. B. spontan ein: Ich würde gerne wieder einmal

▶ *mit meinem Freund Kaffee trinken gehen,*
▶ *mit meinen Enkelkindern spielen,*
▶ *Wandern gehen,*
▶ *Karten spielen,*
▶ *ins Thermalbad gehen.*

Darauf holte er sein Tätigkeitsprotokoll heraus und wählte aus seiner Liste angenehmer Tätigkeiten noch:

▶ *Einen Krimi lesen,*
▶ *Essen gehen,*
▶ *Musik hören,*
▶ *ein Bad nehmen.*

All diese Ideen schrieb sich Herr ... auf, um sie zur Verfügung zu haben

Als Drittes überlegte Herr ..., welche Probleme wohl auftreten könnten, wenn er diese angenehmen Tätigkeiten ausführen wollte.

Wichtig bei allem ist, dass Sie sich Ziele zu setzen, die realistisch sind und von Ihnen verwirklicht werden können.

Was meinen Sie, welche Probleme wohl auftreten könnten, wenn Sie sich als angenehme Aktivität „Kaffee trinken mit einem Freund" vorgenommen haben?

Die Kursleiter überlegen mit den Teilnehmern exemplarisch, welche Probleme bei verschiedenen angenehmen Tätigkeiten auftreten könnten.

Freund könnte keine Zeit haben (Lösung: vorher anrufen und verabreden, daher Telefonat auch in Plan eintragen!)

Fürs Kartenspielen muss man zu dritt oder zu viert sein. Deswegen muss man jemanden finden, der mitspielen will.

Fürs Thermalbad muss man die Badesachen parat haben, wissen, wann der Bus fährt und ob das Bad geöffnet ist.

Herr ... hat dann seinen Wochenplan wie auf der Folie ausgefüllt. Dabei hat er auch überlegt, wie lange die einzelnen Tätigkeiten wohl brauchen.

Im Verlauf der Woche hielt Herr ... sich dann an diesen Plan. Dazu hat er den Wochenplan stets bei sich getragen und jeden Abend durchgesehen. Es war ihm so möglich, sich noch mal den nächsten Tag zu vergegenwärtigen und nichts zu vergessen.

Haben Sie noch Fragen?

Wenn nicht, dann tragen Sie doch jetzt Ihre angenehmen Tätigkeiten für die kommende Woche in den Plan ein. Benützen Sie die roten Farbstifte.

Danach soll jeder Teilnehmer mit rotem Farbstift die geplanten angenehmen Tätigkeiten in den Wochenplan eintragen.

Es ist zu beachten, dass es depressiven Menschen meist schwer fällt, den Tag zu planen. Daher sollten die Kursleiter helfen.

Hilfreich ist, die persönliche Liste angenehmer Tätigkeiten (Tätigkeitsprotokoll) heranzuziehen, um auf Anregungen zu kommen.

Bei Fragen oder Schwierigkeiten helfen die Kursleiter. Viel loben!

Als letzte wichtige Sache für heute möchten wir Ihnen einen „Vertrag" vorschlagen. Da wir wissen, wie schwer es allen fällt, sich zu ändern und Neues auszuprobieren, haben wir uns einen kleinen Trick überlegt. Jede Änderung fällt leichter und ist dauerhafter, wenn man dafür eine Belohnung erhält. Dieser Vertrag soll Ihnen helfen, den Wochenplan einzuhalten und sich dafür selbst zu loben.

Für jeden Tag, den Sie wie geplant einhalten, geben Sie sich einen Punkt. Wenn Sie vier Punkte erreichen, rufen Sie ein Gruppenmitglied an, um von diesem gelobt zu werden. Erreichen Sie sechs Punkte, dann treffen Sie sich mit einem Gruppenmitglied zu einer gemeinsamen Unternehmung, die Sie zuvor per Telefon abgesprochen haben.

8. Vertrag zur Belohnung (optional)
Jeder Teilnehmer schließt mit sich selbst einen (mündlichen) Vertrag, um so die Einhaltung des Wochenplans zu stärken. Außerdem wird dadurch der Kontakt unter den Teilnehmern erhöht und die soziale Einbindung gefördert. Die Kursleiter achten darauf, dass die Teilnehmer ihre Telefonnummern austauschen, damit der Vertrag erfüllt werden kann.

Dies war heute ein volles Programm.

Wir haben über die Möglichkeit der Kontrolle Ihrer Stimmung durch die richtige Tages- und Wochengestaltung gesprochen. Die Gestaltung des Wochenplans, die richtige Balance zwischen Pflichten und angenehmen Aktivitäten stand im Mittelpunkt. Daher ist Ihre Hausaufgabe bis zur nächsten Sitzung das Einhalten des ausgearbeiteten Wochenplans. Sie sollen dadurch erfahren, dass die Steigerung der angenehmen Tätigkeiten (Typ-B-Aktivitäten) Ihr Befinden verbessert.

Weiterhin beantworten Sie – wie gewohnt seit der ersten Sitzung – das Stimmungsprotokoll.

9. Hausaufgaben

(1) Stimmungsprotokoll weiterführen
(2) Wochenplan führen und einhalten
(3) Belohnen für Einhalten des Wochenplans

Den nächsten Sitzungstermin auf die Tafel schreiben.

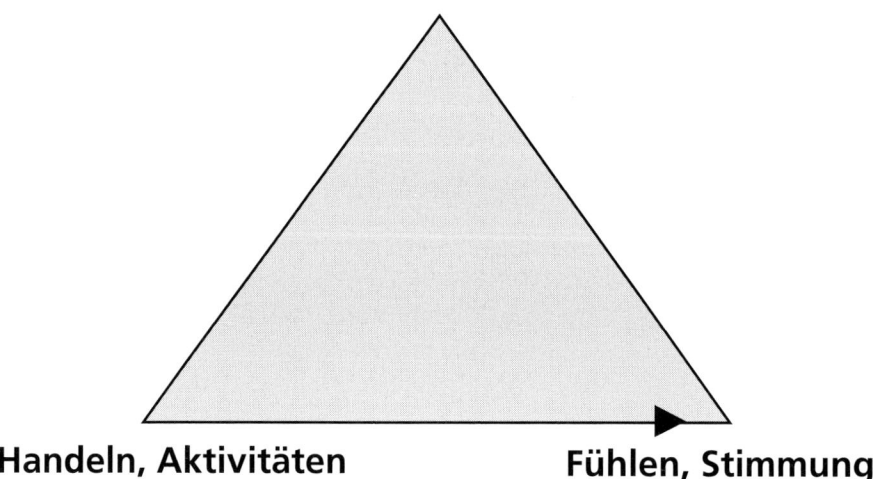

Handeln, Aktivitäten   **Fühlen, Stimmung**

1. Sie haben zu viele Pflichten (Typ-A-Aktivitäten).

2. Sie sind bei der Auswahl angenehmer Tätigkeiten nicht sorgfältig genug.

3. An Ihrer Lebenssituation hat sich etwas grundlegend verändert (z.B. durch einen Umzug, Pensionierung, Scheidung, Tod des Partners, Auszug der Kinder).

4. Sie fühlen sich in einer eigentlich angenehmen Situation unwohl, weil Sie ängstlich oder angespannt sind.

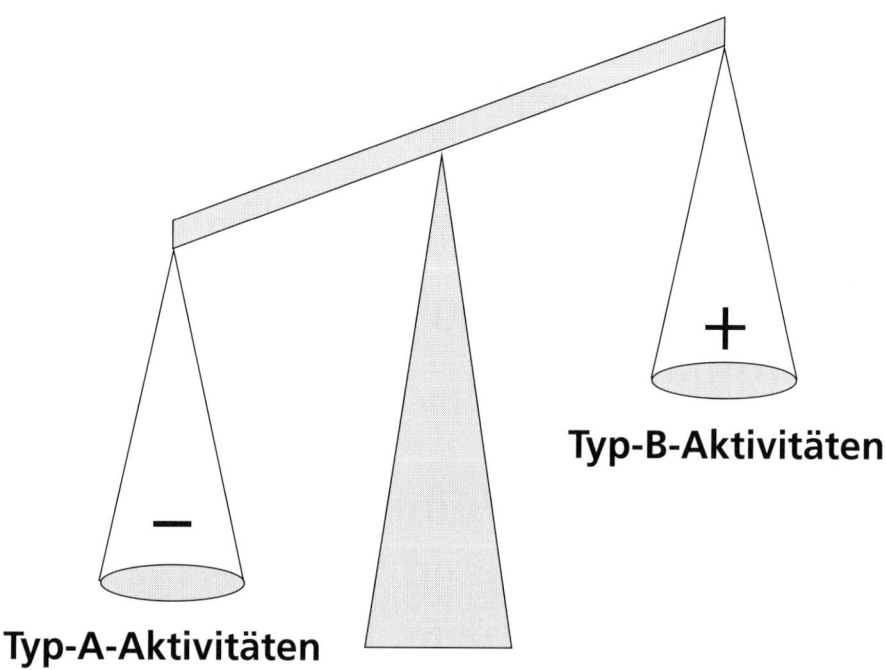

Typ-B-Aktivitäten

Typ-A-Aktivitäten

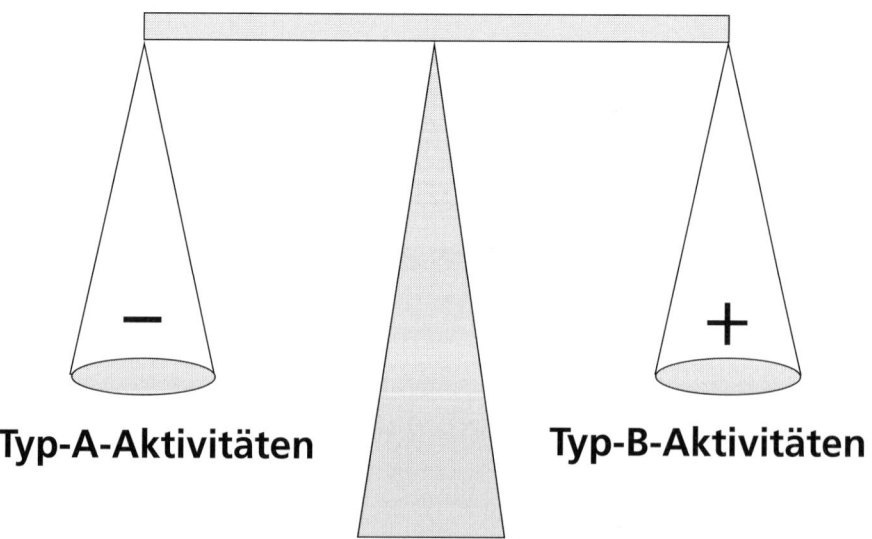

Typ-A-Aktivitäten

Typ-B-Aktivitäten

8 – 9 Uhr	Pflichten	(z.B. Aufstehen, Waschen)
	angenehme Tätigkeiten	(z.B. Duschen, Frühstück)
9 – 10 Uhr	Pflichten	(z.B. Küche aufräumen)
10 – 11 Uhr	angenehme Tätigkeiten	(z.B. den Hund ausführen)
11 – 12 Uhr	Pflichten	(z.B. Mittagessen kochen)
	angenehme Tätigkeiten	(z.B. Mittagessen)
12 – 13 Uhr	angenehme Tätigkeiten	(z.B. Mittagspause, Zeitung lesen)
13 – 14 Uhr	Pflichten	(z.B. Saubermachen)
14 – 18 Uhr	Zeit für angenehme Tätigkeiten	
18 – 19 Uhr	Abendessen	
19 – 20 Uhr	Pflichten	(z.B. Bügeln, Reparatur)
20 – 22 Uhr	Zeit für angenehme Tätigkeiten	

1. Eintragen von Pflichten in den Wochenplan.

2. Festlegen, wie viele angenehme Tätigkeiten ich pro Tag ausführen möchte.

3. Festlegen, welche angenehmen Tätigkeiten ich in der nächsten Woche ausführen möchte.

   Zunächst wähle ich Tätigkeiten aus, die mir spontan einfallen.

   Dann wähle ich noch welche aus dem Tätigkeitsprotokoll und der „Liste angenehmer Tätigkeiten" aus.

4. Überlegen, welche Hindernisse und Probleme bei den angenehmen Aktivitäten auftreten könnten (z.B. mangelnde Übung, Gesundheit, Geld, Forderungen Anderer, Organisationsprobleme?)

5. Mit einem Rotstift in den Wochenplan eintragen, wann, wo und wie lange ich welche angenehme Tätigkeit ausführe.

6. Einen Vertrag mit mir selbst abschließen.

Wochenplan

Wochentag/ Uhrzeit	Montag	Dienstag	Mittwoch	Donnerstag	Freitag	Samstag	Sonntag
8 – 9 Uhr	Aufstehen	Aufstehen	Aufstehen	Aufstehen	Aufstehen		
9 – 10 Uhr	Einkaufen	Arztbesuch	Putzen	Aufräumen		Aufstehen	Aufstehen
10 – 11 Uhr		Bügeln und				Einkaufen	
11 – 12 Uhr	Aufräumen		Einkaufen				Aufräumen
12 – 13 Uhr	Kochen	Kochen	Kochen		Kochen	Kochen	
13 – 14 Uhr							
14 – 15 Uhr	Spülen	Aufräumen	Spülen	Fenster putzen	zur Bank gehen	Spülen	
15 – 16 Uhr						Treppe putzen	
16 – 17 Uhr			Wäsche waschen	Bus raussuchen	Spülen		
17 – 18 Uhr		Bad putzen	Hausaufgaben	Hausaufgaben			
18 – 19 Uhr		Hausaufgaben					
19 – 20 Uhr					Hausaufgaben	Hausaufgaben	Brief schreiben
20 – 21 Uhr	Hausaufgaben						Hausaufgaben
21 – 22 Uhr							
22 – 23 Uhr							

Wochenplan

Wochentag/ Uhrzeit	Montag	Dienstag	Mittwoch	Donnerstag	Freitag	Samstag	Sonntag
8 – 9 Uhr					Frühstück mit K.		
9 – 10 Uhr		Jacob.-Training			Mit K. ins		
10 – 11 Uhr	Zeitung lesen		Rätsel lösen	Einkaufsbummel	Thermalbad		Gottesdienst
11 – 12 Uhr		Musik hören		Mit A. und C.	fahren	Zeitung lesen	Einladung
12 – 13 Uhr				Essen gehen			zum
13 – 14 Uhr	Mittagessen	Mittagessen	Mittagessen		Mittagessen	Mittagessen	Essen
14 – 15 Uhr							
15 – 16 Uhr	B. anrufen	Mit B.	Zeitung lesen	Lesen	Spaziergang		Besuch
16 – 17 Uhr	Wandern und	Kaffeetrinken				Kaffee trinken	bei
17 – 18 Uhr	unterwegs				Duschen	bei Frau F.	den
18 – 19 Uhr	Abendessen	Abendessen	Abendessen	Abendessen	Abendessen	Abendessen	Kindern
19 – 20 Uhr	Baden		Bei G.	Fernsehen			
20 – 21 Uhr		K. anrufen	Karten spielen		Lesen	Fernsehen	
21 – 22 Uhr	Lesen	Fernsehen					Fernsehen
22 – 23 Uhr							

Während der *vierten Sitzung* haben Sie einen Wochenplan erstellt und damit angefangen, Ihr Verhalten zu verändern, um Ihre Stimmung zu verbessern.

Sie haben vier Gründe kennen gelernt, die bewirken, dass schlechte Stimmung entsteht:

1. Sie haben zu viele Pflichten (Typ-A-Aktivitäten)! In Ihrem Alltag überwiegen Tätigkeiten, die Sie als unangenehm oder neutral empfinden. Somit haben Sie wenig Zeit für angenehme Tätigkeiten.
2. Sie sind bei der Auswahl angenehmer Tätigkeiten nicht sorgfältig genug! Sie nehmen sich zwar Zeit, etwas Angenehmes zu tun, doch Sie wählen Aktivitäten aus, die nicht genug Spaß machen oder durch häufigen Gebrauch „abgenutzt" sind.
3. An Ihrer Lebenssituation hat sich etwas grundlegend verändert! Alte Gewohnheiten, gewohnte angenehme Tätigkeiten müssen durch neue ersetzt werden.
4. Sie fühlen sich in einer eigentlich angenehmen Situation unwohl, weil Sie ängstlich oder angespannt sind!

In jedem Fall kommt es zu einem Ungleichgewicht zwischen Pflichten (Typ-A-Aktivitäten) und Angenehmem (Typ-B-Aktivitäten). Da die Typ-A-Aktivitäten überwiegen, erdrücken sie so die angenehmen Tätigkeiten und Ihre Stimmung.

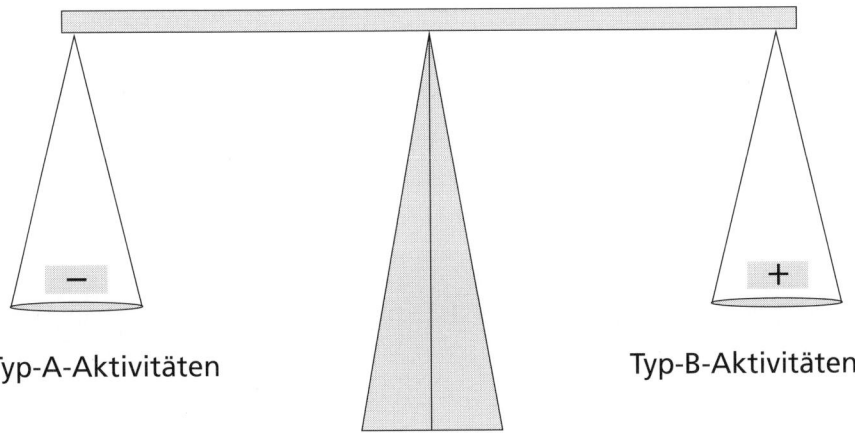

Typ-A-Aktivitäten   Typ-B-Aktivitäten

Um bewusst Pflichten zu reduzieren, angenehme Aktivitäten zu steigern und so ein ausgewogenes Verhältnis zwischen negativen bzw. neutralen und positiven Dingen zu schaffen, haben Sie für eine Woche einen Wochenplan erarbeitet.

Folgende Schritte haben wir dabei beachtet:

1. Eintragen von Pflichten in den Wochenplan.
    Zuerst haben Sie in den Wochenplan eingetragen, welche Pflichten Sie an welchem Tag der Woche und zu welcher Uhrzeit ausführen wollen bzw. müssen. Sie haben darauf geachtet, dass Sie sich nicht übernehmen und zwischen diesen Typ-A-Aktivitäten immer Platz für angenehme Tätigkeiten bleibt.
2. Festlegen, wie viele angenehme Tätigkeiten Sie pro Tag ausführen wollen.
    Dabei sollten Sie einen höheren Wert anstreben, als bislang pro Tag üblich. Diesen Wert sollten Sie nie unterschreiten.
3. Festlegen, welche angenehmen Tätigkeiten Sie während der Woche ausführen wollen.
    Sie haben zunächst spontan aufgeschrieben, was Sie gerne machen möchten. Danach haben Sie noch aus Ihrer persönlichen Liste angenehmer Tätigkeiten weitere Typ-B-Aktivitäten herausgesucht und aufgeschrieben.
4. Überlegen, welche Hindernisse und Probleme bei den angenehmen Aktivitäten auftreten können, um die Schwierigkeiten zu verhindern.
5. Mit roter Farbe die persönlich angenehmen Aktivitäten in den Wochenplan eintragen und dann den Plan einhalten.
6. Mit sich selbst einen Vertrag schließen, um die Einhaltung des Wochenplans zu sichern.

Wochenplan

Wochentag/ Uhrzeit	Montag	Dienstag	Mittwoch	Donnerstag	Freitag	Samstag	Sonntag
8 – 9 Uhr	Aufstehen	Aufstehen	Aufstehen	Aufstehen	Aufstehen		
9 – 10 Uhr	Einkaufen	Arztbesuch	Aufstehen	Aufstehen	Frühstück mit K.	Aufstehen	Aufstehen
10 – 11 Uhr	Zeitung lesen	Jacob.-Training	Putzen	Aufräumen	Mit K. ins	Einkaufen	Gottesdienst
11 – 12 Uhr	Aufräumen	Bügeln und	Rätsel lösen	Einkaufsbummel	Thermalbad	Zeitung lesen	Aufräumen
12 – 13 Uhr	Kochen	Musik hören	Einkaufen	Mit A. und C.	fahren	Kochen	Einladung
13 – 14 Uhr	Mittagessen	Kochen	Kochen	Essen gehen	Kochen	Mittagessen	zum
14 – 15 Uhr	Spülen	Mittagessen	Mittagessen		Mittagessen	Spülen	Essen
15 – 16 Uhr	B. anrufen	Aufräumen	Spülen	Fenster putzen	Zur Bank gehen	Treppe putzen	
16 – 17 Uhr	wandern	Mit B.	Zeitung lesen	Lesen	Spaziergang	Kaffee trinken	Besuch
17 – 18 Uhr	und	Kaffeetrinken	Wäsche waschen	Bus raussuchen	Spülen	bei Frau F.	bei
18 – 19 Uhr	unterwegs	Bad putzen	Hausaufgaben	Hausaufgaben	Duschen	Abendessen	den
19 – 20 Uhr	Baden	Abendessen	Abendessen	Abendessen	Abendessen	Hausaufgaben	Kindern
20 – 21 Uhr	Hausaufgaben	Hausaufgaben	Bei G.	Fernsehen	Hausaufgaben	Fernsehen	Briefe schreiben
21 – 22 Uhr	Lesen	K. anrufen	Karten spielen		Lesen		Hausaufgaben
22 – 23 Uhr		Fernsehen					Fernsehen

Hausaufgaben

▶ Das Stimmungsprotokoll weiter führen
▶ Den Wochenplan umsetzen und einhalten
▶ Sich selbst für die Einhaltung des Wochenplans belohnen

Dazu geben Sie sich täglich einen Punkt, wenn Sie Ihren Plan eingehalten haben. Bei vier erreichten Punkten rufen Sie ein Gruppenmitglied an und lassen sich loben. Mit Erreichen von sechs Punkten treffen Sie sich mit einem anderen Gruppenteilnehmer, um etwas gemeinsam zu unternehmen.

Viel Erfolg und Vergnügen!!!

Wochenplan

Wochentag/ Uhrzeit										
8 – 9 Uhr										
9 – 10 Uhr										
10 – 11 Uhr										
11 – 12 Uhr										
12 – 13 Uhr										
13 – 14 Uhr										
14 – 15 Uhr										
15 – 16 Uhr										
16 – 17 Uhr										
17 – 18 Uhr										
18 – 19 Uhr										
19 – 20 Uhr										
20 – 21 Uhr										
21 – 22 Uhr										
22 – 23 Uhr										

6.5 Sitzung V: Angenehme Tätigkeiten und Befinden: Tätigkeitsprotokoll führen

Übersicht und Struktur von Sitzung V

Sitzungsteil	Ziele	Materialien
1. Begrüßung der Teilnehmer	Einstieg und Motivation	
2. Wiederholung der Sitzung IV	Für ein Gleichgewicht von Pflichten und angenehmen Aktivitäten im Alltag sorgen	▶ Folie 13 (S. 132) ▶ Folie 15 (S. 134) ▶ Folie 18 (S. 137)
3. Besprechung der Hausaufgaben	Motivierung für Veränderung im Alltag	▶ Arbeitsblatt 7 „Wochenplan" (ausgefüllt)
4. Wochenplanung	Für ein Gleichgewicht von Pflichten und angenehmen Aktivitäten im Alltag sorgen	▶ Materialien für die Gruppenteilnehmer Zusammenfassung Sitzung V (S. 156–159) ▶ Arbeitsblatt 7: „Wochenplan" (S. 143) (pro Teilnehmer 2 Kopien)
5. Tätigkeitsprotokoll	Einführung in die Benutzung des Tätigkeitsprotokolls zur Steigerung angenehmer Aktivitäten	▶ Arbeitsblatt 6: „Tätigkeitsprotokoll" (mit individuell relevanten Tätigkeiten) ▶ Folie 20 (S. 153)
6. Einführung: Denken und Fühlen	Automatische Gedanken erläutern	▶ Folie 21 (S. 154) ▶ Folie 22 (S. 155)
7. Hausaufgaben ▶ Stimmungsprotokoll weiterführen ▶ Wochenplanung (freiwillig) ▶ Tätigkeitsprotokoll ▶ Arbeitsblatt „Meine Gedanken bei schlechter Stimmung" ausfüllen	Sich seiner automatische Gedanken bewusst werden	▶ Arbeitsblatt 8: „2. Stimmungsprotokoll " (S. 160) ▶ Arbeitsblatt 9: „Meine Gedanken bei schlechter Stimmung" (S. 161)

ı. Begrüßung der Teilnehmer

Kursleiter loben für regelmäßige Teilnahme.

Anerkennung für die Teilnehmer, die letztes Mal fehlten und nun wieder da sind. Informationen geben bzw. erfragen, wenn Teilnehmer fehlen.

Zu unserer fünften Gruppensitzung begrüße ich Sie alle ganz herzlich. Die meisten von Ihnen haben bislang alle Termine eingehalten. Dafür ganz großes Lob! Frau ... bzw. Herr ... konnten letztes Mal nicht teilnehmen, doch sie sind heute wieder da. Dies ist ganz toll! Wir werden gleich das Thema der letzten Sitzung wiederholen und die Übungen besprechen, dann bekommen Sie wieder Anschluss. Sollte es dann noch Fragen geben, dann stehen wir jederzeit zur Verfügung. Vielleicht haben Sie nach Abschluss der heutigen Sitzung kurz Zeit, dann können wir Ihre Fragen gleich klären.

Heute fehlt Frau .. bzw. Herr .... Weiß jemand, was los ist? Uns hat Frau ... bzw. Herr ... angerufen und sich für heute entschuldigt.

Gibt es noch irgendwelche organisatorischen Dinge zu klären?

2. Wiederholung der Sitzung IV

Dazu u.U. die Folien 13, 15 und 18 auflegen.

Die Wiederholung sollte nicht länger als sieben bis zehn Minuten dauern. Auf Fragen und Klärungen eher bei der Bearbeitung der Hausaufgaben eingehen.

Wir sind ja mitten drin im Veränderungsprozess. Auch heute werden Sie wieder Neues lernen. Wir gehen in unserem Modell (Dreieck) einen Schritt weiter. Doch bevor wir dazu kommen, wollen wir nochmals die letzte Sitzung Revue passieren lassen und die Hausaufgaben besprechen.

In der letzten Sitzung ging es darum zu lernen, dass jeder von uns auf sein Befinden, die Stimmung Einfluss nehmen kann, indem er die Menge persönlich angenehmer Aktivitäten erhöht. Sie haben Kontrolle über Ihre Stimmung, indem Sie Ihr Handeln verändern. Dazu haben wir in der Sitzung III bereits eine lange Liste persönlich angenehmer Tätigkeiten erarbeitet. Je mehr Sie davon in Ihren Alltag einbauen, desto besser geht es Ihnen.

Es gibt zahlreiche Hindernisse, die uns Steine in den Weg legen. Insbesondere die alltäglichen Notwendigkeiten, unsere Pflichten hindern uns daran, ausreichend viele angenehme, stimmungshebende Aktivitäten zu erleben. Für eine gute Stimmung ist es wichtig, dass die Waage zwischen Pflichten (wir nannten sie Typ-A-Aktivitäten) und Angenehmem (wir nannten sie Typ-B-Aktivitäten) zumindest ausgeglichen ist. Besser ist, wenn die Typ-B-Aktivitäten sogar etwas überwiegen.

Damit Ihnen das gelingt, haben wir einen Wochenplan erarbeitet. Sinn dieses Arbeitsblatts ist es, im Voraus die Woche mit Ihren Pflichten, doch vor allem den hilfreichen angenehmen Dingen zu planen. Der Wochenplan soll Sie also trainieren, die Waage zwischen Typ-A- und Typ-B-Aktivitäten im Gleichgewicht zu halten.

Der Wochenplan ist ein ganz wichtiges Instrument in unserem Kurs.

Daher bestand die Hausaufgabe seit dem letzten Mal, den erarbeiteten Wochenplan auszuführen und einzuhalten.

Es ist ganz wichtig, dass Sie den Wert dieses einfachen Arbeitsmittels erfahren und damit umgehen können. Wir werden Sie bitten, diesen Wochenplan weiter zu führen und damit Veränderungen zu erreichen.

*Bedenken Sie, dass dieses Arbeiten am Handeln nur **ein** Element in unserem Programm darstellt. Es ist wichtig, dass jeder von Ihnen bereit ist, sich auf die Erfahrung mit diesem Programmteil einzulassen und erst später zu beurteilen, ob dieser Wochenplan oder das Tätigkeitsprotokoll einem persönlich eine Hilfe für Tiefs ist.*

AB 7

3. Besprechung der Hausaufgaben (möglichst nicht länger als 25 Minuten)

Jeder Teilnehmer sollte seinen (großformatigen) Wochenplan herausholen und vor sich liegen haben.

Zunächst erfolgt ein Erfahrungsaustausch in der Gesamtgruppe. Dabei fragen die Kursleiter zuerst nach Erfolgen, dann auch nach Schwierigkeiten.

Sie fragen zunächst, wer den Wochenplan ganz eingehalten hat, wem dies etwas schwerer gefallen ist und wem es gar nicht gelang. In den ersten Fällen sollten viel gelobt, verstärkt werden. Diese Erfahrungen helfen auch den anderen Gruppenmitgliedern. Es entsteht Motivation. Es kommen Erfahrungen und Anregungen rüber, die den weniger erfolgreichen Gruppenmitgliedern helfen, es (erneut) zu probieren.

Mit den Gruppenmitgliedern, die Schwierigkeiten hatten oder den Wochenplan gar nicht einhielten, wird ausführlicher gesprochen. Dabei geht es darum, Ansätze zu verstärken, erste Schritte zu loben und zu unterstützen. Es sollten die Schwierigkeiten genauer, konkreter herausgearbeitet werden, um dann Lösungsvorschläge gemeinsam mit der Gruppe zu überlegen, zu sammeln und abzusprechen.

Also: Nicht stehenbleiben bei der Schwierigkeit „Bei mir funktioniert das nicht!", oder „Das ist viel zu anstrengend!", sondern umformulieren: Die Schwierigkeit liegt darin, dass die Hürde, das Anfangen (z.B. am Morgen) so hoch ist, man sich selbst durch die negativen Gedanken entmutigt und es dann gar nicht probiert. Zur Lösung immer zuerst in der Gruppe nach ähnlichen Erfahrungen und den Bewältigungswegen fragen. Gemeinsam überlegen, wie verschiedene Lösungsschritte aussehen könnten. Dies kann z.B. darin bestehen, dass ein neuer Satz formuliert und aufgeschrieben wird: „Es fällt mir schwer, doch dies geht allen so und ich probiere es trotzdem heute mal.", oder dadurch, dass zwei Gruppenmitglieder sich verabreden, bei Schwierigkeiten miteinander zu telefonieren, um sich zu ermutigen. Ziel ist hier zunächst, die Teilnehmer dazu zu bringen, mit dem Wochenplan und den angenehmen Tätigkeiten Erfahrungen zu sammeln und nicht jeden Aspekt auszudiskutieren.

Stehen vor allem sehr pessimistische Gedanken und hohe Ansprüche im Mittelpunkt der Schwierigkeiten, dann darauf verweisen, dass es in den nächsten Sitzungen des Gruppenprogramms genau um die Macht der Gedanken und deren Veränderung geht.

Das Verhalten der Kursleiter ist immer ermunternd, lobend, unterstützend, niemals tadelnd, kritisierend oder gar vorwurfsvoll. Es ist darauf zu achten, dass immer wieder der Bezug zur Stimmung hergestellt wird. Dies z.B. durch Fragen wie: „Wie ging es Ihnen in der Stunde?" oder „Wie war Ihre Stimmung bei dieser Tätigkeit?". Es ist auch möglich, das Stimmungsprotokoll heranzuziehen, um daran das Befinden an den einzelnen Tagen mit mehr bzw. weniger angenehmen Tätigkeiten abzulesen. Idealerweise sollte der Stimmungswert an den Tagen mit vielen angenehmen Tätigkeiten günstiger sein als an Tagen mit vielen Pflichten.

Es ist auch möglich (doch zeitraubend), die Auswertung der Erfahrungen mit dem Wochenplan in Kleingruppen zu machen und dann nochmals in der Gesamtgruppe zu Ende bringen. Dabei könnten in den Kleingruppen (ein bis zwei Teilnehmer) Schwierigkeiten spezifiziert werden, um die Lösungsmöglichkeiten dann in der Gesamtgruppe zu erarbeiten.

Eine weitere Möglichkeit ist, den Wochenplan eines Teilnehmers auf eine Folie zu kopieren oder an die Tafel zu schreiben, um exemplarisch die Erfolge und die Schwierigkeiten zu besprechen. Auch dabei können die Werte des Stimmungsprotokoll herangezogen werden, um die Veränderungen des Befindens in Abhängigkeit von der Anzahl bzw. der Qualität des angenehmen Tätigkeiten zu diskutieren.

So, ich glaube, dass alle gesehen haben, welchen Wert dieser Wochenplan hat. Um Veränderungen zu erzielen, auch wenn sie schwer fallen, muss man vorausplanen und mit sich experimentieren.

Wichtig ist auch, nicht gleich aufzugeben, sondern dran zu bleiben, sich nicht entmutigen lassen, sich lieber Hilfe hier in der Gruppe oder bei einem Teilnehmer zu holen.

Wir möchten Sie bitten und ermuntern, diesen Wochenplan weiterhin zu führen und so Ihren Alltag ausgeglichener, angenehmer zu gestalten. Sie finden daher unter den Materialien zu der heutigen Sitzung zwei Wochenpläne, die Sie gerne benützen dürfen. Sollten sie noch mehr brauchen, lassen Sie es uns wissen, wir freuen uns, wenn wir Ihnen noch mehr Wochenpläne geben dürfen.

4. Wochenplanung

Materialien der fünften Sitzung austeilen und die beiden zusätzlichen Wochenpläne zeigen. Es liegt an den Kursleitern, ob sie den Teilnehmern kleinformatige oder wieder die großformatigen Wochenpläne aushändigen.

Es ist – je nach Zeitrahmen und Ablauf der Gruppe – möglich, nun erneut in die Wochenplanung für die kommende Woche einzusteigen. Dies kann entsprechend dem Vorgehen der vierten Sitzung erfolgen. Hilfreich ist, wenn die Kursleiter nochmals auf die Notwendigkeit des Wechsels zwischen Pflichten und angenehmen Tätigkeiten hinweisen. Zur Planung angenehmer Aktivitäten sollte das Tätigkeitsprotokoll mit der persönlichen Liste angenehmer Tätigkeiten herangezogen werden.

Dabei bietet sich an, die Teilnehmer in Zweiergruppen aufzuteilen, um so alle bei der Wochenplanung aktiv zu beteiligen.

Bevor wir heute ein neues Kapitel aufschlagen, möchten wir Sie noch in eine weitere Technik zur Beeinflussung der Stimmung durch Handeln einführen.

*Dazu benötigen wir das Ihnen schon bestens vertraute „Tätigkeitsprotokoll".
Haben Sie diese Arbeitsblätter aus der dritten Sitzung zur Hand?*

Alle von Ihnen haben links auf den Blättern die persönlich angenehmen Aktivitäten und Tätigkeiten eingetragen. Sie erinnern sich, dass es vor allem Dinge sind, die für Sie persönlich hoch angenehm sind. Was liegt näher, als sich selbst dazu zu bringen, möglichst viele dieser angenehmen Aktivitäten tagtäglich zu unternehmen? Wie Sie schon wissen gilt: je mehr positive Tätigkeiten, desto besser das Befinden. Um dies zu erreichen und gleichzeitig zu prüfen, ob dies überhaupt zutrifft, haben wir uns etwas überlegt, das mit den vielen Kästchen auf der rechten Seite dieser Arbeitsblätter zu tun hat.

5. Tätigkeitsprotokoll (Selbstbeobachtungsaufgabe)

Folie 20 auflegen und daran das Vorgehen aufzeigen.

Es geht nun darum, die Teilnehmer dazu zu bringen, für vier Wochen das Tätigkeitsprotokoll zu führen. Dazu haben die Teilnehmer die Aufgabe, jeden Abend das Tätigkeitsprotokoll auszufüllen. Sie gehen alle aufgelisteten (idealerweise sind es 70) persönlich relevanten Tätigkeiten durch und fragen sich für den betreffenden Tag (Datum eintragen!):

Habe ich heute diese Tätigkeit durchgeführt?
Wenn ja, war sie angenehm für mich?

Die Teilnehmer machen nur dann ein Kreuz hinter die entsprechende Tätigkeit an dem betreffenden Tag, wenn die Tätigkeit stattfand und als angenehm empfunden wurde.

Die Kreuzchen werden summiert (Zwischensummen → Endsumme für den Tag). Auf diese Art und Weise erhalten die Teilnehmer für jeden Tag der nächsten vier Wochen einen sog. (angenehmen) Tätigkeitswert.

Diese Technik ist eine Selbstbeobachtungsaufgabe mit der Möglichkeit, die tägliche Menge angenehmer Aktivitäten aus der persönlichen Tätigkeitenliste zu steigern.

Für die nächsten vier Wochen haben Sie das Tätigkeitskeitsprotokoll neben Ihrem Bett liegen, um es am Tagesende für den zurückliegenden Tag auszufüllen. Sie gehen Ihre Liste angenehmer Tätigkeiten durch und fragen sich:

*„Habe ich heute diese Tätigkeit durchgeführt **und** habe ich sie als angenehm empfunden?"*

Nur wenn Sie dies mit „ja" beantworten, machen Sie unter dem entsprechenden Tag hinter die Tätigkeit ein Kreuzchen.

Es kann sein, dass Sie z.B. „ins Thermalbad gehen" häufig getan haben, doch nicht jedesmal als angenehm empfanden. Dann bekommen nur die Tage ein Kreuzchen, an denen Sie die Aktivität durchführten und als angenehm empfanden.

Damit Sie nicht durcheinander kommen, empfehlen wir Ihnen, unter die fortlaufenden Tagesnummern das Datum einzutragen.

Falls Sie einmal vergessen haben, das Tätigkeitsprotokoll auszufüllen, so versuchen Sie sich bitte daran zu erinnern, was Sie an diesem Tag erlebt und getan haben, und kreuzen Sie dann nachträglich an. Für die spätere Auswertung ist es wichtig, dass Sie das Protokoll möglichst vollständig ausgefüllt haben.

Auf jeder Seite dieser Arbeitsblätter steht „Zwischensumme". Dafür zählen Sie einfach die Kreuzchen auf dem jeweiligen Blatt für den jeweiligen Tag zusammen und tragen den Summenwert ein (also: z.B. „3", wenn Sie auf dem ersten Blatt 3 Kreuzchen am Tag 1 gemacht haben oder „0", wenn Sie auf dem ersten Blatt 0 Kreuzchen am Tag 2 gemacht haben) usw.

Gibt es noch Fragen zu dieser Aufgabe?

Weiterhin sollen die Teilnehmer das bereits seit der ersten Sitzung bekannte Stimmungsprotokoll ausfüllen. Dadurch wird ja ein täglicher Stimmungswert vergeben.

Neues („zweites") Stimmungsprotokoll austeilen (Materialien zur Sitzung).

Hilfreich ist, wenn noch in der Gruppe der erste Tag des Protokolls festgelegt wird und das entsprechende Tagesdatum eingetragen wird. Dabei können die Teilnehmer einen ihnen passenden (späteren) Termin als Beginn festlegen.

AB
8

In Sitzung IX wird darauf zurückgekommen und es erfolgt die Auswertung.

Zusammen mit diesem Tätigkeitsprotokoll führen Sie bitte Ihre täglichen Stimmungsprotokolle weiter. In Ihren Materialien finden Sie ein „zweites Stimmungsprotokoll" für die nächsten vier Wochen.

Also nochmals zusammenfassend Ihre Aufgabe:

Jeden Abend vor dem Einschlafen für die nächsten 4 Wochen das Stimmungsprotokoll und das Tätigkeitsprotokoll führen.

6. Einführung: Denken und Fühlen

Das Denken depressiver Menschen ist meist sehr negativ, pessimistisch, realitätsverzerrend, selbstbeschuldigend, destruktiv und rigide. Es dürften aus den bisherigen Sitzungen genügend Beispiele aus dem Teilnehmerkreis vorhanden sein, um den Zusammenhang von Gedanken und Stimmungen zu illustrieren.

Es ist hilfreich und wichtig, die Beispiele der Teilnehmer aufzugreifen und auf die Folie 21 zu beziehen.

Folie 21

Folie 21 auflegen.

Wir wollen heute noch ein neues Thema beginnen, von dem jedoch die ganze Zeit schon die Rede war und das wir bereits in der ersten Sitzung betont haben. Es geht um Ihre Art zu Denken und den Einfluss, den Denken auf die Stimmung nimmt.

Ich habe mir über die zurückliegenden Sitzungen immer wieder Notizen gemacht.

So habe ich mir für Frau ... folgenden Satz aufgeschrieben: „...". Oder von Herrn ... habe ich mir folgende Äußerung notiert: „...".

Heute habe ich von Frau ... schon gehört: „...".

Dies sind alles Äußerungen, die etwas über die Art und Weise Ihres Denkens aussagen.

Unser Denken wirkt sich direkt darauf aus, wie wir uns fühlen und was wir tun.

Unser Denken kann sich hemmend auf unser Handeln auswirken. Wenn die Gedanken negativ und bedrückend sind, fühlt man sich auch schlecht und hat keine Lust, keinen Antrieb, etwas zu tun.

Genauso kann sich das Tun, besser das Nichts-Tun, und die Stimmung auf unser Denken auswirken.

Erinnern Sie sich an unsere Spirale (Folie 3). Pessimistisches, negativ verzerrtes Denken führt dazu, dass Sie sich immer tiefer in die Verstimmung, die Lethargie, die Depression hineinbohren.

Dies passiert ganz automatisch, unbemerkt. Es ist oft wie ein Sog oder eine

Rutschbahn. Man ist unten mit der Stimmung und im negativen Denken gefangen, ohne dass Sie es richtig mitbekommen. Es geht viel zu schnell.

Es ist ganz normal, dass jeder von Zeit zu Zeit negative Gedanken hat. Zum Problem werden sie nur dann, wenn wir unsere Gedanken nicht abschütteln können und diese anfangen, unsere Stimmung zu kontrollieren.

Auch die Art zu denken haben wir irgendwann gelernt. Erfahrungen unseres gesamten Lebens nehmen Einfluss darauf, wie wir uns selbst sehen, wie wir mit Erfolgen und Misserfolgen umgehen, was wir von der Zukunft erwarten und wie wir Vergangenes bewältigen. Die Art und Weise, wie wir denken, ist also gelernt! Es ist eine automatisierte Gewohnheit, so wie Schreibmaschine schreiben oder Auto fahren oder schreiben und lesen. Gelerntes kann man verlernen, verändern und korrigieren. Dies ist nicht immer einfach, doch es geht. Auch wenn es vielleicht zunächst unmöglich erscheint.

Wie Sie negative Gedanken beeinflussen können und wie Sie aus gewohnten Denkmustern herauskommen können, werden wir Ihnen in den nächsten Sitzungen zeigen.

Bevor wir jedoch etwas ändern, müssen wir genau hinschauen. Sie ahnen schon längst, was jetzt kommt. Es geht darum, genauer auf das eigene automatische Denken zu achten. Da die Gedanken, die unsere Stimmung beeinflussen, so schnell ablaufen (eben automatisch sind), müssen Sie genau darauf achten.

Der beste Hinweis auf negative Gedanken sind Stimmungsverschlechterungen. Wenn Ihre Stimmung schlechter wird, sich Lustlosigkeit aufbaut, alles schwerer fällt, Sie niedergeschlagen oder verunsichert sind, dann sollten Sie sich fragen:

„Was geht mir gerade durch den Kopf?"

Alles, was Ihnen dann auffällt, sollten Sie aufschreiben. Wir haben dafür eine kleine Hilfe vorbereitet.

Folie 22 auflegen und besprechen.

Folie
22
AB 9

Unter den Materialien dieser Sitzung findet sich das Arbeitsblatt „Meine Gedanken bei schlechter Stimmung", das als Hilfe zum Festhalten der Gedanken im Alltag dienen soll.

Also: Jedesmal, wenn Sie plötzlich oder schon beim Wachwerden oder irgendwann während des Tages eine schlechte Stimmung bemerken, dann erinnern Sie sich an dieses Arbeitsblatt.

Notieren Sie dann einfach alles, was Ihnen um die schlechte Stimmung herum einfällt. Seien Sie nicht kritisch mit sich. Bauen Sie auch keine Hemmung auf. Die Notizen sind nur für Sie. Die Gruppe bekommt sie nur zu sehen, wenn Sie darüber reden wollen oder sie zeigen.

Sollte Ihnen das Arbeitsblatt nicht ausreichen, dann benutzen Sie die Rückseite.

Wir werden in der nächsten Sitzung mit und an diesen Gedanken arbeiten, sie kontrollieren lernen.

Heute war wieder ein volles Programm. Wir haben den „Wochenplan" ausgewertet und empfohlen, dass Sie diese Hilfe zur Verhaltensänderung fortführen. Ebenso hilfreich ist eine neue Selbstkontrolltechnik, nämlich die Steigerung angenehmer Aktivitäten durch das „Tätigkeitsprotokoll".

Sie sollten auch weiterhin das „Stimmungsprotokoll" führen.

Als Einstieg in ein neues Kapitel unseres Programm bitten wir Sie, sich Ihrer Gedanken bei negativen Stimmungen bewußter zu werden und diese aufzuschreiben. Dazu haben Sie am Schluß noch das Arbeitsblatt „Meine Gedanken bei schlechter Stimmung" erhalten.

Ist soweit alles klar geworden? Gibt es noch Fragen?

7. Hausaufgaben

(1) Stimmungsprotokoll weiterführen
(2) Wochenplan weiterführen (freiwillig)
(3) Tätigkeitsprotokoll führen
(4) „Meine Gedanken bei schlechter Stimmung"

Folie 20 Beispiel Tätigkeitsprotokoll

Tätigkeiten	Tage 1–28	1	2	3	4	5	6	7	8	9	10	11	12	13	14	15	16	17	18	19	20	21	22	23	24	25	26	27	28
	Wochentage																												
1. *Stadtbummel machen*																													
2. *Thermalbad gehen*																													
3. *Radfahren*																													
4. *Spielcasino*																													
5. *Barfuß laufen*																													
6. ...																													
7. ...																													
8. ...																													
9. ...																													
10. ...																													
Zwischensumme																													

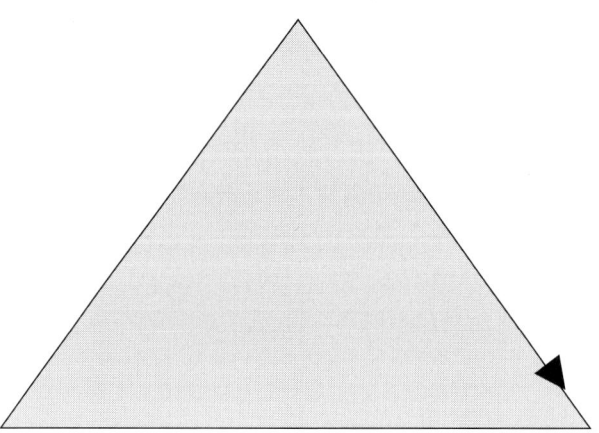

Denken, Kognitionen

Fühlen, Stimmung

Das schaffe ich nie!

Was ich anpacke, geht schief.

Das passiert mir ständig.

Junge Leute sind rücksichtslos.

Keiner mag mich.

...

Im Mittelpunkt der *fünften Sitzung* stand nochmals der Wochen-plan. Wir haben betont, dass dieses Arbeitsblatt ein ganz wichtiges Instrument zur Verhaltensänderung ist.

Nur wenn Sie im Alltag eine Balance zwischen Ihren Pflichten und den angenehmen Tätigkeiten erreichen und vor allem beibehalten, dann wird sich Ihre Stimmung verbessern.

Da dies nicht von alleine passiert, ist vorausschauende Planung mit dem *Wochenplan* wichtig!

Sie finden unter den Materialien zu dieser Sitzung weitere Wo-chenpläne, die Sie über die nächste Zeit führen können. Diese Wo-chenpläne sollen Ihnen auch über die Zeit des Gruppenprogramms hinaus als Hilfe zur Verfügung stehen. In schwierigen Phasen, bei anhaltend schlechter Stimmung ist es wichtig, dieses Arbeitsblatt hervor zu holen und gewissenhaft zu führen. Dabei gilt es darauf zu achten, dass Sie ausreichend viele angenehme Tätigkeiten in Ihren Alltag einbauen und die Menge der angenehmen Aktivitäten steigern.

Eine weitere Hilfe zur der Erhöhung der angenehmen Aktivitäten stellt die Selbstkontrollmethode mit dem *Tätigkeitsprotokoll* dar.

Da die Steigerung angenehmer, positiv erlebter Tätigkeiten ein wichtiges, antidepressiv wirkendes Mittel ist, helfen Sie sich selbst, indem Sie über die nächsten vier Wochen das Tätigkeitsprotokoll führen.

In Ihrem Tätigkeitsprotokoll haben Sie ja schon alle für Sie persön-lich angenehmen Aktivitäten aufgelistet. Es geht nun darum, dass Sie allmählich immer mehr aus dieser Liste in Ihren Alltag einbau-en. Dabei hilft der Wochenplan, doch auch die tägliche Selbstbe-obachtung.

Sie legen am besten das Tätigkeitsprotokoll neben Ihr Bett, damit Sie vor dem Schlafen gehen das Protokoll beantworten und ausfül-len können.

Ihre Aufgabe besteht darin, dass Sie all Ihre aufgelisteten angenehmen Aktivitäten durchlesen und sich abends fragen

„Habe ich heute diese Tätigkeit durchgeführt *und* habe ich sie als angenehm empfunden?"

Wenn Sie diese Frage mit „Ja" beantworten, dann machen Sie Kreuzchen in dem Kästchen hinter der Tätigkeit unter dem entsprechenden Datum.

Es kann immer passieren, dass eine Aktivität bei einem Mal angenehm ist, das andere Mal nicht. Das Kreuzchen machen Sie nur, wenn die Tätigkeit an dem Tag auch angenehm erlebt wurde.

Tätigkeitsprotokoll

Tätigkeiten	Tage 1-28	1	2	3	4	5	6	7	8	9
	Wochentage									
1. Stadtbummel machen			X							
2. Thermalbad gehen				X						
3. Radfahren				X						
4. Spielcasino										
5. Barfuß laufen		X	X							
6. usw.										
7. usw.			X							
8. usw.		X								
9. usw.		X								
10.										
Zwischensumme		3	3	2						

Am Abend zählen Sie auf jedem Blatt die Kreuzchen des betreffenden Tages zusammen zur Zwischensumme.

Im zweiten Teil der Sitzung haben wir ein neues Kapitel aufgeschlagen. Es ging um das Thema, wie unser Denken Einfluss auf unser Befinden nimmt. An verschiedenen Beispielen ließ sich finden, dass mit pessimistischen Gedanken die Stimmung ruiniert, und durch die schlechte Stimmung das Denken noch negativer wird.

Es ist ganz normal, dass jeder von Zeit zu Zeit negative Gedanken hat. Zum Problem werden sie nur, wenn wir diese negativen Gedanken nicht mehr abschütteln können.

**Denken
automatische Gedanken**

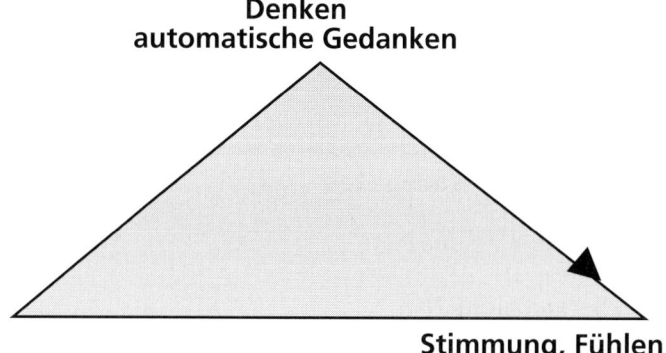

Stimmung, Fühlen

Die Art zu denken ist gelernt. Wie wir mit Anforderungen, Aufgaben, Erfolgen, Misserfolgen umgehen, ist das Ergebnis von Erfahrungen unseres Lebens. Gelerntes kann man wieder verlernen, verändern und korrigieren.

Dies ist nicht immer einfach, doch möglich. Wie Sie negative Gedanken kontrollieren können, wird Thema der nächsten und übernächsten Sitzung sein.

Bevor Sie jedoch anfangen, etwas zu ändern, ist es wichtig, genau heraus zu bekommen, wie Sie denken, wenn Sie in schlechter Stimmung sind. Dazu soll das Protokollblatt „Meine Gedanken bei schlechter Stimmung" helfen.

Jedesmal, wenn Sie in den nächsten Tagen merken, dass Ihre Stimmung sich verschlechtert oder Sie niedergeschlagen sind, sollten Sie sich an dieses Blatt erinnern und alles

Aufschreiben, was Ihnen um die schlechte Stimmung herum einfällt und durch den Kopf geht.

Beispiel:

> Meine Gedanken bei schlechter Stimmung

▶ Das schaffe ich nie!
▶ Was ich anpacke, geht schief.
▶ Das passiert mir ständig.
▶ Junge Leute sind rücksichtslos.
▶ Keiner mag mich.
▶ ....

Gedanken können solche Sätze sein oder einzelne Worte oder ganze Erinnerungen, Bilder, Geschichten, Erfahrungen.

Es ist wichtig, dass Sie Ihre Gedanken möglichst gleich notieren, wenn Ihnen Ihre schlechte Stimmung auffällt. Nur so werden Sie genau erfahren, was Ihnen alles im Zusammenhang damit durch den Kopf geht.

Da es in diesem Programm immer um den Zusammenhang von Denken und Fühlen oder Handeln und Fühlen geht, ist es wichtig, daß Sie das Stimmungsprotokoll weiterführen. Sie finden daher ein *„Zweites Stimmungsprotokoll"* unter den Materialien.

Hausaufgaben

▶ Stimmungsprotokoll weiterführen
▶ Tätigkeitsprotokoll führen
▶ Wochenplan weiterführen (freiwillig)
▶ „Meine Gedanken bei schlechter Stimmung" notieren

Beurteilen Sie täglich Ihre Stimmung und tragen Sie einen
Wert von 1 bis 6 hinter dem Datum ein!

Werte: 1 sehr gute Stimmung
2 gute Stimmung
3 mittelmäßige Stimmung
4 weniger gute Stimmung
5 schlechte Stimmung
6 sehr schlechte Stimmung

	Datum und Wochentag	Wert
1		
2		
3		
4		
5		
6		
7		
8		
9		
10		
11		
12		
13		
14		

	Datum und Wochentag	Wert
15		
16		
17		
18		
19		
20		
21		
22		
23		
24		
25		
26		
27		
28		

....

....

....

....

....

....

....

....

6.6 Sitzung VI: Positive und negative Gedanken beeinflussen das Befinden

Übersicht und Struktur von Sitzung VI

Sitzungsteil	Ziele	Materialien
1. Begrüßung der Teilnehmer	Einstieg und Motivierung	
2. Besprechung der Hausaufgaben	Schwierigkeiten besprechen, für weitere Hausaufgaben motivieren	▶ Arbeitsblatt 5: „Wochenplan" (ausgefüllt) ▶ Arbeitsblatt 6: „Tätigkeitsprotokoll" (ausgefüllt)
3. Wiederholung der Sitzung V	Auffrischung des Zusammenhangs zwischen Denken und Fühlen	▶ Folie 21 (S. 154) ▶ Fantasiereise „Arzttermin"
4. Negative Gedanken – Positive Gedanken	Automatische Gedanken verdeutlichen	▶ Arbeitsblatt 9: „Meine Gedanken bei schlechter Stimmung" (ausgefüllt) ▶ Folie 23 (S. 172) ▶ Folie 24 (S. 173) ▶ Folie 25 (S. 174)
5. Persönliche Gedankenkarten	Automatische Gedanken kontrollieren und beeinflussen	▶ 10 Karteikarten ▶ Folie 26 (S. 175)
6. Gedankenkontroll-Techniken: Negative Gedanken unterbrechen		▶ Folie 27 (S. 176) ▶ Folie 28 (S. 177)
7. Gedankenkontroll-Techniken: Positive Gedanken erhöhen		▶ Karteikarten mit positiven Gedanken ▶ leere Karteikarten ▶ Klebeetiketten
8. Hausaufgaben ▶ Stimmungsprotokoll weiterführen ▶ Tätigkeitsprotokoll weiterführen ▶ Wochenplan führen (freiwillig) ▶ Gedankenkarten führen und benutzen ▶ Gedankenkontrolltechniken üben	Üben von Gedankenkontroll-Techniken	▶ Materialien für die Gruppenteilnehmer, Zusammenfassung Sitzung VI (S. 178–182) ▶ Arbeitsblatt 7: „Wochenplan" (S. 143) ▶ Arbeitsblatt 10: „Gedankenstopp" (S. 183) ▶ Arbeitsblatt 11: „Gedankenkarten" (S. 184)

1. Begrüßung der Teilnehmer

Es ist günstig, am Anfang der Gruppe „small talk" zu betreiben, auf Erfahrungen, Schwierigkeiten, Fortschritte und Kritik zu hören.

Wie immer werden die Teilnehmer gelobt, ihre Bemühungen anerkannt. Zu fehlenden Teilnehmern Informationen werden gegeben.

Heute haben wir Halbzeit. Ich begrüße Sie zu unserer sechsten Sitzung und freue mich, dass Sie alle wieder da sind und bereits so guten Kontakt untereinander gefunden haben.

Wir bearbeiten ein intensives und anstrengendes Programm.

Wird es Ihnen manchmal zuviel? Haben Sie den Eindruck, dass Sie mitkommen? Hat unser Programm etwas mit Ihren Erfahrungen zu tun? Merken Sie bereits Veränderungen im Alltag? Gibt es Kritik? Was fehlt Ihnen?

2. Besprechung der Hausaufgaben

AB
5, 6

Zunächst vor allem auf Wochenplan und Tätigkeitsprotokoll eingehen. Sich versichern, dass vor allem jeden Tag abends die Kreuzchen in das Tätigkeitsprotokoll gemacht werden und das Stimmungsprotokoll weitergeführt wird. Bedenken, dass ohne diese Informationen später (in Sitzung IX) keine Grafik des Zusammenhangs von angenehmen Tätigkeiten und Stimmung erstellt werden kann.

Viel loben und verstärken!

Detailliert und konstruktiv auf Schwierigkeiten eingehen. Hilfen mit der Gruppe erarbeiten und den einzelnen Teilnehmern vorschlagen. Ermuntern, es weiterhin oder auch erst ab jetzt zu probieren.

An Beispielen einzelner Gruppenteilnehmer nochmals verdeutlichen, wie es geht. Wie man Schwierigkeiten oder Vergessen bewältigt.

Wie kommen Sie mit den Hausaufgaben zurecht?

Klappt es mit dem Tätigkeitsprotokoll? Denken Sie jeden Abend an die Stimmungsprotokolle und die Kreuzchen hinter den angenehmen Tätigkeiten?

Wo gab es Probleme? Wie sehen die Schwierigkeiten genau aus? Stört jemand beim Ausfüllen? Ist es peinlich? Was müsste man tun, um es nicht zu vergessen?

Ihre Erfahrungen gefallen mir gut! Sie zeigen, dass Sie damit arbeiten und Fortschritte bemerken.

Bedenken Sie, nicht für jeden ist jede unserer Ideen und Techniken hilfreich. Dennoch ist es wichtig, alles zuerst auszuprobieren und erst dann zu entscheiden, ob etwas für Sie persönlich hilfreich ist.

3. Wiederholung der letzten Sitzung

Direkt mit bzw. bei der **Folie 21** starten. Einfluß von Denken auf Befinden.

Mit einer kleinen Übung (Phantasiereise: „Arzttermin") beginnen.

| AB |
| 9 |

Dann auf das Arbeitsblatt „Meine Gedanken bei schlechter Stimmung" kommen, es besprechen und viele Beispiele daraus benützen.

Lassen Sie uns nun wieder in unser neues Thema einsteigen. Wir haben bereits letztes Mal darüber geredet. Es geht um den Einfluss, den unsere Gedanken auf unsere Stimmung haben können.

Bevor wir darüber sprechen, möchte ich mit Ihnen eine kleine Vorstellungsübung machen. Setzen Sie sich bequem hin und (wer will) schließen Sie die Augen.

Stellen Sie sich vor, Sie müssen an einem Nachmittag gegen 16 Uhr in die Innenstadt, weil Sie noch einen Arzttermin (z.B. 16 Uhr beim Augenarzt wegen einer neuen Brille) haben. Da Sie deshalb sowieso in die Stadt müssen, wollen Sie schnell davor noch etwas einkaufen.

Sie laufen zur Bushaltestelle und sehen dort bereits mehrere Leute warten. Sie denken: „Oh Gott, das sind aber viele Menschen".

Als der Bus endlich – schon mit fünf Minuten Verspätung – kommt, stellen Sie fest, wie überfüllt er ist. Beim Einsteigen wird geschubst und gedrängelt. An einen Sitzplatz ist gar nicht zu denken. Sie stöhnen innerlich und denken an Ihren schmerzenden Rücken.

Während Sie im Bus Halt suchen, geht Ihnen der Gedanke durch den Kopf: „Warum muss ich mir auch immer so einen Tag aussuchen!"

In der Stadt angekommen, genervt von der Busfahrt und der schlechten Luft, wollen Sie jetzt schnell Ihren Einkauf machen. Die Fußgängerzone ist voll mit Menschen. Die Leute schieben sich eilig aneinander vorbei. Irgendwie kommen Ihnen die Leute alle rücksichtslos vor.

Endlich erreichen Sie den Feinkostladen. Sie sehen auf die Uhr und stellen fest, dass Sie nur noch 15 Minuten bis zu dem Arzttermin haben. „Ich bin aber auch immer spät", geht Ihnen durch den Kopf. Schnell laden Sie die Dinge, die Sie brauchen, in Ihren Einkaufskorb.

Jetzt nur noch bezahlen. Als Sie sich zur Kasse wenden, stehen dort bereits fünf andere Kunden mit vollen Einkaufskörben.

Als Sie endlich den Laden verlassen, schlägt die Kirchturmuhr 4. Sie wissen in diesem Augenblick, dass Sie zu spät zu Ihrem Arzttermin wegen der neuen Brille kommen.

Wie fühlen Sie sich, als Sie vor der Kasse warten?
Wie geht es Ihnen, als Sie auf dem Weg zur Arztpraxis sind?

Diskussion der Erfahrungen bei Vorstellung. Auf die Gedanken, die Bewertungen, die Einstellungen achten. Bezug zur Macht der Gedanken.

Die Äußerungen, die automatischen Gedanken an die Tafel/ Wand schreiben.

Geht es allen gleich? Lassen sich die Unterschiede auf unterschiedliche Gedankeninhalte zurückführen. Welche Gedanken sind berechtigter? Was bzw. wer hindert einen daran, bestimmte, freundlichere Gedanken zu denken?

Fortsetzung der Vorstellungsübung.

Schließen Sie nochmals die Augen und folgen Sie mir wieder zurück in den Laden zu der Schlange vor der Kasse. Sie wissen bereits, dass Sie zu spät zu Ihrem Arzttermin kommen werden.

Als Sie die wartenden Kunden vor Ihnen erblicken, geht Ihnen durch den Kopf: „Naja, jetzt kommt ich halt zu spät zu dem Termin. Dort warten sicherlich noch andere Patienten. Ich lass' mich doch nicht verrückt machen. Alle Hektik bringt jetzt nichts. Ich hab' die vielen Leute doch nicht in die Stadt bestellt. Kann doch jedem passieren."

Sie verlassen den Laden, als es bereits fünf Minuten nach Ihrem Termin ist. Dennoch lassen Sie sich nicht hetzen. Sie stellen sich vor, dass in der Praxis noch andere Patienten warten und dass Ihr Arzt froh ist, auch mal ein paar Minuten Pause zu haben, um wichtige Telefonate erledigen zu können.

Was ist anders? Worin liegt der Unterschied? Wem geht es besser?

4. Negative Gedanken – Positive Gedanken

Jetzt zu den Hausaufgaben und dort zu dem Arbeitsblatt „Meine Gedanken bei schlechter Stimmung" kommen.

Dabei zwei Listen erarbeiten: Negative Gedanken und Positive Gedanken.

Lassen Sie uns einmal all die Beispiele aus Ihrem Arbeitsblatt „Meine Gedanken bei schlechter Stimmung" zusammentragen und auf diese Seite der Tafel/Wand notieren.

Welche Überschrift würden Sie all diesen Gedanken geben? Es sind Gedanken mit Vorwürfen, Zweifeln, Abwertungen, Pessimismus. Wir nennen Sie „Negative Gedanken".

Hier auf der Folie sehen Sie noch weitere Beispiele für „Negative Gedanken".

Folie 23 auflegen und durchgehen.

Daran illustrieren, wie vernichtend, wie absolutistisch viele negative Gedanken sind.

Folie 23

Gibt es auch aufbauende, hilfreiche, freundliche Gedanken, die Sie denken? Welche Auswirkungen haben diese „Positiven Gedanken"? Denken Sie an Situationen, in denen Sie sich gut gefühlt haben. Was geht Ihnen dabei durch den Kopf?

Lassen Sie uns einmal positive Gedanken auf die andere Seite der Tafel schreiben. Was fällt Ihnen ein?

Die Folie zeigt mögliche Beispiele für „Positive Gedanken".

Folie
24

Folie 24 auflegen und durchgehen.

Welche Gedankenart ist bei Ihnen wohl häufiger? Ist das immer so? Kennen Sie das von früher? Wann fingen die negativen Gedanken an, überhand zu nehmen?

Was hindert Sie daran, die negativen Gedanken durch positivere, freundlichere, hilfreichere Gedanken zu ersetzen?

Deutlich machen, dass die Art zu denken, insbesondere die negative Art, überlernte Gewohnheiten und automatisierte Verarbeitungsmuster sind. Sie erscheinen zunächst plausibel, da sie sich ohne Anstrengung, unbemerkt einstellen. Nur an der schlechten, negativen Stimmung lassen sie sich erkennen.

Mögliche negative, für viele persönlich typische Gedankenmuster herausarbeiten.

Folie
25

Dazu kann die **Folie 25** aufgelegt und durchgegangen werden.

Dabei sollte nicht viel Zeit an der Einteilung und den Mustern verbracht werden. Es geht mehr um Beispiele für negative automatische Gedanken und Einstellungen.

Die positiveren, aufbauenden Gedanken kommen nicht so automatisch, obgleich sie meist richtiger und hilfreicher sind. Damit die positiven Gedanken eine Chance gegenüber den vielen und häufigen negativen Gedanken haben, muss man üben, die negativen Gedanken zu blockieren und die positiven Gedanken zu fördern.

5. Persönliche Gedankenkarten

Überleitung zu den persönlichen Gedankenkarten (dazu zehn Karteikarten austeilen):

▷ Meine typischen negativen Gedanken
▷ Meine auf mich passenden positiven Gedanken

Übung und Arbeitsphase in Zweiergruppen unter Beteiligung der Kursleiter. Wichtig ist es, dass vor allem die positiven Sätze formuliert und auf die Karten geschrieben werden. Dabei sind Hilfen zu geben! Die positiven Sätze sind anfangs fremd, unvertraut, doch sollten sie klar und möglichst kurz formuliert werden.

Die Karten entweder durch verschiedene Farben oder durch Symbole als „automatische negative Gedanken" bzw. als „nicht-automatische positive Gedanken" kennzeichnen.

Wir möchten Sie nun bitten, sich in Zweiergruppen zusammenzusetzen.
Jeder erhält zehn Karteikarten. Fünf sind für Ihre häufigen, persönlich typischen negativen Gedanken. Die anderen Karten sind für fünf positive, aufbauende, Ihren Selbstwert erhöhende Gedanken.
Am Ende soll auf jeder Karte ein Satz, also ein Gedanke stehen. Sie helfen sich jetzt gegenseitig, vor allem auf Sie passende, positive Sätze zu finden.

Kursleiter zeigen dazu Beispiele.

Folie 26 auflegen und kurz besprechen.

Folie 26

Die Teilnehmer brauchen Hilfestellungen, um fünf negative und vor allem fünf positive, selbstwerterhöhende Sätze zu notieren.

So, beenden wir die Kleingruppenarbeit. Lassen Sie uns wieder in der Gesamtgruppe zusammenkommen.
Hat nun jeder fünf positive und fünf typisch negative Sätze?

Eine *Hausaufgabe* ist es nun, diese fünf negativen und die fünf positiven Gedanken im Alltag zu benutzen. Dazu werden die Teilnehmer gebeten, die negativen Gedanken zu beobachten, wenn die Stimmung negativer wird.

Die positiven Gedanken sollten mehrfach am Tag durchgelesen und vergegenwärtigt werden. Dabei ist es am besten, diese Aufgabe an häufige Tätigkeiten zu koppeln. Zum Beispiel immer vor oder beim Essen durchlesen. Auch immer im Anschluss an das Durchlesen der negativen Gedanken, sollten die positiven Gedankenkarten (ideal: laut) gelesen werden.

Dies sollte am Tagesablauf eines Teilnehmers verdeutlicht werden.

Es gilt nun, die automatisch und schnell ablaufenden, oft unwillkürlichen Gedanken im Alltag zu bemerken. Dazu sollten Sie mehrfach am Tag die Karten durchlesen. Sie wissen ja schon, dass diese negativen Gedanken dann vorherrschen, wenn Ihre Stimmung schlechter wird. Achten Sie bitte während der nächsten Woche auf Ihre Gedanken, wenn Ihre Stimmung nach unten geht, sie ängst-

lich, unsicher sind. Dabei werden Sie vor allem diese negativen Gedanken, wie sie nun auf den Karten stehen, bemerken.

Sie sollten jedoch auch auf die viel zu seltenen, doch berechtigten positiven Gedanken achten. Damit diese gar nicht automatischen Gedanken eine Chance haben, in Ihren Kopf rein zu kommen, müssen Sie diese trainieren.

Dazu sollten Sie die Karten mit den positiv formulierten Gedanken hervorholen und durchlesen. Am besten tun Sie das mehrmals am Tag. Immer dann, wenn Sie etwas essen (z.B. beim Frühstück, Mittagessen, Kaffee, Abendbrot, doch auch wenn Sie außerhalb des Hauses essen oder vor dem TV etwas knabbern), lesen Sie alle fünf positiven Gedanken durch. Sie dürfen die Sätze ruhig laut lesen!

Jedesmal, wenn Sie die negativen Gedankenkarten durchlesen, sollten Sie im Anschluss daran die positiven Gedanken (laut) lesen.

Soweit alles klar? Noch Fragen?

Wir wollen nun dazu kommen, wie Sie Ihre negativen Gedanken stoppen und Ihre positiven Gedanken fördern können.

6. Gedankenkontroll-Techniken: Negative Gedanken unterbrechen

Da die Kursteilnehmer jetzt schon im Umgang mit Gedanken einige Übung haben, sollen sie nun Techniken erlernen, mit deren Hilfe sie ihre Gedanken beeinflussen können.

Um negative Gedanken zu unterbrechen, werden zwei Techniken vorgestellt.

Eine erste Methode nennt sich *Gedanken unterbrechen*. Hierbei unterbricht man negative Gedanken sofort, indem man sich den Satz sagt:

„Ich höre jetzt auf, darüber nachzudenken.“

Folie 27 auflegen.

Es ist natürlich auch möglich, dass sich die Kursteilnehmer einen eigenen Satz oder auch nur ein Wort ausdenken.

Ist der negative Gedankenfluss dadurch unterbrochen, beschließt man, positiv weiterzudenken. Es reicht, wenn der Satz gedacht wird, man kann ihn sich aber auch laut vorsagen.

Eine zweite Methode ist die *Stopp-Technik*.

Diese Technik wendet man vielleicht besser an, wenn man alleine ist, da man zur Unterbrechung negativer Gedanken ganz laut „Stopp!“ ruft.

Folie 28 auflegen.

Durch das Rufen wird die Aufmerksamkeit von den Gedanken weggerissen, und man kann mit neuen, positiven Gedanken weitermachen.

Jetzt kommen wir zum Thema „Gedankenkontrolle".

Sie haben nun schon viel zum Thema „Gedanken" gehört. Sie haben Ihre eigenen Gedanken gesammelt und notiert. Die Gedankenkarten von vorhin sind ja bereits eine Kontrollmethode. Jetzt bekommen Sie von uns weitere Techniken gezeigt, wie Sie Ihre Gedanken kontrollieren können. Dies ist wichtig, da Gedanken oft automatisch ablaufen.

Folgende Techniken werden Ihnen helfen, negative Gedanken zu unterbrechen und positive Gedanken zu vermehren.

Als erstes stellen wir Ihnen eine Technik vor, die sich „Gedanken unterbrechen" nennt. Sie ist ganz einfach und sehr wirksam.

Wenn Sie sich bewusst werden, dass Sie in negativen Gedanken versunken sind, dann müssen Sie sich z.B. den Satz sagen:

„Ich höre jetzt auf, darüber nachzudenken!"

Diesen Satz können Sie sich denken oder laut vor sich hin sagen. Ihr negativer Gedankengang wird unterbrochen.

Lenken Sie danach Ihre Gedanken gleich auf etwas Positives. Zum Beispiel denken Sie: „Morgen werde ich etwas Schönes unternehmen!" und malen sich in Gedanken lebhaft aus, was und wie das sein wird. Oder Sie schließen gleich einen positiven Gedanken von Ihren Gedankenkarten an.

Die Stopp-Technik ist eine verstärkte Form des Gedanken-unterbrechens. Wenn Sie einen negativen Gedanken denken, dann rufen Sie laut: „Stopp!". Auch dies unterbricht vor allem durch die Lautstärke sofort den negativen Gedankenfluss. Sie sollten diese Technik vielleicht eher dann anwenden, wenn Sie alleine sind. Probieren Sie sie aber mehrmals aus und kommen Sie sich nicht lächerlich vor. Das laute Rufen hilft tatsächlich.

Nehmen Sie doch einmal, Herr ..., Ihren vorhin geäußerten negativen Gedanken ... Denken Sie den bitte. Alle machen mit!

STOPP!! (laut)

Können Sie sich vorstellen, dass Sie diese Techniken anwenden?

Haben Sie dazu Fragen?

Die Kursleiter geben Zeit zum Fragen und zum Austausch über die Techniken. Vormachen und ausprobieren lassen. Beispielsätze der Teilnehmer von den Gedankenkarten nehmen.

Ebenso gibt es Techniken, um die positiven Gedanken zu steigern. Techniken, die helfen, die Häufigkeit positiver Gedanken zu erhöhen. So etwas ähnliches haben Sie auch schon mit „angenehmen Tätigkeiten" gemacht.

7. Gedankenkontroll-Techniken: Positive Gedanken erhöhen

Eine erste Methode nennt sich *Karten-Technik*.

Bei ihr hat man in einer Jacken- oder Hosentasche Karten bei sich, auf denen je ein positiver Gedanke steht, den man selbst ausgewählt und darauf geschrieben hat.

Kursleiter teilen Karten aus oder verweisen auf die zuvor besprochenen.

Es ist auch möglich, positive Gedanken aus der Beispielliste (in den Materialien) zu übernehmen. Von Zeit zu Zeit zieht man eine Karte heraus und liest sie aufmerksam durch.

Sobald ein weiterer, positiver Gedanke auftritt, wird auch dieser auf eine neue Karte notiert. Ebenso werden auch leere Karten (austeilen) als Joker untergemischt. Wird eine solche gezogen, muss man sich schnell etwas Positives denken.

Um diese Technik zu veranschaulichen, haben die Kursleiter solche Karten vorbereitet bzw. benutzen die Karten von oben und führt das Ganze vor.

Bei der *Signal-Technik* benutzt man Hinweisreize als Signal zum „Positiven Denken".

Man klebt an bestimmte Stellen in der Wohnung, an denen man oft zu tun hat, kleine, bunte Punkte, die das Signal zum positiven Denken sind.

Die bunten Punkte teilen die Kursleiter aus und besprechen mit den Teilnehmern, wohin sie die Punkte kleben wollen (z.B. Kühlschrank, Telefon, Lieblingsstuhl usw.).

Diese Techniken, sowohl das Unterbrechen negativer als auch das Vermehren positiver Gedanken, sollen die Teilnehmer im Verlauf der nächsten Woche üben. Nach zwei Tagen, an denen sie alle vier Techniken ausprobiert haben, sollen sie sich für eine Technik zum Unterbrechen negativer Gedanken und eine Technik zum Vermehren positiver Gedanken entscheiden.

Eine davon ist die „Karten-Technik". Ich habe hier in meiner Tasche zehn Karten bei mir. Auf jeder Karte steht ein positiver Gedanke, z.B. „Ich mag die Menschen" oder „Ich freue mich auf das Treffen mit meiner Freundin."

Von Zeit zu Zeit nimmt man sich eine Karte aus der Tasche und liest sie aufmerksam durch. Kommen einem weitere positive Gedanken, schreibt man diese auch auf.

In dem Stapel sind auch leere Karten. Wenn man eine solche Karte zieht, muss man sich schnell etwas Positives einfallen lassen.

Sie werden bald merken, dass sich nach und nach die positiven Gedanken auch von selbst einstellen und mehr Platz in Ihrem Leben bekommen.

Können Sie sich vorstellen, diese Techniken anzuwenden?

Haben Sie Fragen dazu?

Ebenso können Sie sich angewöhnen, etwas Positives zu denken, wenn Sie etwas Bestimmtes tun. Dies ist die „Signal-Technik". Davon haben wir schon bei den Gedankenkarten gesprochen. Bei dieser Technik stellen Sie sich jedesmal etwas Positives vor, wenn Sie eine bestimmte Tätigkeit ausführen, die häufig in Ihrem Alltag vorkommt.

Wenn Sie z.B. den Kühlschrank aufmachen, den Telefonhörer in die Hand nehmen, sich auf einen Stuhl setzen oder davon aufstehen. Diese Tätigkeiten sind dann Ihre Signale zum Umdenken.

Eine ganz lustige Methode, wie Sie sich Signale zum positiven Denken setzen können, ist das Aufkleben von bunten Punkten. Wir haben für jeden von Ihnen ein paar farbige Klebeetiketten besorgt. Diese kleben Sie nun an verschiedene Stellen in der Wohnung, an denen Sie oft vorbeikommen. Jedesmal, wenn Sie jetzt in Ihrer Wohnung einen bunten Punkt sehen, denken Sie sich etwas Schönes. Diese Punkte kann man auch ins Auto kleben, auf den Schlüsselbund und den Geldbeutel. So haben Sie auch unterwegs Signale für positive Gedanken. Versuchen Sie es einmal.

Diese Techniken erscheinen Ihnen anfangs vielleicht etwas albern, doch sie sind, wenn man sie wirklich anwendet, sehr hilfreich.

Können Sie sich das für sich vorstellen?

Wiederum Zeit für Diskussion einräumen.

An Beispielen der Teilnehmer illustrieren. Mit einzelnen Teilnehmern üben.

8. Hausaufgaben:

(1) Stimmungsprotokoll weiterführen
(2) Tätigkeitsprotokoll weiterführen
(3) Wochenplan führen (freiwillig)
(4) Gedankenkarten führen und benutzen
(5) Gedankenkontroll-Techniken üben

Wenn Sie keine weiteren Fragen mehr haben, komme ich nun zu den Hausaufgaben. Auch wenn Ihnen vielleicht die eine oder die andere der vier Kontrolltechniken nicht so gut gefallen hat, bitten wir Sie, in der nächsten Woche alle vier auszuprobieren. Üben Sie für sich das Unterbrechen von negativen und das Vermehren von positiven Gedanken mit allen vier Techniken.

Ebenso führen Sie bitte das Stimmungs- und das Tätigkeitsprotokoll weiter.

Sie finden in den Materialien eine Zusammenfassung der Sitzung und alle Protokollblätter.

Gibt es noch Fragen?
Eine gute Woche!

Mat.
Sitz.
VI
AB
10, 11

- Ich bin durcheinander
- Alle Menschen sind rücksichtslos
- Mein Leben ist sinnlos
- Ich fürchte mich.
- Keiner mag mich.
- Am Ende werde ich ganz alleine dastehen.
- Freundschaft bedeutet den Menschen nichts mehr.
- Das bringt ja doch alles nichts.
- Ich komme zu kurz.
- Wer mich für nett hält, kennt mich nicht richtig.
- Ich bin hässlich.
- Ich kann meine Gefühle nicht ausdrücken.
- Ich tauge nichts.
- Ich bin an allem schuld.
- Ich werde diese Depression niemals überwinden.
- Ich habe nicht genug Willenskraft.
- Wozu soll ich überhaupt noch aufstehen?
- Die Dinge werden einfach immer schlimmer.
- Ich werde nie mehr gute Freunde kennenlernen.
- Ich habe ein miserables Gedächtnis.
- Ich bin nicht so gut wie die anderen.
- Ich verdiene nichts Gutes.

▶ Das Leben ist interessant.

▶ Ich fühle mich gut.

▶ Das macht mir Spaß.

▶ Ich habe Zukunftspläne.

▶ Ich finde vieles interessant.

▶ Ein netter Abend mit Freunden macht Spaß.

▶ Ich habe viel Zeit für schöne Dinge

▶ Ich mag die Menschen.

▶ Ich bin glücklich.

▶ Das ist lustig.

▶ Das möchte ich nicht verpassen.

▶ Das habe ich gut gemacht.

▶ Ich bin O.K.

Zwischenmenschliche Beziehungen

▸ Keiner will etwas mit mir zu tun haben.
▸ Freundschaft bedeutet den Menschen nichts mehr.
▸ Ich verbreite in Gesellschaft schlechte Stimmung.
▸ Die anderen mögen mich nicht.
▸ Alle Menschen sind rücksichtslos.

Selbstwert

▸ Ich bin nicht gut genug.
▸ Ich bin zu dumm.
▸ Wer mich nett findet, kennt mich nicht richtig.
▸ Ich bin hässlich.

Physische Leistungsfähigkeit

▸ Das schaffe ich nicht mehr.
▸ Mir geht es so schlecht.
▸ Ich schaffe meine Hausarbeit nicht mehr.
▸ Ich fühle mich nur noch schlapp.
▸ Ich würde am Liebsten nur noch schlafen.

Konzentrationsfähigkeit

▸ Ich habe meine Gedanken nicht mehr beisammen.
▸ Ich kann mich nicht konzentrieren.
▸ Ich kann mir nichts behalten.
▸ Ich bin durcheinander.

Zukunft

▸ Es hat alles keinen Sinn.
▸ Meine Depression überwinde ich nie.
▸ Es ist alles zu spät.
▸ Die Zukunft sieht düster für mich aus.
▸ Ich weiß nicht mehr weiter.

Automatischer negativer Gedanke

Ich bin nur der

„Handlanger' der

Familie

Nicht-automatischer positiver Gedanke

Halt, ich hab viel

geleistet. Mir steht

das zu!

Ich höre jetzt auf darüber nachzudenken

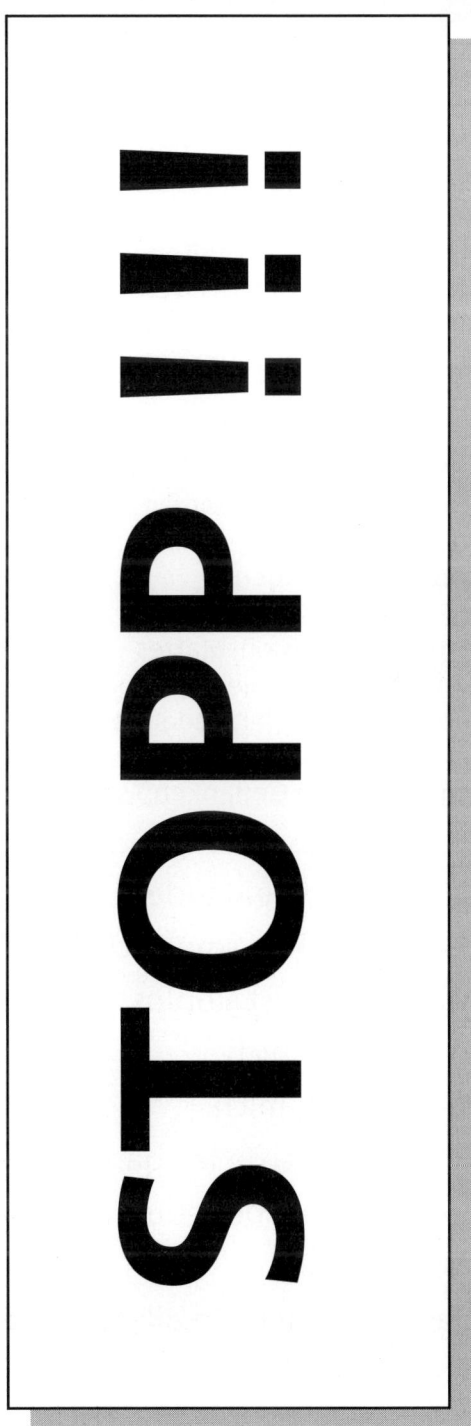

Die *sechste Sitzung* stand unter dem Titel „Positive und negative Gedanken beeinflussen unser Befinden". Wir haben uns intensiv mit dem Zusammenhang von „Denken und Fühlen" beschäftigt.

Denken wirkt wie unser Verhalten auf unsere Stimmung und unseren Körper. Denken wir etwas Negatives, dann wird bzw. ist unsere Stimmung getrübt. Denken wir etwas Positives, so wird bzw. bleibt unsere Stimmung freundlich und gut.

Deshalb ist es so wichtig, die „automatischen Gedanken" im Zusammenhang mit schlechter Stimmung zu erkennen, sich diese bewusst zu machen. Nur wenn wir diese Gedankenmuster kennen, haben wir eine Chance, sie zu verändern und darüber Kontrolle über unser Befinden zu erlangen.

Die Auswertung des Arbeitsblattes „meine Gedanken bei schlechter Stimmung" haben bei jedem eine Fülle recht negativer, selbstkritischer und abwertender Gedanken zu Tage gefördert.

Beispiele für „negative Gedanken" sind:

> ▷ Ich bin durcheinander
> ▷ Alle Menschen sind rücksichtslos
> ▷ Mein Leben ist sinnlos
> ▷ Ich fürchte mich.
> ▷ Keiner mag mich.
> ▷ Am Ende werde ich ganz alleine dastehen.
> ▷ Freundschaft bedeutet den Menschen nichts mehr.
> ▷ Das bringt ja doch alles nichts.
> ▷ Ich komme zu kurz.

> ▶ Wer mich für nett hält, kennt mich nicht richtig.
> ▶ Ich bin hässlich.
> ▶ Ich kann meine Gefühle nicht ausdrücken.
> ▶ Ich tauge nichts.
> ▶ Ich bin an allem schuld.
> ▶ Ich werde diese Depression niemals überwinden.
> ▶ Ich habe nicht genug Willenskraft.
> ▶ Wozu soll ich überhaupt noch aufstehen?
> ▶ Die Dinge werden einfach immer schlimmer.
> ▶ Ich werde nie mehr gute Freunde kennenlernen.
> ▶ Ich habe ein miserables Gedächtnis.
> ▶ Ich bin nicht so gut wie die anderen.
> ▶ Ich verdiene nichts Gutes.

Meist drehen sich diese pessimistischen, negativen Gedanken um
▶ den „Selbstwert" (Ich bin nicht gut genug. Ich bin alt und hässlich. Ich bin zu ungeschickt. Ich bin unfähig),
▶ die „Leistungsfähigkeit" (Das schaffe ich nicht mehr. Mir geht es schlecht. Ich kann das nicht. Ich würde am liebsten nur noch schlafen. Ich bin halt alt und gebrechlich.),
▶ die „Konzentration" und das „Gedächtnis" (Ich habe meine Gedanken nicht mehr zusammen. Ich kann nichts mehr behalten. Ich bin durcheinander. Ich behalte auch gar nichts mehr.),
▶ die „Zukunft" (Es hat doch alles keinen Sinn mehr. Es ist zu spät. Es geht nur noch bergab. Das wird nie wieder was. Aus der Depression komme ich nicht mehr raus. Ich weiß nicht mehr weiter.),
▶ die „zwischenmenschlichen Beziehungen" (Keiner will etwas mit mir zu tun haben. Keiner kümmert sich um mich. Alle sind rücksichtslos. Andere mögen mich nicht. Ich falle anderen nur zur Last.).

Sehr viel schwieriger ist es für Sie, auf „positive", aufbauende, den Selbstwert steigernde Gedanken zu kommen. Doch die meisten von Ihnen kennen auch diese freundlicheren Gedanken. Nur kommen die nicht so automatisch wie die negativen Gedanken und meist tun Sie sich schwer, diese positiven Gedanken für sich selbst gelten zu lassen. Für andere lassen Sie sie gelten.

Andere beurteilen Sie meist viel freundlicher, als Sie es mit sich selbst tun.

Beispiele für „positive Gedanken" sind:

> ▶ Das macht mir Spaß.
>
> ▶ Ich habe Zukunftspläne.
>
> ▶ Ich finde vieles interessant.
>
> ▶ Ein netter Abend mit Freunden macht Spaß.
>
> ▶ Ich habe viel Zeit für schöne Dinge
>
> ▶ Ich mag die Menschen.
>
> ▶ Ich bin glücklich.
>
> ▶ Das ist lustig.
>
> ▶ Das möchte ich nicht verpassen.
>
> ▶ Das habe ich gut gemacht.

Damit Sie lernen, auf die verdrießlichen, oft unberechtigten *Gedanken* zu achten, haben Sie fünf für Sie typische negative Gedanken auf kleine Karten geschrieben. Nur wenn Sie diesen die Stimmung vernichtenden, Sie lähmenden Gedanken auf der Spur bleiben, haben Sie die Möglichkeit, diese zu verändern.

Sie haben jedoch auch fünf positive, aufbauende *Gedanken* für sich selbst auf Karten notiert. Diese Sätze kommen Ihnen nicht automatisch in den Sinn, sondern *müssen* t r a i n i e r t *werden*.

So wie Sie aus einer Rohrleitung zuerst die Luft abpumpen müssen, bevor das Wasser von alleine fließt, müssen Sie diese „positiven Gedanken" in Ihren Kopf „hinein pumpen", indem Sie die Sätze häufig durchlesen.

Unter den Materialien finden Sie eine Vorlage für die Gestaltung der Karten.

Wichtig ist, dass Sie diese Karten mit den negativen und den positiven Gedanken ständig bei sich tragen, damit Sie diese benützen können.

Neben dem Einsatz der Gedankenkarten haben Sie in dieser Sitzung noch andere Gedankenkontroll-Techniken kennen gelernt.

Techniken, um *negative Gedanken zu unterbrechen:*
1. Negative *Gedanken unterbrechen* mit einem Satz, wie „Ich höre jetzt auf, darüber nachzudenken!" Gleich daran anschließend sollte etwas Positives gedacht werden.
2. Negative Gedanken unterbrechen durch lautes Rufen von „*Stopp!*" Dadurch wird der negative Gedankenkreislauf (kurzfristig) unterbrochen und gibt Ihnen die Chance, sich etwas Positiveres vorzustellen.

Techniken, um *positive Gedanken zu steigern:*
1. Die *Gedankenkarten* dabei haben und bei den unterschiedlichsten Gelegenheiten durchlesen. Also z.B. jedes Mal, wenn Sie etwas essen oder trinken, oder wenn Sie telefonieren, oder zu jeder vollen Stunde.
2. Man kann die positiven Gedanken auch an bestimmte *Signale* koppeln. Dafür kleben Sie an den verschiedensten Stellen in Ihrer Wohnung oder auf Ihren Geldbeutel, den Schlüsselbund oder auch im Auto, im Keller usw. farbige Punkte. Jedesmal, wenn Sie einen dieser Punkte erblicken, müssen Sie einen der notierten positiven Gedanken denken oder die Karten hervorziehen und durchlesen.

Diese Tricks kommen Ihnen vielleicht am Anfang komisch vor, doch sie sollen ja nur helfen, Ihre automatisch negativen Gedanken auszutricksen, den aufbauenden Gedanken Platz und Raum zu schaffen.

Ihre Aufgaben sind daher:

- ▷ Das Stimmungsprotokoll und das Tätigkeitsprotokoll weiterzuführen.
- ▷ Die Gedankenkarten zu führen und zu benützen.
- ▷ Die vier Gedankenkontrolltechniken anzuwenden.

Nicht alle diese Techniken werden Ihnen zusagen oder bei Ihnen wirken. Es geht jedoch darum, herauszufinden, welche Ihnen hilft, das negative Denken zurückzudrängen und dafür das positivere Denken zu steigern.

Ich höre jetzt auf darüber nachzudenken

STOPP !!!

Automatischer negativer Gedanke

....

....

....

Nicht-automatischer positiver Gedanke

....

....

....

6.7 Sitzung VII: Gedanken verändern lernen: Weitere Techniken

Übersicht und Struktur von Sitzung VII

Sitzungsteil	Ziele	Materialien
1. Begrüßung der Teilnehmer	Einstieg und Motivierung	
2. Wiederholung der Sitzung VI	Auffrischung des Wissens über automatische Gedanken	▶ Folie 21 (S. 154) ▶ Folie 23 (S. 172) ▶ Folie 24 (S. 173) ▶ Folie 25 (S. 174)
3. Besprechung der Hausaufgaben	Erfahrungen mit den Gedankenkontroll-Techniken austauschen	
4. Das Ereignis-bewertende Gedanken-Gefühle-Protokoll	Einführung in die EbG-Technik (entspricht der ABC-Technik nach Ellis)	▶ Folie 29 (S. 195) ▶ Folie 30 (S. 196) ▶ Folie 31 (S. 197) ▶ Folie 32 (S. 198) ▶ Folie 33 (S. 199)
5. Das Finden alternativer, positiver Gedanken und deren Wirkung	Üben der EbG-Technik	▶ Folie 33 (S. 199) ▶ Folie 34 (S. 200)
6. Wann und wozu die EbG-Technik?		▶ Folie 35 (S. 201)
7. Hausaufgaben: ▶ Stimmungsprotokoll weiterführen ▶ Tätigkeitsprotokoll weiterführen ▶ Wochenplan führen (freiwillig) ▶ EbG-Technik anwenden	Üben der EbG-Technik	▶ Materialien für die Gruppenteilnehmer, Zusammenfassung Sitzung VII (S. 202–204) ▶ Arbeitsblatt 12: „EbG-Schema" (S. 205) (pro Teilnehmer 5 Kopien)

1. Begrüßung der Teilnehmer

Die Kursleiter begrüßen die Kursteilnehmer in der gewohnten freundlichen und unterstützenden und verstärkenden Art und Weise.

Hallo, da sind wir alle wieder.
Entweder: Heute ist leider Frau ... krank bzw. verhindert. Dafür ist Herr ..., der letztes Mal fehlte, heute wieder da. Dies freut uns sehr!
Oder: Heute sind alle da. Dies freut uns besonders!

Heute ist eine weitere wichtige Sitzung. Wir arbeiten weiter an der Kontrolle über die negativen Gedanken.

Zuerst wollen wir kurz die letzte Sitzung Revue passieren lassen und dann Ihre Erfahrungen mit den Gedankenkontroll-Techniken besprechen.

2. Wiederholung der Sitzung VI

Folie
21
23
24
25

Entsprechend der Planung der Kursleiter können dazu die **Folien 21, 23, 24** und 25 verwendet werden.

Die letzte Sitzung stand unter dem Titel „Positive und negative Gedanken beeinflussen unser Befinden". Wir haben uns intensiv mit dem Zusammenhang von Denken und Fühlen beschäftigt. Denken wirkt wie Verhalten auf unsere Stimmung und unseren Körper. Denken wir etwas Negatives, dann verschlechtert sich unsere Stimmung und unser körperliches Befinden. Denken wir konstruktiv und positiv, dann ist dies gut für Körper und Gefühle.

Erkennen der negativen automatischen Gedanken ist wichtig, um sie verändern zu können. Wissen um konstruktive, positive Gedanken ist wichtig, um sie steigern zu können. Daher hilft es, die typischen negativen Gedanken aufzuschreiben und positive Gedanken dem entgegenzusetzen.

Um positive, aufbauende Gedanken zu steigern, sie verfügbarer zu machen, müssen zunächst die dominierenden negativen Gedanken gestoppt werden. Weiter ist wichtig, genau zu wissen, welche positiven Gedanken für einen persönlich hilfreich und zutreffend sind. Damit diese Gedanken verfügbar werden, müssen sie trainiert werden. Sie müssen lernen, dass es hilfreiche, freundliche, aufbauende Gedanken gibt. Durch häufiges Anwenden werden diese positiveren Gedanken allmählich vertraut und automatisiert.

Es ist wie, wenn man einen Brunnen in der Wüste gräbt. Tief unten steht Wasser, doch damit es auch fließt, muss gepumpt werden. Erst dann, wenn all die blockierende Luft (das negative Denken) aus der Leitung entfernt ist, kann das Wasser (die positiven Gedanken) fließen.

3. Besprechung der Hausaufgaben

Die Kursleiter besprechen die Erfahrungen mit den Gedankenkontroll-Techniken.

Die Teilnehmer sollten als Hausaufgabe eine Woche lang vier Gedankenkontrolltechniken ausprobieren:

a. Gedanken unterbrechen: „Ich höre jetzt auf, darüber nachzudenken."
b. Stopp-Technik: Laut „Stopp!" rufen.

c. Kartentechnik: Auf Karteikarten werden positive Aussagen über sich selbst notiert und während des Tages mehrfach durchgelesen.

d. Signaltechnik: Signale, wie farbige Punkte oder bestimmte Orte, sollen mit einem positiven Gedanken verbunden werden.

Die Kursleiter fragen nach den Erfahrungen mit den Kontrolltechniken. Sie verstärken Erfolge und ermuntern zum Beibehalten wirksamer Methoden.

Die Besprechung sollte wie bei früheren Hausaufgaben verlaufen.

Wie waren Ihre Erfahrungen mit den Gedankenkontroll-Techniken?
Vielleicht berichtet jeder kurz über seine Erfahrungen mit den Gedankenkarten. Fangen Sie, Frau ..., doch an.
Wer hat die Stopp-Technik verwendet? Und wer die Methode des Gedankenunterbrechens?
Wer hat die farbigen Punkte aufgeklebt? Wie ging das denn?
Merken Sie schon Veränderungen?
Fallen Ihnen die positiven Gedanken nun schon eher ein?

4. Das Ereignis-bewertende Gedanken-Gefühle-Protokoll

Das Thema der Sitzung ist eine neue Gedankenkontrolltechnik, die ABC-Technik nach Ellis, die wir jedoch nach den Anfangsbuchstaben für Ereignis, bewertende Gedanken und Gefühl die „EbG-Technik" nennen.

Diese Technik ist besonders sinnvoll für Personen, die auf unerfreuliche Ereignisse übermäßig negativ reagieren.

Unerfreuliche Ereignisse sind z.B.: Von jemandem abgelehnt zu werden, kritisiert zu werden, sich unbeachtet zu fühlen, mehr zu tun, als verlangt wurde und dafür keine Anerkennung zu erhalten, Fehler zu machen bzw. schlechte Leistungen zu erbringen, etwas verläuft anders, als man erwartet bzw. erhofft hat.

Folie 29 auflegen.

Folie
29

Die EbG-Technik hilft, den gedanklichen Umgang mit negativen Situationen zu analysieren und zu verändern.

Die zugrundeliegende Idee geht davon aus, dass es nicht die Ereignisse sind, die eine depressive Stimmung bewirken, sondern die Gedanken, die einem daraufhin durch den Kopf gehen.

Beispiel: **Folie 30**

Bei Depressiven sind Gedanken der inneren Bewertung häufig einseitig negativ, somit verzerren und katastrophisieren sie das zugrundeliegende Ereignis.

Signalwörter für negativ bewertende Gedanken sind oft folgende Worte (**Folie 35**):

Muss, müsste, hätte, könnte, sollte ...
Furchtbar, schrecklich, das Schlimmste ...
Nie, niemals, nie mehr/immer, völlig
Niemand, keiner/alle, jeder ...

Die Kursleiter zeigen den Teilnehmern anhand eines Beispiels (**Folie 30**) die EbG-Technik. Dabei wird betont, dass nicht das Ereignis, sondern die negativ bewertenden Gedanken zu den negativen Gefühlen geführt haben.

Heute möchten wir Ihnen eine neue Technik vorstellen, mit deren Hilfe Sie negative Gedanken kontrollieren können. Sie wird EbG-Technik genannt. Das E steht für Ereignis, das b für bewertende Gedanken und das G für Gefühl.
Wir gehen davon aus, dass jeder Mensch mit einem Ereignis ein bestimmtes Gefühl verbindet. Es bestimmt aber nicht das Ereignis über das Gefühl, das man danach hat, sondern die persönliche Bewertung des Ereignisses. Diese bewertenden Gedanken finden zeitlich zwischen dem Ereignis und dem später folgenden Gefühl statt.
Ich zeige Ihnen diese Technik an einer konkreten Situation, die vielleicht der eine oder andere von Ihnen schon einmal erlebt hat.

Folie 30

Folie 30 auflegen und vorlesen.

Um das gleich noch mal zu verdeutlichen, hier ein anderes Beispiel eines früheren Teilnehmers. Er schilderte folgendes Ereignis:

Folie 31

Dazu **Folie 31** auflegen und vorlesen.

„Meine Tochter hat an meinem Geburtstag vergessen, mich anzurufen und mir zu gratulieren. Ich habe den ganzen Tag darauf gewartet. Ich war ganz unglücklich. Am späten Abend war ich mir dann sicher, dass meine Tochter mich und meinen Geburtstag vergessen hatte.
Ich war enttäuscht und traurig und bin dann ins Bett gegangen."

Jetzt schauen wir uns einmal die Situation an!
Was war das auslösende Ereignis für das Gefühl?
Wie fühlte sich Herr... am Schluss?"

Die Kursteilnehmer sollen das Ereignis und die Gefühle des Beispiels nennen.
Der Kursleiter notiert an der Tafel oder auf der **Folie 32**:

Folie
32

E Ereignis	b bewertende Gedanken	G Gefühl
Tochter ruft am Geburtstag nicht an.	*(Platz freilassen)*	Unglücklich traurig enttäuscht

Jetzt fehlt uns noch der bewertende Gedanke. Sehen Sie den bewertenden Gedanken in dem Beispiel?
Versetzen Sie sich einmal in die Szene hinein. Welche Gedanken könnten einem außerdem in so einer Situation kommen?

Die Kursleiter lassen Zeit zum Austausch.

Kursteilnehmer könnten z. B. folgende Antworten geben:
▷ „Sie *muss* doch anrufen."
▷ „Sie kann mich doch nicht vergessen haben."
▷ „Sie hat mich bestimmt vergessen."
▷ „Andere Dinge sind wichtiger als ich."
▷ „Wie furchtbar, dass sie meinen Geburtstag vergisst."

Die Kursleiter notieren die bewertenden Gedanken, welche die Teilnehmer für das Beispiel finden. An der Tafel bzw. auf der Folie könnte stehen:

E Ereignis	b bewertende Gedanken	G Gefühl
Tochter ruft am Geburtstag nicht an.	*„Meine Tochter hat mich und meinen Geburtstag vergessen."* *„Andere Dinge sind ihr wichtiger als ich."* *„Wie furchtbar!"*	Unglücklich traurig enttäuscht

Depressive Menschen bewerten Ereignisse vorwiegend negativ. Dagegen kommen sie selten auf eine positive oder neutrale Interpretationsmöglichkeit. Deshalb muss genau das geübt werden, um die bewertenden Gedanken zu verändern und die Stimmung zu verbessern.

Gemeinsam mit der Gruppe werden die bewertenden, negativen Gedanken analysiert und besprochen.

Folie
33

Dazu **Folie 33** verwenden.

Die gefundenen bewertenden Gedanken nennen wir auch automatische Gedanken. Alle Dinge, die Ihnen bei einer bestimmten Stimmung, bei einem konkreten Anlass in den Kopf kommen, zählen dazu. Das können Sätze, Erinnerungen, Vorstellungen, Regeln, Szenen von früher, Bedeutungen usw. sein. Diese bewertenden Gedanken laden ein Ereignis erst emotional auf.

Dabei sind diese automatischen Gedanken negativ, verzerrt, einseitig, unlogisch, abwertend und wenig hilfreich. Daher gilt es die automatischen, bewertenden Gedanken zu verändern!

5. Das Finden alternativer, positiver Gedanken und deren Wirkung

Danach suchen die Kursleiter mit den Teilnehmern nach alternativen Bewertungsmöglichkeiten und notieren diese in einem neuen EbG-Schema.

Sie sehen, dass die bewertenden Gedanken, die der Mann nach diesem Ereignis hatte, negative Gefühle bei ihm ausgelöst haben. Die Gedanken produzieren die schlechte Stimmung!

Denken Sie bei einem derartigen Erlebnis alle so? Was kommt Ihnen in den Sinn, wenn Ihnen das passieren würde? Hätte der Mann in dieser Situation auch andere Gedanken haben können, nach denen er vielleicht ein neutrales Gefühl oder vielleicht sogar ein positives Gefühl hätte bekommen können?

Wieder sollen die Teilnehmer die Beispiele für bewertende Gedanken gemeinsam finden. Diesmal sollen sie ein neutrales oder positives Gefühl zur Folge haben.

Die Kursleiter notieren die alternativen Gedanken in ein neues EbG-Schema an der Tafel bzw. auf Folie.

Folgende bewertende Gedanken könnten z.B. gefunden werden:

E Ereignis	b bewertende Gedanken	G Gefühl
Tochter ruft am Geburtstag nicht an.	*„Sie hat sicher viel zu tun und hat es deswegen vergessen. Jeder vergisst einmal etwas, ich auch. Der kleine Schussel. Hat sie 'mal wieder den Geburtstag vergessen. Jetzt rufe ich sie einfach an.“*	Unglücklich traurig enttäuscht

Jetzt haben wir zwischen Ereignis und Gefühl verschiedene bewertende Gedanken notiert, die ein neutrales oder positives Gefühl zur Folge haben. Sie sehen, dass verschiedene bewertende Gedanken in einer Situation verschiedene Gefühle hervorrufen.

Jetzt machen wir das gleiche mal mit einer Ihrer Erfahrungen. Wer hat eine Idee? Wer möchte eine Erfahrung der letzten Tage, der letzten Zeit schildern?

Die Kursleiter besprechen ein weiteres Beispiel (je nach Zeit auch mehrere Beispiele), das Teilnehmer von sich kennen und selbst schon erlebt haben.

Diese werden wie oben an der Tafel oder auf Folie mit der EbG-Schablone analysiert!! Lieber mehrere als zu wenige Beispiele durcharbeiten! Jeder Teilnehmer sollte zumindest ein Beispiel in das EbG-Arbeitsblatt notiert haben.

Folien 33 und 34 verwenden.

Manchmal gelingt es den Teilnehmern nicht, sich an die automatischen Gedanken der bestimmten Situation zu erinnern. Es ist hilfreich zu fragen, welche Bedeutung dieses Ereignis für den Kursteilnehmer hat, z.B.

▶ Was könnten Sie da gedacht haben?
▶ Welche Bedeutung hat so eine Situation für Sie?
▶ Welche Erwartungen haben Sie in so einer Situation?

Über solche Fragen kommt man meist zu den bewertenden Gedanken, die die Teilnehmer in der Regel in so einer Situation haben.

Dem früheren Teilnehmer fiel zunächst nicht ein, was seine Stimmung bei dem betreffenden Ereignis verschlechterte. Ihm fielen keine sehr negativen automatische Gedanken ein. Erst mit Hilfe der Frage: „Welche Bedeutung hat es für Sie, dass Ihre Tochter Sie nicht am Geburtstag anruft?" konnte er antworten: „Dass ich ihr nicht wichtig bin." Dadurch wurden plötzlich Überzeugungen und verzerrte negative Gedanken erkennbar.

Daher ist es oft hilfreich, sich bei einem unangenehmen Gefühl bezogen auf eine Situation (Ereignis) zu fragen: Was könnte ich da gedacht haben? Welche Bedeutung hat das für mich? Welche Erwartungen habe ich?

5. Wann und wozu die EbG-Technik?
Die Kursleiter fassen zusammen, wann und wozu die EbG-Technik angewandt werden kann:
▶ Man kann mit schwierigen Situationen besser umgehen, sodass negative Gefühle nicht den Alltag dominieren.

Folie
33
34

▶ Es ist eine hilfreiche Gedankenkontrolltechnik, um auf günstigere, freundlichere, positivere Gedanken zu kommen.
▶ Man kann mit ihrer Hilfe schwierige Situationen noch einmal analysieren, um positive oder neutrale Interpretationsmöglichkeiten zu finden, die eine entsprechende positive oder neutrale Stimmung zur Folge haben.

Schwierige bzw. negative Situationen sind:
▶ Von jemandem abgelehnt zu werden.
▶ Kritisiert zu werden.
▶ Sich unbeachtet zu fühlen.
▶ Mehr zu tun, als verlangt wurde, und dafür keine Anerkennung zu erhalten.
▶ Fehler zu machen bzw. schlechte Leistungen zu erbringen.
▶ Etwas verläuft anders, als man erwartet bzw. erhofft hat.

Folie 35

Folie 35 auflegen.

Negative Interpretationen kann man daran erkennen, dass sie häufig folgende Signalwörter enthalten:
▶ Muss, müsste, hätte, könnte, sollte ...
▶ Furchtbar, schrecklich, das Schlimmste ...
▶ Nie niemals, nie mehr/immer, völlig...
▶ Niemand, keiner/alle jeder...
Beispiel: Sie muss anrufen. Es ist schrecklich, wenn sie nicht anruft.

Positiv bewertende Gedanken nach einer negativen, belastenden Situation sind eher folgendermaßen formuliert:
▶ Ich hätte lieber ...
▶ Ich möchte ...
▶ Ich mag nicht, dass ...
▶ Es wäre schön, wenn ...
Beispiel: Ich hätte lieber gehabt, dass sie an meinen Geburtstag denkt, aber jetzt rufe ich sie einfach an.

Nun haben sicherlich alle von Ihnen verstanden, wie die EbG-Technik funktioniert, wie Sie die Arbeitsblätter anwenden können und welche Möglichkeiten der Kontrolle in dieser Methode liegen.

Es ist wichtig, diese EbG-Technik dann anzuwenden, wenn Sie in einer Phase schlechter Stimmung sind, etwas Belastendes erlebt haben, eine negative Situation zu bewältigen ist und/oder Sie wieder in Ihrer Depressionsspirale festsitzen.

Beispiel für schwierige, belastende Situationen sind:

▶ *Von jemandem abgelehnt zu werden.*
▶ *Kritisiert zu werden.*
▶ *Sich unbeachtet zu fühlen.*
▶ *Mehr zu tun, als verlangt wird, und dafür keine Anerkennung zu bekommen.*
▶ *Fehler zu machen bzw. schlechte Leistungen zu erbringen.*
▶ *Etwas verläuft anders, als man erwartet bzw. erhofft hat.*

Negative, automatische Gedanken erkennt man daran, dass sie häufig extreme und absolute Formulierungen enthalten, wie „muss, müsste, sollte, hätte, könnte, nie, niemals, immer, keiner, alle, jeder, schrecklich, furchtbar ...".

Hilfreichere, positivere Gedanken lassen mehr Spielraum, sind nicht so wertend, absolut, moralisch, sondern spezifischer, als Wunsch formuliert, wie „möchte, lieber, mag nicht, hätte gerne gehabt ...".

Haben Sie noch Fragen zu der EbG-Technik?

Die Kursleiter beantworten Fragen der Gruppenteilnehmer.

Kommen wir nun zu den Hausaufgaben.

Wie bereits während der früheren Wochen sollten Sie das Stimmungsprotokoll weiterführen. Auch das Tätigkeitsprotokoll mit den täglichen angenehmen Tätigkeiten sollten Sie weiterführen. In der nächsten Sitzung werden wir auf diese beiden Dinge zurückkommen und gemeinsam auswerten.

Als neue Aufgabe aus der heutigen Sitzung ergibt sich, dass Sie die EbG-Technik ausprobieren, anwenden und damit Erfahrungen sammeln sollten.

Dazu finden Sie in den Materialien zu dieser Sitzung vorgefertigte EbG-Protokolle.

6. Hausaufgaben

(1) Stimmungsprotokoll weiterführen
(2) Tätigkeitsprotokoll weiterführen
(3) Wochenplan führen (freiwillig)
(4) EbG-Technik anwenden

> Mat.
> Sitz. VII
> AB 12

Die Kursteilnehmer bekommen fünf Blätter mit dem EbG-Schema ausgeteilt. Sie sollen in der nächsten Woche zumindest fünf Ereignisse, die eine schlechte Stimmung zur Folge hatten, mit der EbG-Technik analysieren und versuchen, die bewertenden Gedanken zu finden, die dieses negative Gefühl ausgelöst haben.

Anschließend sollen sie alternative bewertende Gedanken finden, die ein neutrales oder ein positives Gefühl zur Folge haben.

Bitte notieren Sie in der nächsten Woche fünf Ereignisse, auf die Sie mit negativer Stimmung reagiert haben. Sie bekommen dazu von mir fünf Blätter, auf die Sie das Ereignis (E), bewertende Gedanken (b) und Gefühl (G) schreiben.

Wenn Sie eine schlechte, niedergeschlagene Stimmung bemerken, dann beschreiben Sie unter E das Ereignis, das die schlechte Stimmung ausgelöst hat. Also, wie sah die Situation aus.

Notieren Sie danach zuerst unter G ihr Gefühl, das auf dieses Ereignis folgte: Waren Sie traurig, enttäuscht, ärgerlich usw.?

Versuchen Sie dann, Ihre Gedanken, die Ihnen in dieser Situation durch den Kopf gingen, zu identifizieren, und tragen Sie sie in der Spalte „b" für „bewertende Gedanken" ein.

Falls Ihnen keine Gedanken einfallen, fragen Sie sich, was dieses Ereignis für Sie bedeutet oder welche Erwartungen Sie hatten.

Wenn Sie Signalwörter entdecken, die zu positiv oder negativ bewertenden Gedanken gehören, unterstreichen Sie diese.

Die Signalwörter finden Sie auch noch einmal in Ihrer Zusammenfassung zu dieser Sitzung.

Danach suchen Sie für die Gedanken, auf die ein negatives Gefühl folgte, neue mögliche bewertende Gedanken, die ein neutrales oder besser noch ein positives Gefühl zur Folge haben.

Notieren Sie die neuen bewertenden Gedanken und das daraus folgende Gefühl.

Wenn Ihnen nichts einfällt, überlegen Sie doch einmal, wie andere Personen über die Situation denken und diese bewerten würden.

Falls es Ihnen schwer fällt, andere bewertende Gedanken zu finden, legen Sie Ihre Hausaufgaben zur Seite und versuchen Sie es später noch einmal.

Haben Sie dazu Fragen? Ansonsten sehen wir uns nächste Woche zur achten Gruppensitzung.

Viel Erfolg bei Ihrem Ausprobieren und beim Training der Gedankenkontrolle!

▶ **Von jemandem abgelehnt zu werden,**

▶ **kritisiert zu werden,**

▶ **sich unbeachtet zu fühlen,**

▶ **mehr tun, als verlangt wurde, und dafür keine Anerkennung zu bekommen,**

▶ **Fehler machen bzw. schlechte Leistungen erbringen**

▶ **etwas verläuft anders, als man erwartet bzw. erhofft hat.**

E Ereignis	b bewertende Gedanken	G Gefühl
Brieftasche vergessen	„Ich werde immer vergesslicher!"	traurig, unglücklich

„Meine Tochter hat an meinem Geburtstag vergessen, mich anzurufen und
mir zu gratulieren. Ich habe den ganzen
Tag darauf gewartet. Ich war ganz
unglücklich. Am späten Abend war ich
mir dann sicher, dass meine Tochter
mich und meinen Geburtstag vergessen
hatte.

Ich war enttäuscht und traurig und bin
dann ins Bett gegangen."

E Ereignis	b bewertende Gedanken	G Gefühl
Tochter ruft am Geburts-tag nicht an.		unglücklich traurig enttäuscht

E	b	G
Ereignis	bewertender Gedanke	Gefühl

neue, alternative Gedanken	neues Gefühl

▶ **Muss, müsste, hätte, könnte, sollte ...**

▶ **furchtbar, schrecklich, das Schlimmste ...**

▶ **Nie, niemals / immer, völlig ...**

▶ **Niemand, keiner / alle, jeder**

Formulierungen, an denen man positiv bewertende Gedanken erkennt:

▶ **Ich hätte lieber ...**

▶ **Ich möchte ...**

▶ **Ich mag nicht, dass ...**

In der *siebten Sitzung* ging es um weitere Möglichkeiten, die pessimistischen, negativen automatischen Gedanken zu erkennen und zu kontrollieren.

Sie haben die EbG-Technik kennengelernt. Diese Methode ist besonders sinnvoll, wenn man dazu neigt, negative Ereignisse und Belastungen übermäßig negativ (verzerrt) zu bewerten.

Unerfreuliche Ereignisse sind z. B.:

- Von jemandem abgelehnt zu werden,
- kritisiert zu werden,
- sich unbeachtet zu fühlen,
- keine Anerkennung zu bekommen,
- einen Fehler zu machen,
- etwas nicht zu schaffen,
- etwas verläuft anders, als man erwartet bzw. erhofft hat.

Hierbei sind die bewertenden Gedanken, die zwischen dem Ereignis und dem daraus hervorgehenden Gefühl liegen, von großer Bedeutung. Denn die bewertenden, automatischen Gedanken entscheiden darüber, ob man nach einem unerfreulichen Ereignis ein übermäßig negatives Gefühl hat, oder ob man gut damit zurecht kommt.

Um die bewertenden Gedanken zu kontrollieren, muss man diese erkennen und schließlich verändern lernen.

E Ereignis	b bewertende Gedanken	G Gefühl
Brieftasche vergessen	„Ich werde immer vergeßlicher!"	Traurig, unglücklich darüber
	neue bewertende Gedanken	Neues Gefühl
	„Ich Schussel"	Belustigt
	„Na, das kann ja jedem mal passieren	gelassen

Damit Sie Ihre negativ bewertenden Gedanken erkennen, ist es wichtig, dass Sie in den Situationen, in denen Sie sich niedergeschlagen, schlecht fühlen, oder die Ihnen schwierig erscheinen, auf Ihre automatischen Gedanken achten. Das *EbG-Protokoll* will Ihnen dabei helfen.

Dazu halten Sie unter *„G" wie Gefühle* zuerst Ihre Stimmung, Ihre Gefühle fest.

Danach notieren Sie unter *„E" wie Ereignis* die Situation bzw. den Auslöser für dieses negative Befinden.

Als drittes schreiben Sie dann Ihre automatischen Gedanken in die mittlere Spalte *„b" wie bewertende Gedanken* (alles, was Ihnen zu der Stimmung und dem Auslöser in den Kopf kommt).

Dabei wird Ihnen auffallen, dass diese negativen automatischen Gedanken oft mit „muss, müsste, hätte, sollte, niemals, immer, völlig, keiner usw." sehr absolut formuliert sind.

Wenn es nun gelingt, diese negativen, bewertenden Gedanken zu hinterfragen und andere, alternative Gedanken zu formulieren, dann ist ein wichtiger Schritt getan.

Dazu haben Sie an zahlreichen Beispielen in der Gruppe gearbeitet und so gelernt, dass es wichtig ist, die automatischen Gedanken (die „b" in dem Protokollblatt) zu hinterfragen, nach alternativen Bewertungen und Gedanken zu suchen. Das Protokollblatt ist daher auch um den Abschnitt „*neue bewertende Gedanken*" erweitert. Wenn es Ihnen gelingt, diese neuen Gedanken in der bestimmten Situation zu denken, dann verändert sich auch Ihre Stimmung, was unter dem Abschnitt „*neues Gefühl*" festgehalten wird.

Diese neuen, alternativen, freundlicheren, weniger pessimistischen Gedanken kommen Ihnen jedoch nicht automatisch in den Kopf. Sie müssen sie *trainieren!*

Damit es Ihnen besser geht, damit Sie schneller aus den Tiefs herauskommen, geht es darum, mit dem EbG-Protokoll die automatisch negativen, verzerrten Gedanken zu erkennen, dazu selbständig hilfreichere, freundlichere, weniger extrem negative Gedanken zu überlegen und so zu erfahren: „Meine Stimmung wird besser."

Die EbG-Technik soll Ihnen helfen, aus den alten gedanklichen Automatismen herauszukommen, die Stimmung und die Handlungsfähigkeit zu verbessern.

Gedanken und bewertende Muster lassen sich verändern durch Übung!

Daher ist es wichtig, in der nächsten Zeit täglich diese Methode anzuwenden. Sie erhalten mehrere Protokollblätter, um in der nächsten Woche Erfahrungen mit dieser Technik zu sammeln. Bitte notieren Sie zumindest fünf Ereignisse, auf die Sie mit negativer Stimmung reagierten. Analysieren Sie dann Ihre automatischen bewertenden Gedanken und suchen Sie anschließend nach alternativen, positiveren Gedanken.

Ihre Aufgaben für die nächste Woche sind daher:

▶ Die EbG-Technik anwenden.
▶ Das Stimmungsprotokoll weiterführen.
▶ Das Tätigkeitsprotokoll weiterführen.

E	b	G
Ereignis	**bewertender Gedanke**	**Gefühl**
_____	_____	_____
_____	_____	_____
_____	_____	_____
_____	_____	_____
_____	_____	_____
_____	_____	_____
_____	_____	_____
_____	_____	_____

gleiches Ereignis wie oben	**neue bewertende Gedanken**	**neues Gefühl**
_____	_____	_____
_____	_____	_____
_____	_____	_____
_____	_____	_____
_____	_____	_____
_____	_____	_____
_____	_____	_____
_____	_____	_____

6.8 Sitzung VIII:
Gedankliche Umstrukturierung: Fortsetzung

Übersicht und Struktur von Sitzung VIII

Sitzungsteil	Ziele	Materialien
1. Begrüßung der Teilnehmer	Einstieg und Motivierung	
2. Wiederholung der Sitzung VIII	Auffrischung des Wissens die EbG-Technik	▶ Folie 30 (S. 196) ▶ Folie 31 (S. 197) ▶ Folie 32 (S. 198) ▶ Folie 36 (S. 215) ▶ Folie 37 (S. 216)
3. Besprechung der Hausaufgaben	Erfahrungen mit EbG-Technik austauschen	▶ Arbeitsblätter 12: „EbG-Protokoll" (ausgefüllt)
4. Anwendungsübungen der EbG-Technik	Üben der EbG-Technik	
5. Einführung: Soziale Kompetenz und Befinden	Zusammenhang zwischen Sozialer Kompetenz und Fühlen verdeutlichen	▶ Folie 38 (S. 217) ▶ Folie 39 (S. 218) ▶ Folie 40 (S. 219)
6. Was ist selbstsicheres und kompetentes Verhalten?	Wissen über sozial kompetentes Verhalten vermitteln	▶ Folie 41 (S. 220)
7. Lücken im selbstsicheren und kompetenten Verhalten	Defizite in sozial kompetenten Verhalten der Teilnehmer aufdecken	▶ Arbeitsblatt 13: „Liste für sozial kompetente Verhaltensweisen" (S. 224)
8. Hausaufgaben: ▶ Stimmungsprotokoll weiterführen und nächstes Mal mitbringen!! ▶ Tätigkeitsprotokoll weiterführen und nächstes Mal mitbringen!! ▶ Selbstbeobachtung sozial unsicheren Verhaltens ▶ Arbeitsblatt „Soziale Situationen, in denen ich selbstunsicher war oder die ich vermieden habe" ausfüllen ▶ EbG-Technik weiterführen	Sich über Defizite in sozial kompetenten Verhalten bewusst werden.	▶ Materialien für die Gruppenteilnehmer, Zusammenfassung Sitzung VIII (S. 221–223) ▶ Arbeitsblatt 12: „EbG-Protokoll" (S. 205) (pro Teilnehmer 5 Kopien) ▶ Arbeitsblatt 14: „Soziale Situationen, in denen ich selbstunsicher war oder die ich vermieden habe" (S. 225)

1. Begrüßung der Teilnehmer

Ablauf wie gewohnt, doch je nach Gruppe und Kursleitern mit persönlichem und gruppenspezifischen Besonderheiten.

Wichtig ist, immer etwas zu den heute fehlenden Teilnehmern zu sagen oder darüber herauszubekommen. Ebenso sollten die heute wieder anwesenden, beim letzten Mal fehlenden Teilnehmer besonders begrüßt werden.

Dies fördert den Zusammenhalt; zeigt, dass die Kursleiter besorgt sind und sich kümmern. Durch Informationsaustausch und Nachfragen wird auch der Kontakt zwischen den Teilnehmern außerhalb der Gruppe gefördert.

Guten Tag! Schön, dass Sie alle wieder da sind.

Wir befinden uns in der achten Sitzung unseres Gruppenprogramms.

Wir werden heute in der zweiten Hälfte einen neuen Abschnitt unseres Programms beginnen. Doch zunächst zur letzten Sitzung und zu den Hausaufgaben.

2. Wiederholung der Sitzung VII

Seit drei Sitzungen wird an dem Zusammenhang von Denken und Fühlen gearbeitet. Falls erforderlich, kann die Folie 21 nochmals aufgelegt werden. Es wurden verschiedene Kontrolltechniken vorgestellt, erprobt und angewendet. Im Mittelpunkt der letzten Sitzung stand die EbG-Technik.

Dazu die **Folien 30, 31 und 32** verwenden.

> Folie
> 30, 31,
> 32

Bevor die Kursleiter zu den Erfahrungen der Teilnehmer kommen, kann an einem weiteren Beispiel die EbG-Technik verdeutlicht werden.

Folie 36 auflegen.

> Folie
> 36

Bevor wir zu Ihren Hausaufgaben kommen, wollen wir an folgendem Beispiel diese wichtige Methode nochmals verdeutlichen.

Diese 64-jährige Frau hat bis vor einem Jahr gemeinsam mit ihrem Mann einen Einzelhandelsladen betrieben. Nach reiflichen Überlegungen hatten beide das Geschäft verkauft und sich zur Ruhe gesetzt. Im Gegensatz zu dem Ehemann kommt die Patientin mit dem Ruhestand überhaupt nicht zurecht, ist tief deprimiert, resignativ und voller Selbstvorwürfe. Da sie noch in der Nähe des über 40 Jahren betriebenen Geschäfts wohnt und oft daran vorbei muss, bekommt die Patientin mit, wie sich der Betrieb verändert, wie gut er weiterhin läuft.

Mit der EbG-Technik hat die Patientin herausgefunden, was ihr angesichts des Ruhestands so alles durch den Kopf geht. Sie sehen das Ergebnis hier auf der Folie.

Diese Frau ist u.a. wegen ihrer zahlreichen negativen, sehr absolut klingenden, bewertenden Gedanken schwermütig und verzweifelt. Die besonders verzerrten Sichtweisen sind: „... unwiderruflich weg", „... das Leben neigt sich dem Ende zu", „... warte nur noch auf den Tod", „... ich kann mit mir nichts anfangen".

Folie 37

Folie 37 auflegen.

U.a. mit Hilfe der EbG-Technik kam diese Frau dazu, ihre automatischen Gedanken zu hinterfragen, sich davon zu distanzieren und nach passenderen, hilfreicheren, richtigeren Gedanken zu suchen.

Besonders geholfen hat ihr dabei, sich vorzustellen, welchen Rat sie wohl einer anderen Person in ihrer Lage geben würde. Dabei fiel ihr auf, wie einfallsreich sie da ist, wie sie es schafft andere zu überzeugen und mit aufbauenden Gedanken zu versorgen.

Dieses Vorgehen und Arbeiten mit dem EbG-Protokoll haben wir letztes Mal ausführlich geübt.

Haben Sie dies während der Woche weitergeführt? Wie sind Ihre Erfahrungen mit der Anwendung dieser Kontrolltechnik?

AB 12

3. Besprechung der Hausaufgaben

Je nach Gruppengröße sollten die Protokollblätter der Teilnehmer in der Gesamtgruppe oder in Kleingruppen besprochen und ausgewertet werden.

Als Vorgehen ist denkbar, dass zunächst an einem Beispiel aus dem Teilnehmerkreis in der gesamten Gruppe die Anwendung der EbG-Technik nochmals bearbeitet wird. Dazu sollte das Beispiel an die Tafel geschrieben werden. So kann in der Gruppe über die Erfahrung gesprochen, der Teilnehmer gelobt und, falls erforderlich, unterstützend geholfen werden.

4. Anwendungsübungen der EbG-Technik

Danach kann sich die Gruppe in zwei Teilgruppen aufteilen, jeweils unter Leitung eines Kursleiters, um reihum zumindest ein Beispiel von jedem Teilnehmer zu besprechen. Auch Schwierigkeiten bearbeiten!

Haben Teilnehmer die EbG-Technik nicht angewendet, dann sollte in den Teilgruppen mit diesem Teilnehmer an einer Erfahrung der letzten Woche das Protokoll ausgefüllt und auch nach „neuen bewertenden Gedanken" gesucht werden. Die anderen Teilnehmer immer als Hilfen mit einbeziehen.

Die Teilgruppenarbeit mit Anwendungsübungen nicht länger ausdehnen als 40 Minuten.

Sie haben nun sicherlich alle gut verstanden, wie das mit der EbG-Technik funktioniert und welche mächtige Hilfe dieses Protokollblatt darstellen kann.

Sie sollten sich immer wieder klarmachen, dass es bei der Veränderung von automatischen, negativen Gedanken um Neulernen, Training und Üben geht. Die alten Automatismen laufen ab, ohne dass Sie dies mitbekommen. Daher brauchen Sie diese Technik, um diesen Automatismus zu stoppen und Zeit zu haben, neue, hilfreichere, aufbauendere, korrektere Gedanken zu überlegen und zu trainieren.

Nach mehrfachem Üben werden diese neuen Gedanken allmählich automatisch und ersetzen (überschreiben) die alten pessimistischen Gedankenmuster. Zum Üben und Trainieren finden Sie unter den Sitzungsmaterialien weitere Protokollblätter dieser EbG-Technik.

Gibt es noch Fragen dazu?

Lassen Sie uns nun zu einem neuen Abschnitt unserer Bemühungen kommen, Ihnen zu helfen, depressive, resignative, ängstliche Zustände zu überwinden und in Zukunft zu verhindern.

5. Einführung: Soziale Kompetenz und Befinden

In diesem neuen Abschnitt geht es um selbstsicheres Verhalten, soziale Fertigkeiten, soziale Kompetenz, Kontaktfähigkeit. Zur Einführung ist es hilfreich, sich erneut auf das Grundmodell Fühlen-Handeln-Denken zu beziehen.

Folie 38 auflegen.

| Folie |
| 38 |

Es soll herausgearbeitet werden, dass Soziale Kompetenz sowohl Handeln als auch Denken berührt. Daher wird an zwei Aspekten des Modells gearbeitet, nämlich Verhalten, Handeln und Denken.

Menschen mit Depressionen haben aus den verschiedensten Gründen Schwierigkeiten mit und in sozialen Situationen. Oftmals ist es die eigene Niedergeschlagenheit, ein geringer Selbstwert, Ängstlichkeit, mangelnde Übung im Umgang mit Menschen oder ein schlechtes Gewissen, egoistisch zu sein, was sie daran hindert, eigene Wünsche, Bedürfnisse und Ansprüche zu verwirklichen.

Bezogen auf unser Ausgangsmodell haben wir es also mit zwei Aspekten zu tun:

Handeln: Man muss wissen, wie man sich in sozialen Situationen, bei Kontakten, bei Selbstbehauptung verhält oder man muss geübt in diesem Verhalten sein.
Denken: Man muss sich erlauben, eigene Bedürfnisse, Ansprüche, Vorstellungen, Wünsche zu haben und sich trauen, diese zu zeigen.

Im folgenden Teil unseres Gruppenprogramms wollen wir uns mit diesen beiden Aspekten bezogen auf soziale Situationen befassen.

| AB |
| 20 |

Folie 39 auflegen und das Beispiel vortragen.

*Dazu habe ich hier ein **Beispiel**:*
Herr K. wird von seinen beiden Töchtern überfürsorglich betreut. Er wohnt in sei-
ner eigenen Wohnung, doch die Töchter schauen mehrfach täglich nach
ihm, kaufen für ihn ein, erwarten, dass er zu einer Mahlzeit am Tag zu einer
von ihnen kommt, gestalten seine Wochenenden durch Einladungen zu Fami-
lienunternehmungen usw. Herr K. ist ein gutmütiger Mensch, doch fühlt er
sich – was er nie sagen oder zugeben würde – durch seine Töchter bedrängt,
eingeengt und gelegentlich sogar bevormundet. Bei den Besuchen der Töchter
und bei den Einladungen am Wochenende ist Herr K. meist kleinlaut, still
und zurückgezogen. Dies verstärkt bei den Töchtern die Ansicht, dass der
Vater Hilfe braucht, versorgt werden muss und mehr Anstrengungen nötig
sind, um ihn aus seinem „Rückzug" herauszuholen. Insgeheim ist Herr K. unzu-
frieden, traut sich jedoch nicht, etwas zu sagen, auf seinen eigenen Bedürf-
nissen zu bestehen. Er sagt sich auch immer, dass die Töchter es ja gut meinen
und es ja auch viele Vorteile hat, wenn einem so geholfen wird und er undank-
bar wäre, wenn er etwas sagen würde.
Lassen Sie uns das einmal genauer analysieren. Was fällt Ihnen auf? Wo liegt das
Problem? Was wäre zu tun?

Folie 40 auflegen und bearbeiten.

An diesem Beispiel herausarbeiten, dass wenig kompetentes Verhalten sich „im Kopf vorbereitet" und „im Verhalten zeigt".

Auslöser/Situation	im Kopf läuft ab	im Handeln zeigt sich
Töchter kommen und putzen, kochen, laden ein, planen usw.	die meinen es ja nur gut, hat Vorteile, bin undankbar, werde bedrängt, will meine Sachen machen, wenn die mich bloß mal in Ruhe ließen, weiß nicht wie ich das erreichen kann, bin dann zu harsch, wie soll ich das ansprechen, ohne undankbar zu sein?	still, zurückgezogen, einsilbig, lasse andere machen, resignierend, inaktiv

Nach dem Beispiel ist es hilfreich, weitere Beispiele aus dem Teilnehmerkreis aufzugreifen. Da die Kursleiter die Teilnehmer inzwischen recht gut kennen, dürfte es leicht fallen, gezielt Beispiele und Problembereiche einzelner Teilnehmer zu benennen, die hierher passen. Es sollte auch Bezug zur Problemliste in Sitzung II genommen werden.

Lassen Sie uns dieselbe Art der Analyse einmal mit den häufigen Erfahrungen von Frau ... anstellen.

Schon seit der ersten Sitzung wissen wir, dass Herr ... Probleme mit ... hat. Wir hatten schon häufiger darauf hingewiesen, dass die Bearbeitung in diesem Abschnitt erfolgen wird. Wir wollen dies jetzt auch gleich beginnen. Können Sie, Herr ..., nochmals das Problem schildern?

Aus vielen Untersuchungen und Erfahrungen mit Patienten ist bekannt, dass Menschen, die unter einer depressiven Verstimmung leiden, oftmals im Umgang mit anderen Menschen unsicher oder ängstlich sind. Somit können sie zum Teil ihre eigenen Bedürfnisse und Wünsche anderen gegenüber nicht äußern oder durchsetzen. Werden die eigenen Bedürfnisse über längere Zeit nicht zufriedengestellt, führt dies zu einer schlechten Stimmung.

Dagegen erleichtert selbstsicheres Verhalten das Leben und verbessert die Stimmung. Sie werden sehen, dass Sie sich nach und nach wohler fühlen, wenn Sie Ihre eigenen Bedürfnisse sicher formulieren und verwirklichen können.

6. Was ist selbstsicheres und kompetentes Verhalten

Unter sozialer Kompetenz versteht man, dass Personen sich erlauben, eigene Wünsche, Bedürfnisse und Ansprüche zu haben, die Bedürfnisse anderer und die Anforderungen einer sozialen Situation wahrzunehmen, über Fertigkeiten verfügen, mit denen sie akzeptable Kompromisse zwischen sozialer Anpassung und dem Durchsetzen individueller Bedürfnisse finden können, und in der Lage sind, diese Kompromisse in die Tat umzusetzen.

Ist soziale Kompetenz vorhanden, verfügt das Individuum über ein wenig ängstliches, nicht resignatives, aktives Verhalten, wodurch es langfristig im Umgang mit anderen Menschen und gestellten Aufgaben zu einem günstigen Verhältnis von positiven und negativen Erfahrungen im Alltag kommt. Sozial kompetentes Verhalten muss also immer in Relation zur Anforderung, also der Situation und den persönlichen Zielen gesehen werden. Dies sollte im Folgenden weiter heraus gearbeitet werden.

Um zu einer angemessenen Vorstellung zu kommen, was sozial kompetentes Verhalten ist, sollte nach den Beispielen nochmals in der Runde die Frage gestellt werden: „Was verstehen Sie unter selbstsicherem Verhalten?" Es sollten möglichst alle etwas sagen.

Dazu im Gesprächsverlauf die **Folie 41** auflegen und einbeziehen.

Folie 41

An den Beispielen der Teilnehmer und der Folie 41 wird deutlich zu sehen sein, dass sozial kompetentes Verhalten ein ausgewogenes Verhältnis von sozial angepasstem Verhalten und dem Durchsetzen individueller Bedürfnisse darstellt. Es gibt in jeder Situation mehrere Möglichkeiten, sozial kompetent aufzutreten.

Sozial inkompetentes Verhalten liegt dann vor, wenn diese oben genannten Verhaltensweisen in entsprechenden Situationen nicht oder nur unvollkommen verwirklicht werden können. Manche Personen verhalten sich dabei vor allem vermeidend, unsicher, andere dagegen zudringlich, aggressiv.

Sozial kompetentes Verhalten ist weder unsicher, ängstlich, resignativ noch laut, aggressiv, arrogant bzw. unterdrückend.

Wenn die Kursleiter es für sinnvoll halten (und Zeit haben), kann hier ausführlicher auf den Unterschied zwischen aggressivem, unterdrückenden und selbstsicherem, sozial kompetenten Verhalten in unterschiedlichen sozialen Situationen eingegangen werden.

Viele Verhaltensweisen, die Sie eben genannt haben, finden Sie auch auf dieser Liste wieder.

Wenn eine Person in der entsprechenden Situation die passenden Verhaltensweisen zur Verfügung hat, wird sie als selbstsicher oder sozial kompetent bezeichnet.

Wie Sie an den Beispielen sehen können, ist selbstsicheres Verhalten nicht nur das Durchsetzen eigener Bedürfnisse, sondern auch sozial angepasstes Verhalten in den entsprechenden Situationen. Wichtig ist es für Ihre Stimmung, dass beides in einem ausgewogenen Verhältnis steht und Sie eigene Ansprüche und Wünsche wahrnehmen und verwirklichen, aber auch Wünsche und Ansprüche anderer berücksichtigen.

Haben Sie dazu Fragen?

Wir wollen jetzt dazu kommen herauszufinden, wo bei Ihnen möglicherweise Lücken in Ihrer sozialen Kompetenz bestehen.

Sie merken, dass am Anfang immer Selbstbeobachtung, genaues Hinschauen oder, wie wir es nennen, „Diagnostik" steht. Dazu haben wir eine – schon von der letzten Folie her bekannte – Liste vorbereitet.

7. Lücken im selbstsicheren und kompetenten Verhalten

AB
13

Die Kursteilnehmer sollen jetzt anhand der „Liste für sozial kompetente Verhaltensweisen" herausfinden, wo sie Schwierigkeiten haben bzw. vermuten. Dazu werden die Sitzungsmaterialien mit den darin enthaltenen Listen ausgeteilt und die Kursteilnehmer sollen die Verhaltensweisen ankreuzen, die sie nicht bzw. nicht gut beherrschen oder mit denen sie immer wieder Schwierigkeiten haben.

Zeit lassen zum Durchlesen und Ankreuzen. Hilfen geben, falls erforderlich.

Die Teilnehmer sollen ausgehend von dieser Liste und den angekreuzten Vermutungen eine Hausaufgabe erhalten. Dabei geht es darum, dass sie sich während der nächsten Tage genauer beobachten.

In den Sitzungsmaterialien finden Sie die „Liste für sozial kompetente Verhaltensweisen". Dies ist die gleiche Liste, die Sie eben hier an der Wand gesehen haben. Diese sollen Sie nun durchgehen und beantworten.

Vor jeder Verhaltensweise ist ein Kreis. Kreuzen Sie bitte die Verhaltensweisen an, die Sie gar nicht oder nicht gut beherrschen. Ebenso machen Sie vor den Verhaltensweisen ein Kreuzchen, bei denen Sie wissen, dass Sie damit immer wieder Schwierigkeiten gehabt haben.

Soweit alles klar? Bitte überlegen Sie genau. Lassen Sie sich Situationen aus Ihrem Alltag zu den einzelnen Aspekten einfallen. Also denken Sie z.B. „Wo oder beim wem kann ich nicht nein sagen?", oder „Wie geht es mir, wenn ich gelobt werde?"

Wenn Sie Fragen haben, bitte fragen Sie uns. Wir kommen auch herum, wollen uns jedoch nur einmischen, wenn Sie uns fragen.

Zeit lassen, doch darauf achten, dass noch Zeit bleibt für die Verabschiedung und die Hausaufgaben

8. Hausaufgaben

(1) Stimmungsprotokoll weiterführen und nächstes Mal mitbringen!!
(2) Tätigkeitsprotokoll weiterführen und nächstes Mal mitbringen!!
(3) Selbstbeobachtung sozial unsicheren Verhaltens
(4) Arbeitsblatt „Soziale Situationen, in denen ich selbstunsicher war oder die ich vermieden habe" ausfüllen.
(5) EbG-Technik weiterführen (freiwillig)

Sind alle fertig?

Wir hoffen, dass Sie nun schon eine Vorstellung davon haben, was wir mit „sozial kompetentem Verhalten" meinen.

Dies war heute wieder ein volles Programm, daher nur noch schnell zu den Aufgaben bis zur nächsten Woche.

*Die Aufgaben bis zum nächsten Mal sind, wie gewohnt das Stimmungsprotokoll und das Tätigkeitsprotokoll zu führen. Bitte achten Sie drarauf, dass Sie das nächste Mal beide Protokolle **mitbringen**. Wir werden daran arbeiten und beide auswerten.*

Wir möchten Sie außerdem bitten, die „Liste sozial kompetenter Verhaltensweisen" anzuwenden. Dazu sollten Sie diese Liste täglich abends hervorholen und durchschauen. Dabei sollten Sie sich an den zurückliegenden Tag erinnern und fragen:

AB
14

„Gab es heute eine (soziale) Situation, in der eine der hier beschriebenen Verhaltensweisen mir Schwierigkeiten bereitet hat?" oder „Gab es heute eine (soziale) Situation, die ich aus Unsicherheit vermieden habe?"

Wenn Sie diese Fragen bejahen, dann sollten Sie die erlebte bzw. vermiedene Situation auf dem dafür vorgesehenen Arbeitsblatt unter Ihren Sitzungsmaterialien notieren.

Das Arbeitsblatt hervorholen und an einem Beispiel kurz erklären.
Beispiel: Habe unangenehme Sache aufgeschoben (bekommt X auf Liste) Notierte Situation auf Arbeitsblatt: Hätte bei meiner Tochter anrufen sollen, um die Einladung zum Mittagessen am Freitag abzusagen.

Alles klar? Bis nächste Woche.

E Ereignis	**b** bewertender Gedanke	**G** Gefühl
Morgens nach dem Frühstück schaue ich aus dem Fenster und denke über den Tag nach.	Wir hätten das Geschäft nicht aufgeben sollen. Jetzt ist es unwiderruflich weg. Mein Leben neigt sich dem Ende zu. Ich habe keine Aufgabe mehr. Ohne Kontakte zu den Kunden ist das Leben leer. Ich kann mit mir nichts anfangen. Haushalt und Enkelkinder bedeuten mir nichts. Würde lieber etwas Vernünftiges tun. Doch das ist nun vorbei. Warte nur noch auf den Tod!	Mir kommen die Tränen, wie gelähmt, verzweifelt.

neue, alternative Gedanken	neues Gefühl
Halt! Das stimmt so gar nicht! Anderen Leuten sage ich was ganz anderes, nämlich:	Ruhiger, abgelenkt, plane den Tag,
Jetzt habe ich Zeit, etwas ganz für mich zu tun. Ich kann neue Aufgaben finden.	aktiver
Das braucht nur Zeit. Ruhestand ist nicht gleich warten auf den Tod!	

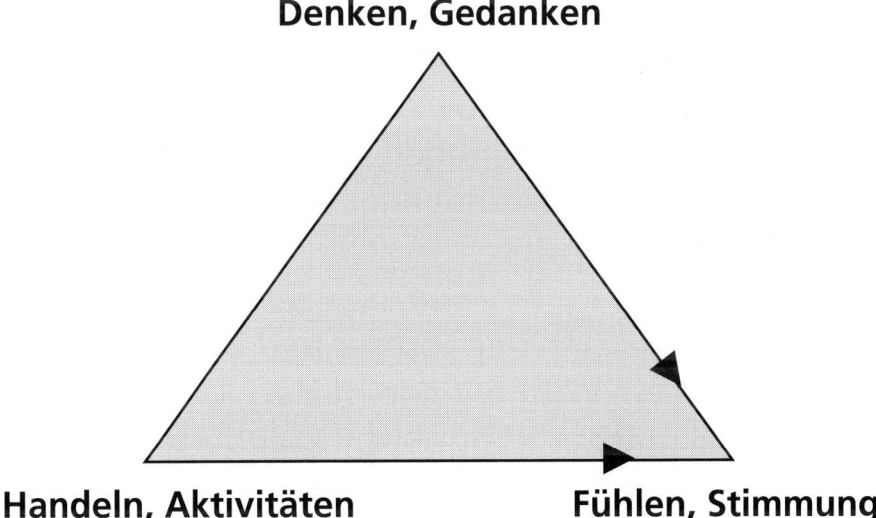

Dazu habe ich hier ein **Beispiel:**

Herr K. wird von seinen beiden Töchtern überfürsorglich betreut. Er wohnt in seiner eigenen Wohnung, doch die Töchter schauen mehrfach täglich
nach ihm, kaufen für ihn ein, erwarten, dass er zu
einer Mahlzeit am Tag zu einer von ihnen kommt,
gestalten seine Wochenenden durch Einladungen
zu Familienunternehmungen usw. Herr K. ist
ein gutmütiger Mensch, doch fühlt er sich – was
er nie sagen oder zugeben würde – durch seine
Töchter bedrängt, eingeengt und gelegentlich
sogar bevormundet.

Bei den Besuchen der Töchter und bei den Einladungen am Wochenende ist Herr K. meist kleinlaut, still und zurückgezogen. Dies verstärkt bei den
Töchtern die Ansicht, dass der Vater Hilfe braucht,
versorgt werden muss und mehr Anstrengungen
nötig sind, um ihn aus seinem „Rückzug" herauszuholen.

Insgeheim ist Herr K. unzufrieden, traut sich jedoch
nicht, etwas zu sagen, auf seinen eigenen Bedürfnissen zu bestehen. Er sagt sich auch immer, dass
die Töchter es ja gut meinen und es ja auch viele
Vorteile hat, wenn einem so geholfen wird und
er undankbar wäre, wenn er etwas sagen würde.

Auslöser/Situation	im Kopf läuft ab	im Handeln zeigt sich
Töchter kommen und putzen, kochen, laden ein, planen usw.	die meinen es ja nur gut, hat Vorteile, bin undankbar, werde bedrängt, will meine Sachen machen, wenn die mich bloß mal in Ruhe ließen, weiß nicht wie ich das erreichen kann, bin dann zu harsch, wie soll ich das ansprechen, ohne undankbar zu sein?	still, zurückgezogen, einsilbig, lasse andere machen, resignierend, inaktiv

- ❏ Nein-Sagen-Können
- ❏ Gefühle offen zeigen und äußern können
- ❏ Blickkontakt halten
- ❏ Aufrechte Haltung
- ❏ Freundliches Verhalten
- ❏ Lebhaftes (nicht träges) Verhalten
- ❏ Auf andere eingehen können
- ❏ Versuchungen zurückweisen können
- ❏ Um einen Gefallen bitten können
- ❏ Auf seinem Recht bestehen
- ❏ Stärken zeigen
- ❏ Schwächen eingestehen
- ❏ Auf Kritik reagieren
- ❏ Widerspruch äußern können
- ❏ Sich entschuldigen können
- ❏ Fehler eingestehen
- ❏ Änderung bei störendem Verhalten anderer verlangen

- ❏ Erwünschte Kontakte arrangieren
- ❏ Auf Kontaktangebote eingehen
- ❏ Unerwünschte Kontakte beenden
- ❏ Komplimente akzeptieren
- ❏ Komplimente machen
- ❏ Lob, Zustimmung erteilen
- ❏ Gespräche beginnen
- ❏ Gespräche aufrechterhalten
- ❏ Unterbrechungen im Gespräch unterbinden
- ❏ Interessante Themen einbringen
- ❏ Zu einer Unterhaltung beitragen
- ❏ Ausreden lassen
- ❏ Zuhören können
- ❏ Gespräche beenden
- ❏ Verständlich sprechen
- ❏ Spontan handeln
- ❏ Unangenehme Dinge nicht aufschieben

Die *achte Sitzung* hat die EbG-Technik vertieft und an vielen Beispielen gezeigt, wie Sie sich selbst helfen können, aus den negativen Gedanken herauszukommen.

Beispiel aus der Sitzung:

Zunächst geht es darum herauszubekommen, was die deprimierenden Gefühle (G) auslöst. Wenn das auslösende Ereignis (E) erkannt ist, werden die automatischen, bewertenden Gedanken (b) erfragt und aufgeschrieben.

E	b	G
Morgens nach dem Frühstück schaue ich aus dem Fenster und denke über den Tag nach.	Wir hätten das Geschäft nicht aufgeben sollen. Jetzt ist es unwiderruflich weg. Mein Leben neigt sich dem Ende zu. Ich habe keine Aufgabe mehr. Ohne Kontakte zu den Kunden ist das Leben leer. Ich kann mit mir nichts anfangen. Haushalt und Enkelkinder bedeuten mir nichts. Würde lieber etwas Vernünftiges tun. Doch das ist nun vorbei. Warte nur noch auf den Tod!	Mir kommen die Tränen, wie gelähmt, verzweifelt

Inzwischen sind Sie schon geübt darin, die automatischen, negativen Gedanken zu hinterfragen und nach passenderen, hilfreicheren, neuen bewertenden Gedanken zu suchen und diese dann aufzuschreiben. Wenn es Ihnen gelingt, diese neuen Gedanken zu denken, dann verbessert sich Ihr Befinden.

Diese EbG-Methode sollten Sie – neben den anderen Gedankenkontrolltechniken weiter üben und beibehalten. Daher finden Sie in der Anlage auch weitere EbG-Protokolle.

neue, alternative Gedanken	neues Gefühl
Halt! Das stimmt so gar nicht! Anderen Leuten sage ich was ganz anderes, nämlich: Jetzt habe ich Zeit, etwas ganz für mich zu tun. Ich kann neue Aufgaben finden. Das braucht nur Zeit. Ruhestand ist nicht gleich warten auf den Tod!	Ruhiger, abgelenkt, plane den Tag, aktiver

Im zweiten Teil der Sitzung ging es um *soziale Kompetenz* und selbstsicheres Verhalten.

Menschen mit Depressionen haben aus den verschiedensten Gründen Schwierigkeiten mit und in sozialen Situationen. Oftmals ist es die eigene Niedergeschlagenheit, ein geringer Selbstwert, Ängstlichkeit, mangelnde Übung im Umgang mit Menschen oder ein schlechtes Gewissen, was Sie daran hindert, eigene Bedürfnisse, Wünsche und Ansprüche zuzulassen und zu verwirklichen.

Bei der sozialen Kompetenz haben wir es mit dem *Denken und* dem *Handeln* gleichzeitig zu tun: Sie müssen wissen und geübt sein, sich selbstsicher zu verhalten, und Sie müssen sich erlauben, eigene Wünsche und Bedürfnisse zu haben und sich trauen, diese zu zeigen.

Sich trauen, erlauben

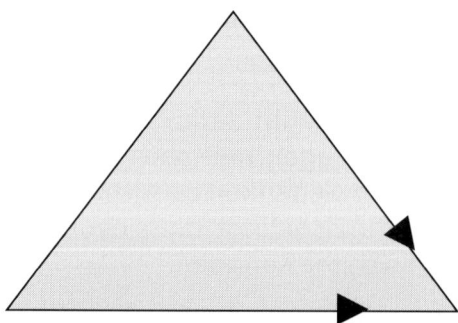

können, sich verhalten   **Befinden, Stimmung**

Werden eigene Vorstellungen, Bedürfnisse, Wünsche über längere Zeit nicht zufriedengestellt, führt dies zu schlechter Stimmung. Selbstsicheres, sozial kompetentes Verhalten und Denken erleichtert, verbessert die Stimmung.

Selbstsicheres, sozial kompetentes Verhalten ist *weder* unsicher, ängstlich, resignativ, *noch* laut, aggressiv, andere unterdrückend.

Bevor man an der sozialen Kompetenz arbeiten kann, muss man genau hinschauen und diagnostizieren, wo die Probleme bzw. Defizite liegen.

Die Liste *sozial kompetenter Verhaltensweisen* will Ihnen helfen herauszufinden, wo Ihre Schwächen liegen. Dazu haben Sie die Aufgabe, die Liste zu studieren, dann anzukreuzen, was Ihnen nicht gelingt, also wo bei Ihnen Lücken bestehen.

Sie sollten während der Woche, im Alltag darauf achten, in welchen Situationen Sie sich unsicher und ängstlich fühlen und welche Situationen Sie gar vermeiden.

Auf dem *Arbeitsblatt „Soziale Situationen, in denen ich selbstunsicher war und mich unwohl fühlte, oder die ich vermieden habe"* halten Sie bitte die Ihnen Schwierigkeiten bereitenden Situationen fest. Daran werden Sie in den nächsten Gruppensitzungen üben.

Ihre Aufgaben für die nächste Woche sind daher:

▶ EbG-Technik weiterführen (freiwillig)
▶ Selbstbeobachtung sozial unsicheren Verhaltens
▶ Situationen notieren, in denen Sie selbstunsicher waren oder die Sie vermieden haben.

❏ Nein-Sagen-Können

❏ Gefühle offen zeigen und äußern können

❏ Blickkontakt halten

❏ Aufrechte Haltung

❏ Freundliches Verhalten

❏ Lebhaftes (nicht träges) Verhalten

❏ Auf andere eingehen können

❏ Versuchungen zurückweisen können

❏ Um einen Gefallen bitten können

❏ Auf seinem Recht bestehen

❏ Stärken zeigen

❏ Schwächen eingestehen

❏ Auf Kritik reagieren

❏ Widerspruch äußern können

❏ Sich entschuldigen können

❏ Fehler eingestehen

❏ Änderung bei störendem Verhalten anderer verlangen

❏ Erwünschte Kontakte arrangieren

❏ Auf Kontaktangebote eingehen

❏ Unerwünschte Kontakte beenden

❏ Komplimente akzeptieren

❏ Komplimente machen

❏ Lob, Zustimmung erteilen

❏ Gespräche beginnen

❏ Gespräche aufrechterhalten

❏ Unterbrechungen im Gespräch unterbinden

❏ Interessante Themen einbringen

❏ Zu einer Unterhaltung beitragen

❏ Ausreden lassen

❏ Zuhören können

❏ Gespräche beenden

❏ Verständlich sprechen

❏ Spontan handeln

❏ Unangenehme Dinge nicht aufschieben

Arbeitsblatt 14	Soziale Situationen, in denen ich selbstunsicher war und mich unwohl fühlte oder die ich vermieden habe

1. . . . .
. . . .
. . . .
. . . .

2. . . . .
. . . .
. . . .
. . . .

3. . . . .
. . . .
. . . .
. . . .

4. . . . .
. . . .
. . . .
. . . .

6.9 Sitzung IX: Auswertung des Tätigkeitsprotokolls und sozial kompetentes Verhalten erlernen

Übersicht und Struktur der Sitzung IX

Sitzungsteil	Ziele	Materialien
1. Begrüßung der Teilnehmer	Einstieg und Motivierung	
2. Zusammenhang von angenehmen Tätigkeiten und Befinden	Prinzip der Auswertung der Tätigkeitsprotokolle und Stimmungsverläufe erläutern	▸ Folie 42 (S. 238) ▸ Folie 43 (S. 239) ▸ Folie 44 (S. 240) ▸ Folie 45 (S. 241)
3. Auswertung und Zeichnen der Stimmungs- und Tätigkeitskurven	Auswertung der Tätigkeitsprotokolle und Stimmungsverläufe	▸ Arbeitsblatt 6: „Tätigkeitsprotokoll" (ausgefüllt) ▸ Arbeitsblatt 8: „2. Stimmungsprotokoll" (ausgefüllt) ▸ Arbeitsblatt 15: „Graphik für Tätigkeitswerte und Stimmungsverlauf" (S. 247) ▸ Farbstife (rot/schwarz)
4. Besprechen der Stimmungs- und Tätigkeitskurve	Verdeutlichung des Zusammenhangs zwischen angenehmen Tätigkeiten und Stimmung	▸ Stimmungs- und Tätigkeitskurven
5. Wiederholung der Sitzung VIII	Was ist Soziale Kompetenz?	▸ Folie 46 (S. 242)
6. Besprechung der Hausaufgaben	Vorbereitung auf das nachfolgende Rollenspiel	▸ Arbeitsblatt 14: „Soziale Situationen, in denen ich selbstunsicher war oder die ich vermieden habe" (ausgefüllt)
7. Sozial kompetentes Verhalten erlernen	Vorbereitung für das nachfolgende Rollenspiel	▸ Folie 47 (S. 243) ▸ Folie 48 (S. 244)
8. Erste Rollenspiele	Sozial kompetentes Verhalten üben	▸ Folie 48 (S. 244) ▸ Rollenspiel
9. Hausaufgaben: ▸ Stimmungsprotokoll weiterführen (freiwillig) ▸ EbG-Technik weiterführen (freiwillig) ▸ Wochenplan weiterführen (freiwillig) ▸ Selbstsicheres Verhalten im Alltag einüben	Sozial kompetentes Verhalten üben	▸ Materialien für die Gruppenteilnehmer, Zusammenfassung Sitzung IX (S. 245–246) ▸ Arbeitsblatt 16: „3. Stimmungsprotokoll" (S. 248) ▸ Arbeitsblatt 17: „Selbstsicheres Verhalten in Situationen" (S. 249)

1. Begrüßung der Teilnehmer

Dabei gilt es zunächst wieder lobend, unterstützend und ermuternd auf die anwesenden Teilnehmer einzugehen. Informationen über fehlende Teilnehmer geben bzw. einholen.

Erfahrungsaustausch und „small talk" über beobachtete Veränderungen, insbesondere über die Erfahrungen mit den angenehmen Tätigkeiten, den Auswirkungen dieser Aktivitäten auf das Befinden. Daraus Überleitung zum ersten Thema, der Auswertung der Tätigkeits- und Stimmungsprotokolle.

Ich begrüße Sie zu unserer neunten Sitzung.
Es ist schön, dass Sie gekommen sind.
Zu Anfang wüsten wir gerne, ob Sie Veränderungen bei sich festgestellt haben ...,
ob sich für Sie in der Zwischenzeit etwas an Ihrer Tagesstruktur, Ihren Aktivitäten und Ihrer Stimmung geändert hat?
Wer möchte etwas berichten? Vielleicht Sie, Frau ..., und Sie, Herr ...?

Etwa zehn Minuten austauschen und insbesondere auf den Aspekt der Durchführung angenehmer Aktivitäten und der Verbesserung der Stimmung achten. Von dort aus überleiten.

Schön wie Sie das berichten, denn wir wollen heute gleich am Anfang nochmals auf die angenehmen Tätigkeiten und deren Einfluß auf Ihre Stimmung zu sprechen kommen. Die Wiederholung der letzten Sitzung, die Besprechung der Hausaufgaben und erste Übungen zum sozial kompetenten Verhalten folgen erst später.

2. Zusammenhang von angenehmen Tätigkeiten und Befinden

Das erste Thema der Sitzung ist die Auswertung der Tätigkeitsprotokolle in Verbindung mit dem Stimmungsprotokoll.

Dazu ist es hilfreich, nochmals auf den bereits früher herausgearbeiteten Zusammenhang von verstärkenden Aktivitäten und besserer Stimmung hinzuweisen. Die Auswertung der Tätigkeitsprotokolle und der Stimmungsverläufe soll dies nochmals verdeutlichen. Zunächst wird die Auswertung an einem Beispiel erläutert.

Sie haben alle Ihre Tätigkeitsprotokolle und Ihre (zweiten) Stimmungsprotokolle mitgebracht. Diese wollen wir heute auswerten und daran nochmals unser allererstes Thema aufgreifen.
Wir haben in der dritten, vierten und fünften Sitzung an vielen Beispielen den Zusammenhang von Ihrem Verhalten und Ihrer Stimmung herausgearbeitet.

> AB
> 6, 8

Eine ganz wichtige Kontrollmöglichkeit über Ihre Stimmung war die Art und Menge angenehmer Aktivitäten in Ihrem Alltag. Da jeder ganz eigene angenehme Tätigkeiten hat, hatten Sie Ihre persönliche Liste angenehmer Tätigkeiten in das Tätigkeitsprotokoll eingetragen.

Ihre Aufgabe während den letzten vier Wochen war nun, möglichst viele Dinge aus dieser Liste in Ihren Alltag einzubauen und die Menge am Tag allmählich zu steigern.

Sie haben in Ihrem Tätigkeitsprotokoll jeden Abend Kreuzchen hinter den Tätigkeiten gemacht, die Sie an dem betreffenden Tag ausführten und angenehm empfanden. Zählt man diese Kreuzchen zusammen, dann ergibt sich pro Tag für die letzten vier Wochen eine Summe angenehmer Tätigkeiten. Diese Tagessummen angenehmer Tätigkeiten lassen sich in ein Schaubild übertragen.

Damit Sie wissen, wie das geht und aussieht, haben wir hier ein Beispiel vorbereitet.

Dabei wollen wir Ihnen zunächst die Menge angenehmer Tätigkeiten zeigen, dann erst den Stimmungsverlauf.

<table>
<tr><td>Folie
42, 43</td><td>Zunächst **Folie 42** mit den Tagessummen auflegen, dann die **Folie 43** mit den in das Schaubild übertragenen Werten auflegen und besprechen.</td></tr>
</table>

Zuerst werden die Schwankung der Häufigkeit „angenehmer Tätigkeiten" in einem Zeitraum von vier Wochen in einem Schaubild als „Tätigkeitskurve" besprochen, was daran auffällt, und dass damit der „Handlungsaspekt" des Dreiecks (Folie 5) erfasst ist. Was nun fehlt, ist der „Stimmungsaspekt".

Mit dieser Kurve haben wir nun einen wichtigen Aspekt unseres Modells, nämlich den Verlauf angenehmer Tätigkeiten.

Was noch fehlt, ist der Stimmungsverlauf im selben Zeitraum. Dazu brauchen wir nun das Stimmungsprotokoll mit den täglichen Stimmungsurteilen, um eine Stimmungskurve zu zeichnen.

Schwankung der Stimmung im Verlauf desselben Zeitraums in einem zweiten Schaubild zeigen. Dazu die **Folie 44** mit den Stimmungswerten des Stimmungsprotokolls auflegen. Die **Folie 45** stellt dieselben Werte dann als Stimmungskurve dar.

<table>
<tr><td>Folie
44, 45</td><td>**Folien 44 und 45** auflegen und in der Gruppe besprechen.</td></tr>
</table>

Legt man nun die Stimmungskurve und die Tätigkeitskurve übereinander, dann kann man das Zusammenspiel von Handeln und Befinden erkennen.

Die Kursleiter legen die beiden Schaubilder (**Folien 43 und 45**) aufeinander, sodass die Teilnehmer den Zusammenhang zwischen der Häufigkeit angenehmer Tätigkeiten und den Stimmungswerten erkennen können.

Wichtig ist, genug Zeit zum Betrachten zu lassen und dann über die Kurven ein Gespräch zu führen.

Wie Sie sehen, schwankt die Anzahl der angenehmen Tätigkeiten sehr stark.

In der 1. Woche werden im Durchschnitt drei angenehme Tätigkeiten pro Tag ausgeführt.

In der 2. Woche wird ein Wochenplan geführt; die Anzahl angenehmer Tätigkeiten betrug mindestens fünf pro Tag.

In der 3. Woche war die Aufgabe, die Anzahl angenehmer Tätigkeiten nie unter sieben fallenzulassen. Dies gelang auch an fünf Tagen. Am 18. und 20. Tag waren es jedoch nur fünf angenehme Tätigkeiten.

In der 4. Woche gelang es, an allen sieben Tagen mindestens sieben angenehme Tätigkeiten auszuführen.

An der Stimmungskurve sehen Sie, dass die Stimmung in den vier Wochen sehr stark schwankte. Im Durchschnitt verbesserte sie sich aber von 4 auf 2,5. Es gab keine Tage mehr, an denen die Stimmung unter 4 sank.

Man erkennt einen starken Zusammenhang zwischen der Stimmung und der Häufigkeit angenehmer Tätigkeiten.

In der ersten Woche war die Stimmung im Durchschnitt auf dem Wert 4. Durch das Führen der Wochenpläne stieg sie deutlich an.

Seitdem pro Tag mindestens sieben angenehme Tätigkeiten ausgeführt wurden, lag die Stimmung im Durchschnitt bei 2,5.

Haben Sie zu diesen Kurven Fragen?

Wir wollen nun gemeinsam Ihre Tätigkeitsprotokolle und Ihre Stimmungsprotokolle auswerten und besprechen.

3. Auswerten und Zeichnen der Stimmungs- und Tätigkeitskurven

Sind alle Fragen beantwortet, bekommt jeder Teilnehmer die in den Sitzungsmaterialien vorbereitete Graphik, in die sie ihre Stimmungs- und Tätigkeitswerte mit verschiedenen Farben eintragen und zu zwei Kurven verbinden sollen.

AB 15

Dazu teilt sich die Gruppe in zwei Teilgruppen, damit die Kursleiter den einzelnen Teilnehmern besser zu Hilfe kommen können.

Beachten: Zunächst die Tätigkeitskurve zu zeichnen, dann die Stimmungskurve.

Farbstifte (rot/schwarz o.ä.) zur Verfügung stellen, damit beide Kurven gezeichnet werden können.

Nun werten Sie bitte Ihre eigenen Protokolle aus. Wir machen das alle zusammen, Schritt für Schritt, und lassen uns dafür genügend Zeit.

Zunächst tragen Sie bitte mit einer Farbe, z.B. Rot, Ihre Tätigkeitswerte der letzten vier Wochen in das Schaubild ein. Danach verbinden Sie die Punkte mit einer Linie, wie Sie es im Beispiel gesehen haben.

Dasselbe machen Sie anschließend mit den Stimmungswerten der letzten vier Wochen. Nehmen Sie dazu eine andere Farbe, z.B. Schwarz.

Wir haben hier für Sie Farbstifte mitgebracht.

Die Kursleiter gehen mit den Teilnehmern, aufgeteilt in zwei Teilgruppen oder mehrere Kleingruppen, jetzt Schritt für Schritt vor.

Dem einen oder anderen muss vielleicht beim Eintragen der Werte und Verbinden der Punkte geholfen werden.

Wichtig ist, dass die Kursteilnehmer bei ihrer Auswertung ab dem gleichen Kalendertag ihre Stimmungswerte übernehmen, von dem an auch das Tätigkeitsprotokoll geführt wurde.

Interessant ist es, die Werte der einzelnen Wochen in Bezug zu den Kursinhalten zu setzen. So könnte z.B. die Zeit zwischen Sitzung V-VI hinsichtlich der Wirkung des Wochenplans betrachtet werden. Die Zeit zwischen der Sitzung VI-VII könnte in Beziehung zum Einsatz der Gedankenkontrolltechniken und die Zeit nach der siebten Sitzung auf die EbG-Technik bezogen werden.

Zum Schluss schreiben Sie bitte Ihren Namen auf das Blatt, denn wir möchten Ihre Kurven gern hier vorne aufhängen und mit Ihnen besprechen.

4. Besprechen der Stimmungs- und Tätigkeitskurve

Die Kursleiter heften die Schaubilder jedes Teilnehmers an die Tafel bzw. Wand und fragen, wer als erster seinen Plan besprechen möchte.

Nach und nach wird auf alle Schaubilder eingegangen. Dabei wird mit jedem Teilnehmer ein persönliches Gespräch geführt.

Auf folgende Besonderheiten der Kurven sollte bei der Besprechung hingewiesen werden:

1. Tätigkeitspolster

Bei den Kurven treten Tätigkeitspolster auf, d.h. am Vortag hat der Teilnehmer viele angenehme Tätigkeiten ausgeführt, am nächsten Tag jedoch nur sehr wenige. Trotzdem bleibt an diesem Tag die Stimmung gut, weil man noch ein Polster vom Vortag hat.

Die Kursleiter sollten jedoch darauf hinweisen, dass Tätigkeitspolster sehr schnell aufgezehrt sind.

2. Besonderheiten am Wochenende oder Wochenbeginn

Es könnte sein, dass es einem Kursteilnehmer am Wochenende oder zu Beginn der Woche besonders schlecht oder besonders gut geht. Die Kursleiter versuchen mit ihr/ihm herauszufinden, welche Gründe diese Regelmäßigkeiten haben, z.B. ein bestimmter Besuch oder die Einsamkeit am Wochenende, viele Pflichten am Wochenende oder Wochenbeginn.

3. Tage mit durchschnittlicher Tätigkeitszahl und sehr guter Stimmung

Wurden an diesen Tagen z.B. Tätigkeiten von besonders hoher Annehmlichkeit ausgeführt?

Falls die Teilnehmer in der Gruppe diskutieren wollen, sollten dies die Kursleiter unterstützen.

Welch ein Anblick! Diese herrlichen Kurven angenehmer Tätigkeiten und davon beeinflusster Stimmungsverläufe! Wir wollen nun jedes Schaubild besprechen.

Wer möchte anfangen? Vielleicht Sie, Frau ...? Beschreiben Sie doch ein wenig, was Ihnen so auffällt. Ist die Stimmung immer gleich? Wie ist Ihr Tätigkeitsniveau? Gab es Veränderungen? Hängen die mit den Sitzungen der letzten vier Wochen zusammen?

Wie verändert sich Ihre Stimmung? Gab es besonders auffallende Tage? Wirken sich Veränderungen immer sofort aus? Lassen sich die angenehmen Aktivitäten noch steigern?...

Schließen wir nun diesen Abschnitt und kommen zurück zu unserem Thema „soziale Kompetenz und selbstsicheres Verhalten", das wir schon in der letzten Sitzung begonnen haben.

5. Wiederholung der Sitzung VIII

Unter Verwendung der Folie 46 definieren, was Soziale Kompetenz meint, und dabei auf die Bedeutung des Denkens und des Handelns hinweisen.

Eine Person bezeichnen wir dann als sozial kompetent, wenn sie über kognitive, emotionale und motorische Verhaltensweisen verfügt und diese anwenden kann, um in bestimmten sozialen Situationen zu einem langfristig günstigen Verhältnis von positiven und negativen Konsequenzen zu gelangen.

Wir haben in der letzten Sitzung angefangen, uns mit selbstsicherem und sozial kompetentem Verhalten zu befassen. Damit Sie einmal sehen, was Psychologen darunter verstehen, sehen Sie auf der Folie eine aktuelle Definition aus einem Lehrbuch. Das klingt furchtbar kompliziert, doch deckt genau das ab, was wir das letzte Mal an verschiedenen Beispielen herausgearbeitet haben und was auf Ihrer „Liste sozial kompetente Verhaltensweisen" konkret beschrieben ist.

Folie 46

Folie 46 auflegen.

Einfacher heißt das, dass selbstsichere und sozial kompetente Menschen:
- *sich erlauben, eigene Wünsche, Ansprüche und Bedürfnisse zu haben und diese wahrzunehmen,*
- *wissen, wie man sich in verschiedenen sozialen Situationen verhält,*
- *sich selbst Mut und Bekräftigung zusprechen.*

Wir hatten weiter festgestellt, dass sozial kompetentes Verhalten nicht heißt, andere zu unterdrücken, arrogant oder gar aggressiv zu sein. Selbstsichere Menschen sind in der Lage, eine soziale Situation richtig einzuschätzen, die eigenen Ziele und die beteiligten Personen zu bedenken.

Bei den Übungen zur sozialen Kompetenz geht es also um die Berücksichtigung sowohl des Verhaltens wie der gedanklichen Komponente.

AB 14

6. Besprechung der Hausaufgaben

Aus der Besprechung der Hausaufgaben anhand des Arbeitsblatts „Soziale Situationen, in denen ich unsicher war, oder die ich vermieden habe" soll rasch der Übergang zu einer ersten Verhaltensübung (Rollenspiel) geschafft werden. Zunächst einige Beispiele der Teilnehmer nennen lassen, dann ein spielbares, nicht zu komplexes Beispiel auswählen, um daran dann zu üben.

Haben Sie auf dem Arbeitsblatt für heute Beispiele eingetragen, in denen Sie unsicher, ängstlich waren oder vermieden haben?

Wer möchte ein Beispiel vorlesen und berichten?
Wer noch?

7. Sozial kompetentes Verhalten erlernen

Selbstsicheres, kompetentes Verhalten wird gelernt, lässt sich trainieren und üben. Daher sollte an einem ersten, einfachen Beispiel mit der Gruppe selbstsicheres Verhalten eingeübt werden. Dazu ist es nötig zu klären, dass viele Menschen Schwierigkeiten in sozialen Situationen haben, sich nicht trauen, auf ihrem Recht zu bestehen, Wünsche nicht äußern, Kontakte nicht herstellen können. Bevor geübt wird, sollte erklärt werden, worauf es bei sozial kompetentem Verhalten ankommt.

Folie 47

Folie 47 auflegen.

Selbstsicheres und sozial kompetentes Verhalten hat folgende Merkmale:
- Stimme: klar, laut, deutlich
- Formulierung: eindeutig

▶ Inhalt: klar, präzise, eigene Bedürfnisse ausdrücken, von sich („ich") reden
▶ Gestik/Mimik: Inhalt unterstreichend, lebhaft, Blickkontakt, entspannt

Es sind zumindest zwei *Gruppen von sozialen Situationen* zu unterscheiden, die hier geübt werden sollen:
▶ Recht durchsetzen, sich behaupten,
▶ Kontakte aufbauen, Beziehungen erhalten, um Sympathie werben.

Es wird empfohlen, zunächst an einem *Selbstbehauptungsbeispiel* zu üben.
   Dabei sind folgende *sieben Schritte* bei der Umsetzung in Rollenspielen hilfreich:
(1) Wie sieht die soziale Situation genau aus (Ort, Zeit, Personen, Handlung)?
(2) Welches Ziel soll erreicht werden?
(3) Wie sieht mein bisheriges Verhalten und Denken in der Situation aus?
(4) Wie soll das selbstsichere, kompetente Verhalten in der Situation aussehen?
(5) Wie bereite ich mich auf die Situation vor (günstigen Selbstinstruktionen)?
(6) Wie verhalten sich die Sozialpartner (was machen, sagen, tun diese)?
(7) Selbstanerkennung, Selbstlob für Ausgang nicht vergessen.

Folie 48 auflegen.

Folie 48

An einem Beispiel aus der Gruppe werden die sieben Schritte erläutert und durchgespielt.
   Sollte wider Erwarten unter den Beispielen der Teilnehmer kein einfaches, passendes Einstiegsbeispiel sein, dann kann eines der folgenden *Beispiele* der Gruppe vorgeschlagen und daran geübt werden.

1. Sie haben für eine mehrstündige Zugfahrt eine Platzreservierung bezahlt. Da am nächsten Tag ein Feiertag ist, sind viele Menschen unterwegs, der Zug ist recht voll. Sie sind froh über die Reservierung. Als Sie an den reservierten Platz am Fenster kommen, sitzt dort ein Mann. Der Mann ist in seine Papiere vertieft und tippt in sein Notebook. Sie machen den Mann auf Ihre Reservierung aufmerksam und fordern ihn auf, den Platz zu räumen. Er sagt: Sie kommen zu spät, Ihre Reservierung ist mir egal.

2. Ein Vertreter klingelt an Ihrer Wohnungstür und bietet höflich seine Ware (z.B. Bürsten, Tiefkühlkost u.ä.) an. Sie haben dafür kein Interesse.

Jetzt kommen wir zu einer weiteren wichtigen Technik in unserem Kurs:
Rollenspielen oder neues Verhalten einüben.
   Diese Rollenspiele stellen die Methode dar, um selbstsicheres und kompetentes Verhalten zu lernen oder darin wieder fit zu werden. Bevor wir dazu kommen, ist

es wichtig, genau zu wissen, worauf man bei selbstsicherem Verhalten achten muss.

Selbstsichere Personen reden laut, verständlich, deutlich; sagen eindeutig und präzise, was sie wollen, halten Blickkontakt und unterstützen mit ihrer Körperhaltung ihr Anliegen.

Mit den Rollenspielen wollen wir nun dies schrittweise einüben.

Da uns heute nicht mehr genug Zeit bleibt, wollen wir an einem Beispiel von Ihnen zu üben anfangen.

Wir dachten, das Beispiel von Frau ... bzw. Herrn ... zu nehmen und daran zu üben. Sind Sie damit einverstanden, Frau ... bzw. Herr ...?

7. Erste Rollenspiele

Die Rollenspiele sollten kurz gehalten und ruhig an einer Stelle abgebrochen werden, an denen die Zielperson positiv verstärkt werden kann. Mehrere Wiederholungen derselben Szene mit kleinen Erweiterungen und Verbesserungen sind hilfreicher als zu lange Spielsequenzen mit vielen u.U. ungünstigen Verhaltensweisen. Sollte etwas anders als geplant laufen, dann gleich eingreifen und unterbrechen.

Dabei ist auf die sieben Schritte der Folie 48 zu achten. Also Situation klar eingrenzen, Ziel festlegen. Mitspieler genau instruieren. Am Anfang ruhig die Folie 48 liegen lassen, um darauf immer wieder Bezug zu nehmen.

Wir wollen an folgender typischer Situation üben:

Sie haben für eine mehrstündige Zugfahrt eine Platzreservierung bezahlt. Da am nächsten Tag ein Feiertag ist, sind viele Menschen unterwegs, der Zug ist recht voll. Sie sind froh über die Reservierung. Als Sie an den reservierten Platz am Fenster kommen, sitzt dort ein Mann. Der Mann ist in seine Papiere vertieft und tippt in sein Notebook. Sie machen den Mann auf Ihre Reservierung aufmerksam und fordern ihn auf, den Platz zu räumen. Er sagt: „Sie kommen zu spät, Ihre Reservierung ist mir egal."

Wer kennt eine derartige Situation?
Wer hat dabei Schwierigkeiten?

Eine Person auswählen, mit der dann weiter geübt wird.

Wie sieht selbstsicheres Verhalten in der geschilderten Situation aus? Was kann man tun? Beachten Sie dabei die Punkte auf der Folie 48.

Was hätte man darauf antworten können?
Was hätten Sie sonst noch tun können?

Lassen Sie uns einmal die Situation mit dem Verhalten durchspielen, das Sie gerne beherrschen würden.

Wählen Sie sich aus den Teilnehmern Mitspieler aus, die den „Platzbesetzer" und andere beteiligte Personen darstellen sollen.

Lassen Sie uns genau festlegen, was diese tun und sagen sollen.

Bedenken Sie, dass es hier nicht um Schauspielerei geht, sondern um Verhaltensübungen, um zu lernen sich geschickter zu verhalten.

Daher werde ich schon bald unterbrechen und wir werden alles besprechen und die Szene mehrfach wiederholen.

Alles klar, dann los.

Rückmeldung zum Rollenspiel

Bei Unterbrechungen des bzw. nach dem Rollenspiel sollen zuerst positive Anteile am Verhalten der Zielperson hervorgehoben werden.

Die Kursleiter *loben* gelungene Aspekte des Auftretens und fragen die anderen Teilnehmer, was ihnen positiv aufgefallen ist.

Die Zielperson muss die Möglichkeit erhalten, Eindrücke und Gefühle beim Rollenspiel zu äußern. *Selbst einschätzen* lassen, welche Teile des Rollenspiels gut gelaufen sind.

Erst nach der ermutigenden Rückmeldung kann man *Veränderungen* vorschlagen, wobei diese positiv formuliert werden müssen.

Auch die anderen Teilnehmer dürfen nur *konstruktive Kritik* üben. Als Grundregel gilt, dass nur so viele Aspekte kritisch angemerkt werden dürfen, wie zuvor positiv hervorgehoben wurden (also einen Verhaltensaspekt gelobt zu haben erlaubt eine kritische, verbessernde Äußerung usw.)

Die Kursleiter regen die anderen Teilnehmer an, weitere Veränderungen vorzuschlagen.

Danach wird das Rollenspiel mit den entsprechenden Veränderungen zumindest *noch einmal durchgeführt*.

Das war eine prima Leistung. Mir hat gut gefallen, dass Sie sich gleich getraut haben, hier vor allen mitzuspielen. Sie sind ruhig geblieben und haben Ihr Anliegen höflich, doch bestimmt vorgebracht.

Wie haben Sie sich denn während des Rollenspiels gefühlt? Was ging Ihnen denn durch den Kopf?

Was meinen die anderen? Was hat Ihnen an dem Verhalten von Frau ... bzw. Herrn ... noch gefallen?

Also, an Ihrem Verhalten hat uns gefallen, dass Sie ruhig, höflich und bestimmt geblieben sind. Sie haben sich nicht provozieren lassen, haben Ihr Recht mehrfach vorgebracht und dann die Unterstützung durch den Schaffner geholt.

Sie sollten darauf achten, dass Sie ruhig lauter sprechen und dabei Ihren Gegenüber anschauen. Drücken Sie in Ihrer Körperhaltung aus, dass Sie standfest sind und unnachgiebig.

Probieren Sie es doch gleich nochmals!

Wir fangen wieder von vorne an, mit denselben Mitspielern. Legen Sie sich doch im Kopf nochmals zurecht, dass Sie im Recht sind, dass Sie Blickkontakt halten, lauter sprechen, Standfestigkeit ausdrücken und nach zwei Fehlversuchen den Schaffner holen.

Und los!

Erneutes Rollenspiel: Wiederholung derselben Szene

Ganz toll! Wirklich eine gelungene Sache. Haben Sie bemerkt, wie stark Sie waren? Wie klar wurde, dass Sie sich durchsetzen? Wie fühlten Sie sich denn? Können Sie sich vorstellen, dass Sie dies auch im Alltag üben und ausprobieren könnten?

Wir hoffen, dass Sie nun eine Vorstellung von dem haben, was wir während der nächsten Sitzungen gemeinsam tun werden. Mit jedem von Ihnen werden wir über diese Rollenspiele soziale Kompetenz einüben.

Sie werden sehen, das wird ganz amüsant, doch bei den Übungen geht es immer um ganz wesentliche Dinge, nämlich über Selbstvertrauen mehr Selbstsicherheit zu erreichen und mehr soziale Kontakte zu ermöglichen.

9. Hausaufgaben
(1) Stimmungsprotokoll weiterführen (freiwillig)
(2) EbG-Technik weiterführen (freiwillig)
(3) Wochenplan weiterführen (freiwillig)
(4) Selbstsicheres Verhalten im Alltag einüben:
    Selbstbehauptung in zwei Situationen und dies notieren auf Arbeitsblatt
    „Selbstsicheres Verhalten in Situationen"

Die Teilnehmer sollen in der nächsten Woche und auch über den Kurs hinaus sozial kompetentes bzw. selbstsicheres Verhalten üben. In der folgenden Woche sollen alle in zwei Situationen selbstsicheres Verhalten (sich durchsetzen, selbstbehaupten) üben. Auf dem Arbeitsblatt „Selbstsicheres Verhalten in Situationen" sollten diese Übungsbeispiele notiert werden.

Das Arbeitsblatt in den Sitzungsmaterialien hervorholen und zeigen.

Es ist wichtig, besonders die Verhaltensweisen zu trainieren, die auf der „Liste sozial kompetenter Verhaltensweisen" angekreuzt wurden.

Zunächst sollen sich die Kursteilnehmer die Situationen in Gedanken vorstellen und dann planen, wie sie sich darin selbstsicher verhalten können. Anschließend sollen sie das selbstsichere Verhalten ausführen und sich dafür belohnen.

Nun kommen wir zu den Hausaufgaben. Im Laufe der nächsten Wochen, das heißt auch über den Kurs hinaus, sollen Sie sozial kompetentes und selbstsicheres Verhalten üben.

M
IX

Für die kommende Woche notieren Sie auf Ihrem Arbeitsblatt „Selbstsicheres Verhalten in Situationen" in Ihrem Alltag vorkommende Situationen, in denen Sie selbstsichere Verhaltensweisen (sich behaupten, durchsetzen) üben wollen. Benützen Sie auch Ihre „Liste sozial kompetenter Verhaltensweisen", um herauszufinden, was Ihnen Schwierigkeiten bereitet und das Sie nun ändern wollen.

AB
16

Es gibt im Alltag sehr viele Gelegenheiten, in denen Sie selbstsicheres Verhalten ausführen und somit nach und nach erlernen können. Nutzen Sie die Chancen und trauen Sie sich etwas zu! Kalkulieren Sie auch Misserfolge ein. Belohnen Sie sich für Ihre Bemühungen!

Jeder notiert sich bitte zwei Situationen, in denen er/sie bislang Schwierigkeiten hatte, sich zu behaupten, nun aber überlegt hat, dies zu ändern und dies auch gleich ausprobieren will.

Planen Sie diese Übungen nach den heute besprochenen Regeln: Planen, im Kopf sich aufbauen und die Rechte klar machen, Verhalten und Äußerungen zurechtlegen, günstige Situationen überlegen, mögliche Ausgänge überlegen, darauf vorbereiten, dann durchführen, in jedem Fall selbst loben.

Wichtig ist der Versuch, nicht der Erfolg!

Seien Sie nicht kritisch mit sich, anerkennen Sie die ersten Schritte.

Bitte bringen Sie Ihr Arbeitsblatt und alle Ihre Erfahrungen zur nächsten Sitzung mit. Gerade auch, wenn es nicht gleich zu gut klappt. Wir arbeiten daran weiter.

AB
17

Wer möchte, darf gerne das schon bekannte Stimmungsprotokoll weiter ausfüllen. Sie finden ein Protokoll für die nächsten vier Wochen unter den Materialien.

Viel Erfolg! Bis zur nächsten Woche!

Tagessumme angenehmer Tätigkeiten

3 4 3 3 3 4 5 5 5 6 8 6 6 7 7 8 5 7 5 7 8 9 7 9 9 10 9

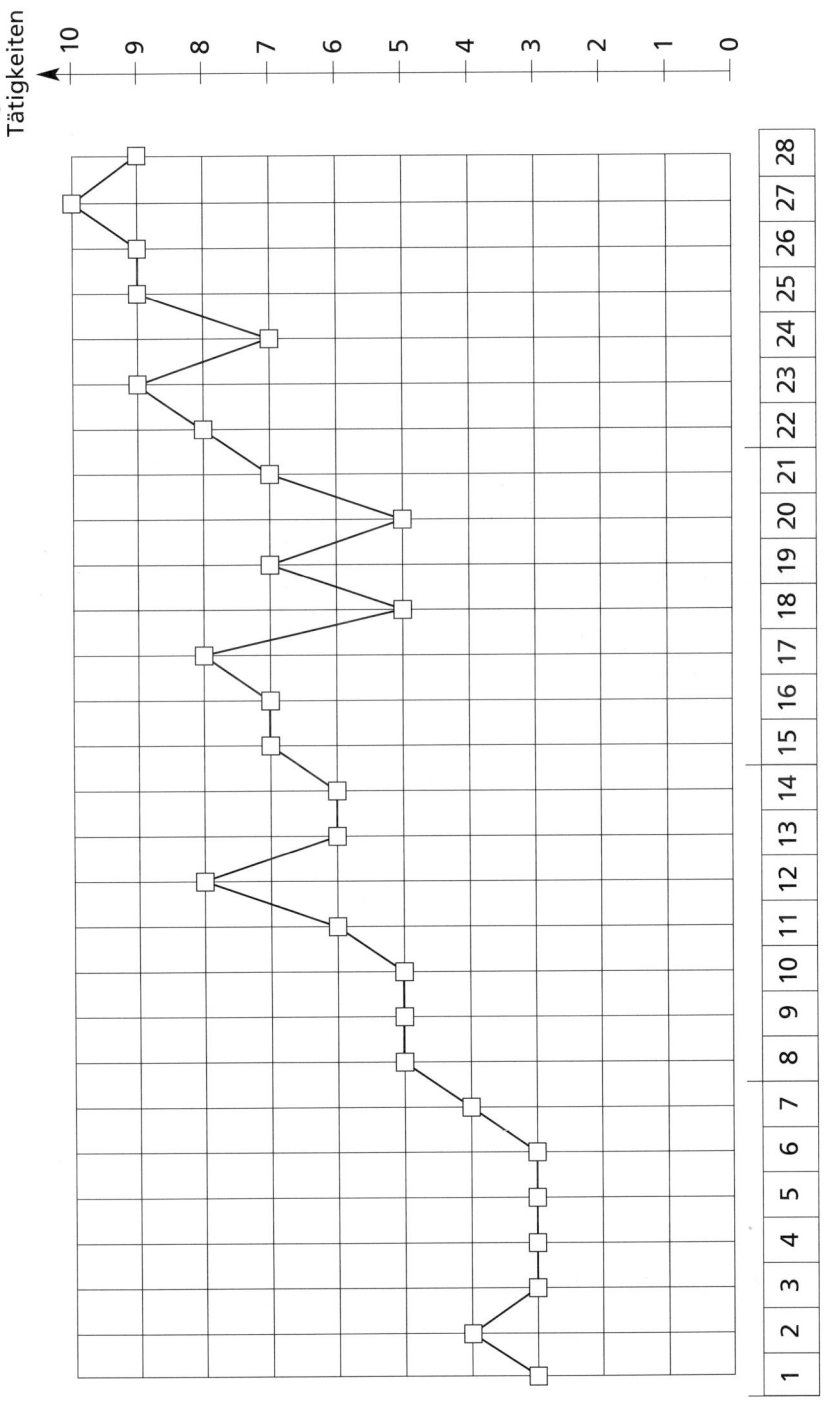

Beurteilen Sie täglich Ihre Stimmung und tragen Sie einen Wert von 1 bis 6 hinter dem Datum ein!

Werte:
1	sehr gute Stimmung
2	gute Stimmung
3	mittelmäßige Stimmung
4	weniger gute Stimmung
5	schlechte Stimmung
6	sehr schlechte Stimmung

	Datum und Wochentag	Wert		Datum und Wochentag	Wert
1		4	15		3
2		5	16		3
3		5	17		3
4		4	18		4
5		4	19		3
6		4	20		4
7		5	21		3
8		4	22		3
9		3	23		3
10		3	24		2
11		2	25		2
12		3	26		3
13		4	27		2
14		4	28		3

Stimmung

Eine Person bezeichnen wir dann als **sozial kompetent**, wenn sie über

▶ kognitive,

▶ emotionale und

▶ motorische Verhaltensweisen

verfügt und diese anwenden kann, um in bestimmten sozialen Situationen zu einem langfristig günstigen Verhältnis von positiven und negativen Konsequenzen zu gelangen.

Selbstsicheres und sozial kompetentes Verhalten hat folgende Merkmale:

Stimme: klar, laut, deutlich

Formulierung: eindeutig

Inhalt: klar, präzise, eigene Bedürfnisse ausdrücken, von sich („ich") reden

Gestik/Mimik: Inhalt unterstreichend, lebhaft, Blickkontakt, entspannt

Sieben Schritte bei den Rollenspielen und den Übungen im Alltag

1. Wie sieht die soziale Situation genau aus (Ort, Zeit, Personen, Handlung)

2. Welches Ziel soll erreicht werden?

3. Wie sieht mein bisheriges Verhalten und Denken in der Situation aus?

4. Wie soll das selbstsichere, kompetente Verhalten in der Situation aussehen?

5. Wie bereite ich mich auf die Situation vor, günstigen Selbstinstruktionen?

6. Wie verhalten sie die Sozialpartner (was machen, sagen, tun diese)?

7. Selbstanerkennung, Selbstlob für Ausgang nicht vergessen.

Die *neunte Sitzung* war zweigeteilt. In der ersten Hälfte ging es um die Auswertung des Tätigkeitsprotokolls und der Stimmungsprotokolle.

Dabei haben wir gemeinsam eine Stimmungskurve und eine Tätigkeitskurve gezeichnet. Daran wurde deutlich, dass zwischen der Menge Ihrer angenehmen Tätigkeiten und Ihrem Befinden ein Zusammenhang besteht. Die bildliche Darstellung machte dies noch einmal sehr deutlich. Daraus sollten Sie entsprechende Schlüsse ziehen!

Schauen Sie sich vielleicht noch einmal in aller Ruhe Ihre Stimmungs- und Tätigkeitskurven an und überlegen Sie sich, was Sie in Ihrer Alltagsplanung noch verbessern könnten.

Sie sollten den Wochenplan und dieses Tätigkeitsprotokoll weiterführen. Planung und Selbstkontrolle sind eine Garantie für Veränderung und Erfolg.

Der zweite Teil dieser Sitzung brachte die Fortsetzung des Themas *„Soziale Kompetenz und Selbstsicherheit"*.

Eine Person ist dann sozial kompetent, wenn sie sich erlaubt, eigene Wünsche, Ansprüche und Bedürfnisse zu haben, diese wahrzunehmen, zu wissen, wie sie sich in verschiedenen sozialen Situationen verhalten kann, sich selbst Mut und Bekräftigung zuspricht.

Wir haben festgestellt, dass sozial kompetentes Verhalten nicht heißt, andere zu unterdrücken, arrogant oder gar aggressiv zu sein. Selbstsichere Menschen sind in der Lage, eine soziale Situation richtig einzuschätzen, die eigenen Ziele und die beteiligten Personen zu bedenken.

Bei den Übungen zur sozialen Kompetenz und zur Selbstsicherheit geht es also um die Berücksichtigung sowohl der Handlung, des Tuns, als auch der Gedanken, der Einstellung auf das Befinden.

Selbstsicheres und kompetentes Verhalten hat folgende Merkmale:

Die *Stimme* ist klar, deutlich, laut.
Die *Formulierungen* sind eindeutig, kurz.
Der *Inhalt* ist präzise, drückt eigene Bedürfnisse, Wünsche aus, und die Person redet von sich, gebraucht das Wort „ich".
Die *Gestik* und die *Mimik* unterstreichen den Inhalt, sind angemessen, lebhaft, entspannt, und die Person hält Blickkontakt.

Bei den Übungen, Rollenspielen und im Alltag sollen diese Verhaltensmerkmale bedacht, beachtet und eingeübt werden. Dies braucht Zeit. Seien Sie daher nicht ungeduldig. Wichtig ist, anzufangen und Schritt für Schritt voranzukommen.

Bei den Übungen im Alltag gilt es immer wieder, folgende *sieben Schritte* zu bedenken und sich vorher zu fragen:
1. Wie sieht die soziale Situation genau aus (Ort, Zeit, Personen, Handlungen)?
2. Welches Ziel will ich erreichen?
3. Wie sieht mein bisheriges Verhalten und Denken in dieser Situation aus?
4. Wie soll das selbstsichere, kompetente Verhalten in dieser Situation aussehen?
5. Wie bereite ich mich auf die Situation vor? Welche günstige Selbstinstruktion kann ich mir geben?
6. Wie verhalten sich die beteiligten Sozialpartner (was machen, sagen, tun diese)?
7. Sich selbst anerkennen, selbst loben! Der Versuch, nicht der Erfolg zählt.

Im Alltag sollten Sie üben, sich besser zu behaupten, durchzusetzen und selbstsicher zu sein. Dazu haben wir in der Sitzung angefangen zu üben und schon einmal ein Rollenspiel durchgeführt.

Ihre *Aufgabe* ist es, in zwei verschiedenen Situationen selbstsicheres Verhalten und Selbstbehauptung zu üben.

Das Arbeitsblatt „Selbstsicheres Verhalten in Situationen" soll Ihnen helfen, diese Aufgabe umzusetzen und die zuvor genannten sieben Schritte zu verwirklichen.

Tätigkeitswerte und Stimmungsverlauf

Häufigkeit angenehmer Tätigkeiten

10 9 8 7 6 5 4 3 2 1 0

Stimmung

sehr gut 1
2
3
4
5
sehr 6 Schlecht

| 1 | 2 | 3 | 4 | 5 | 6 | 7 | 8 | 9 | 10 | 11 | 12 | 13 | 14 | 15 | 16 | 17 | 18 | 19 | 20 | 21 | 22 | 23 | 24 | 25 | 26 | 27 | 28 |

Beurteilen Sie täglich Ihre Stimmung und tragen Sie einen Wert von 1 bis 6 hinter dem Datum ein!

Werte:	1	sehr gute Stimmung
	2	gute Stimmung
	3	mittelmäßige Stimmung
	4	weniger gute Stimmung
	5	schlechte Stimmung
	6	sehr schlechte Stimmung

	Datum und Wochentag	Wert		Datum und Wochentag	Wert
1			15		
2			16		
3			17		
4			18		
5			19		
6			20		
7			21		
8			22		
9			23		
10			24		
11			25		
12			26		
13			27		
14			28		

Selbstbehauptungssituation 1:

....

....

....

....

....

....

....

Selbstbehauptungssituation 2:

....

....

....

....

....

....

....

6.10 Sitzung X: Lernen von Selbstsicherheit und sozialer Kompetenz

Übersicht und Struktur der Sitzung X

Sitzungsteil	Ziele	Materialien
1. Begrüßung der Teilnehmer	Einstieg und Motivierung	
2. Wiederholung von Sitzung IX	Auffrischung des Wissens über selbstsicheres Verhalten	▸ Folie 46 (S. 242) ▸ Folie 47 (S. 243) ▸ Folie 48 (S. 244)
3. Besprechung der Hausaufgaben	Erfahrungen mit selbstsicherem Verhalten berichten und nachfolgende Stunde vorbereiten	▸ Arbeitsblatt 17: „Selbstsicheres Verhalten in Situationen" (ausgefüllt)
4. Selbstsicherheit und Fertigkeiten lernen	Selbstinstruktion einführen	▸ Folie 47 (S. 243) ▸ Folie 49 (S. 258) ▸ Folie 50 (S. 259) ▸ Folie 51 (S. 260)
5. Rollenspiele und Übungen: Selbstbehauptung	Einüben von Selbstbehauptung und Durchsetzen eigener Rechte und Bedürfnisse üben	▸ Rollenspiele
6. Hausaufgaben: ▸ Stimmungsprotokoll weiterführen (freiwillig) ▸ EbG-Technik weiterführen (freiwillig) ▸ Wochenplan weiterführen (freiwillig) ▸ Arbeitsblatt „Selbstsicherheit Verhalten in Situationen"	Sozial kompetentes Verhalten üben	▸ Materialien für die Gruppenteilnehmer, Zusammenfassung Sitzung X (S. 261–263) ▸ Arbeitsblatt 18: „Selbstsicherheit in Situationen" (pro Teilnehmer 3 Kopien) (S. 264)

1. Begrüßung der Teilnehmer

Gewohnt freundliche, unterstützende Begrüßung. Anfangs etwas „small talk" um dann überzuleiten zu Punkt 2.

Hallo, schön, dass Sie alle wieder da sind.
  Wir bearbeiten heute die zehnte Sitzung.
  Leider kann heute Frau/Herr ... nicht hier sein. Sie haben sich entschuldigt, kommen jedoch das nächste Mal wieder. Wer von Ihnen könnte Frau ... bzw. Herrn ... die heutigen Materialien mitnehmen?
  Weiß jemand, was mit Frau/Herr ... ist?

Herr/Frau ... konnte das letzte Mal nicht da sein. Haben Sie die Materialien der letzten Sitzung erhalten? Die übliche Wiederholung am Anfang jeder Sitzung wird Ihnen helfen, den Anschluss wieder zu finden.

2. Wiederholung von Sitzung IX

Dabei ist vor allem wichtig, auf den zweiten Teil der letzten Sitzung einzugehen, also die Einführung zur Selbstsicherheit und sozialen Kompetenz, die Merkmale selbstsicheren Verhaltens und die sieben Schritte zur Kennzeichnung sozialer Situationen und Übungsszenen für Rollenspiele.

Unter Umständen die **Folien 46, 47 und 48** verwenden.

Folie
46, 47,
48

In der neunten Sitzung haben Sie Ihre Stimmungs- und Tätigkeitsprotokolle ausgewertet und dann in ein Schaubild übertragen. Die so entstandenen Kurven für Stimmung und Aktivitäten haben wir diskutiert und dabei nochmals herausgestellt, dass Sie durch die Erhöhung Ihrer angenehmen Tätigkeiten Kontrolle über Ihre Stimmung haben. Wichtig für heute haben wir dann sozial kompetentes Verhalten geübt. Erinnern Sie sich noch, woran man selbstsicheres Verhalten erkennt? Was sind die Merkmale?

Wenn man selbstsicheres und sozial kompetentes Verhalten üben und trainieren will, dann ist es hilfreich, sich zuvor klar zu machen, wie die Situation genau aussieht, wer beteiligt ist, welche Ziele ich erreichen will, wie ich mich verhalten kann, wie ich mich günstig vorbereite und wie ich mich anschließend selbst lobe. Dies haben wir die „sieben Schritte der Selbstbehauptung" genannt.

Eine erste Übung, ein Rollenspiel haben wir dann auch noch geschafft. Frau ... bzw. Herr ... hat da prima mitgemacht.

Rollenspiele sind „Trockenübungen", um sozial geschicktes Denken und Verhalten zu lernen. Fertigkeiten, die Sie dann im Alltag einsetzen können.

Heute werden wir daran weiterarbeiten. Doch zunächst zu Ihren Hausaufgaben.

3. Besprechung der Hausaufgaben

Anhand des Arbeitsblatts „Selbstsicheres Verhalten in Situationen" sollten die Erfahrungen kurz besprochen werden. Daran lassen sich spielbare Szenen und Übungen herausarbeiten, die für die heutige Sitzung hilfreich sind. Wichtig ist zu bedenken, dass es nicht darum geht, dass die Teilnehmer gleich erfolgreich und selbstsicher waren. Brauchbar sind gerade auch Erfahrungen mit Unsicherheit, wo es nicht oder nur teilweise geklappt hat. Sollten wenige oder keine Erfahrungen notiert worden sein, dann sollte trotzdem über die Erfahrungen mit dem Thema „Selbstsicherheit" während der letzten Woche mit der

AB
16

Gruppe gesprochen werden. Es hat dann Erfahrungen gegeben, in denen Teilnehmer sich möglicherweise nicht getraut haben, sich zu behaupten oder in denen Vermeidung auftrat. Auch daran lassen sich Übungen für die Stunde entwickeln.

Wie ist es gelaufen? Hat jemand von Ihnen Erfahrungen selbstsicheren Verhaltens auf dem Arbeitsblatt notiert?

Wer möchte berichten?

Was haben Sie erlebt?
Wie hat es geklappt?
Haben Sie sich lobend aufgebaut?

Wie sah denn die soziale Situation genau aus?
Wer war beteiligt? Wie haben Sie sich verhalten?
Was hat geklappt?
Was hätten Sie gerne anders gemacht?
Was wäre das Ziel?

Genau berichten lassen, detailliert analysieren. Zeit lassen, u.U. die Szene nachstellen und dann darüber sprechen.

4. Selbstsicherheit und Fertigkeiten lernen

Bevor konkret geübt wird, sollten die Merkmale selbstsicheren Verhaltens wiederholt und weitere Prinzipien des Übens sozialer Fertigkeiten eingeführt werden. Dabei soll auf die bereits wiederholten und eingeführten Merkmale erneut verwiesen werden.

Es geht darum, die Verhaltensmerkmale fest im Kopf der Teilnehmer zu verankern und weiter einzuüben.

Selbstsicheres und *sozial kompetentes Verhalten* hat folgende *Merkmale:*
- Stimme: klar, laut, deutlich
- Formulierung: eindeutig
- Inhalt: klar, präzise, eigene Bedürfnisse ausdrücken, von sich („ich") reden
- Gestik/Mimik: Inhalt unterstreichend, lebhaft, Blickkontakt, entspannt

| Folie |
| 47 |

Folie 47 auflegen.

Ergänzend zu diesen gut beobachtbaren Merkmalen wird nun auch die kognitive Dimension – *Selbstinstruktion* – eingeführt. An dem Beispiel der Folie 49 kann dies verdeutlicht werden.

Folie 49 auflegen.

Folie 49

Es geht also darum herauszuarbeiten, dass der Teil „Ich sage mir: ..." ein ganz entscheidender Punkt bei der Selbstsicherheit und sozialen Kompetenz ist. Diese Gedanken werden **Selbstinstruktion** genannt und laufen parallel zu unseren Handlungen ab. Sie können förderlich oder eben hinderlich sein. Es gilt daher, bei Unsicherheit, Verunsicherung, Angst diese Selbstinstruktionen zu erkennen. Für die Erklärung und die Analyse von Verhalten in sozialen Situationen gilt als Schema:

Folie 50 auflegen.

Folie 50

Zur Bearbeitung des Übungsbeispiels das Analyseschema der **Folie 51** auflegen. Die Antworten der Teilnehmer in die Kästchen eintragen oder Schema an die Tafel malen und Eintragungen machen.

Folie 51

*Selbstsicheres und **sozial kompetentes Verhalten** hat folgende **Merkmale:***
Die Stimme ist klar, laut und deutlich; die Formulierungen sind eindeutig; der Inhalt ist klar, präzise; es werden eigene Bedürfnisse ausgedrückt; die Person redet von sich („ich"); die Gestik und Mimik unterstreicht den Inhalt, ist angemessen lebhaft, entspannt und Blickkontakt wird hergestellt.

Diese sichtbaren Verhaltensmerkmale sind zu ergänzen durch selbstbewusste Gedanken. An dem Beispiel (Folie 49) ist dies illustriert. Auf der linken Seite sind selbstunsichere Gedanken, auf der rechten Seite sind selbstsichere Gedanken formuliert.

*Wir nennen diese Gedanken „**Selbstinstruktionen**", weil sie Ihr Verhalten in sozialen und allen anderen Situationen steuern.*

Die Selbstinstruktionen können zweifelnd, negativ sein. Gefühle der Angst, der Verunsicherung sind die Folge. Entsprechend nimmt eine Person sich damit „den Wind aus den Segeln", tritt unsicher auf und zeigt wenig kompetentes Verhalten.

Die Selbstinstruktionen können jedoch auch positiv, aufbauend sein. Gefühle der Sicherheit, der Zuversicht, der eigenen Stärke sind die Folge. Eine solche Person kann leichter kompetentes Verhalten zeigen und wird als selbstsicher wahrgenommen.

Ein allgemeines Schema ist hier (Folie 50) dargestellt. Es geht nun darum, bei den folgenden Übungen auch die verunsichernden Selbstinstruktionen zu erkennen und durch positivere, aufbauende Selbstinstruktionen zu ersetzen.

Lassen Sie uns dies an einen anderen Beispiel nochmals durchgehen und dazu dieses Analyseschema (Folie 51) benutzen:

> In einem Geschäft haben Sie Zweifel, ob die abgepackte Ware (z.B. Obst) wirklich das aufgedruckte Gewicht hat. Sie lassen noch einmal nachwiegen und kontrollieren, ob die Angaben übereinstimmen.

Wie geht es Ihnen dabei? Was geht Ihnen durch den Kopf?

Welche Selbstinstruktionen sagt sich eine unsichere Person? Wie verhält sich eine solche unsichere Person? Welche Selbstinstruktionen sagt sich eine kompetente, sichere Person (z.B. „Ich nehme nur mein Recht in Anspruch“)? Wie fühlt sich eine sichere Person? Wie verhält sie sich?

Prima!
Sie wissen jetzt, was selbstsicheres Verhalten ist und was eine selbstbewusste Person sich dabei für Instruktionen gibt.

Nochmals zur **Wiederholung:**

Vor einer Situation *sagen Sie sich die aufbauenden, hilfreichen Selbstinstruktionen: „Ich werde es schaffen!“, oder „Das ist mein gutes Recht!“, oder „Dies ist mein Bedürfnis!“*

In der Situation *reden Sie laut und deutlich, sagen direkt, was Sie wollen, nicht warum, schauen Ihren Gegenüber an, äußern Ihre Wünsche in der Ich-Form, bleiben ruhig und entspannt und lassen sich nicht provozieren.*

Nach der Situation *loben Sie sich, üben keine Selbstkritik, sondern erkennen auch kleine Fortschritte ausdrücklich an.*

Dies wollen wir nun üben und dazu Rollenspiele machen.

5. Rollenspiele und Übungen: Selbstbehauptung

Jetzt geht es um das Einüben von Selbstbehauptung und dem Durchsetzen eigene Rechte und Bedürfnisse. Dazu werden idealerweise die realen Erfahrungen, die Alltagssituationen der Teilnehmer dargestellt und es wird daran geübt. Dabei spielen die jeweiligen Teilnehmer sich selbst, während die Gruppenmitglieder als in den jeweiligen Situationen beteiligte Mitspieler fungieren. Auch einer der Kursleiter kann mitspielen.

Bei der Gestaltung der Rollenspielszenen *die sieben Schritte* beachten:

(1) Wie sieht die soziale Situation aus (Ort, Zeit, Personen, Handlung)?
(2) Welches Ziel soll erreicht werden?
(3) Wie sieht mein bisheriges Verhalten und Denken in der Situation aus?
(4) Wie soll das selbstsichere, kompetente Verhalten in der Situation aussehen?

(5) Wie bereite ich mich auf die Situation vor (günstige Selbstinstruktionen)?
(6) Wie verhalten sich die Sozialpartner (was machen, sagen, tun diese)?
(7) Selbstanerkennung, Selbstlob nicht vergessen!

Bei den Rollenspielen darauf achten, dass die Spielzeit eher kurz (nur ein bis zwei Minuten lang) ist, um Probleme und Schwierigkeiten nicht entstehen oder sich auftürmen zu lassen. Lieber unterbrechen, loben, verstärken, richtiges Verhalten hervorheben und kleine Verbesserungen vorschlagen, um dann gleich nochmals die Szene zu üben. Lieber mehrere kurze Durchläufe als lange Rollenspiele. Die Kursleiter steuern („coachen") und führen Regie!

Ist eine Rollenspielszene festgelegt und sind die Rollen bestimmt, dann sollten die Kursleiter die Zielperson bitten, sich nochmals folgende Punkte zu vergegenwärtigen:

Vor einer Situation sagen Sie sich die aufbauenden, hilfreichen Selbstinstruktionen: „Ich werde es schaffen!", oder „Das ist mein gutes Recht!", oder „Dies ist mein Bedürnis!" Behalten Sie Ihr Ziel im Auge!

In der Situation reden Sie laut und deutlich, sagen direkt, was Sie wollen, nicht warum, schauen Ihr Gegenüber an, äußern Ihre Wünsche in der Ich-Form, bleiben ruhig und entspannt und lassen sich nicht provozieren.

Nach der Situation loben Sie sich. Üben Sie keine Selbstkritik, sondern erkennen Sie auch kleine Fortschritte ausdrücklich an.

Rückmeldungen zum Rollenspiel entsprechend den Regeln, wie in Sitzung IX bereits beschrieben.

Sollten keine oder nicht ausreichende Rollenspielszenen zur Selbstbehauptung aus dem Teilnehmerkreis kommen, können *Standardsituationen* (siehe Seite 257) Verwendung finden.

Die Zeit rast und unsere Sitzung ist schon wieder um.
Sie haben alle ganz prima mitgemacht und einiges gelernt.
Wie immer reichen die Übungen hier in der Gruppe nicht aus, um wirklich etwas bei sich zu verändern. Daher bitten wir Sie, während der Woche in Ihrem Alltag weiter selbstsicheres Verhalten zu üben.
Die Hausaufgaben bestehen darin, dass Sie sich bis zum nächsten Mal vornehmen, zumindest in **drei** *Situationen für Ihre Rechte oder Bedürfnisse einzustehen, sich selbstbewusster zu verhalten und soziale Kompetenz zu zeigen.*
Bitte notieren Sie auf dem **Arbeitsblatt „Selbstsicherheit in Situationen"** *die entsprechende soziale Situation (etwa: Telefonat mit meiner Tochter), Ihre Ziele (etwa: Ich will am Samstag nicht auf die Enkel aufpassen und dies klar sagen), Ihre hilfreichen Selbstinstruktionen (etwa: Das ist mein Recht, meine Interessen gehen vor!), Ihr Verhalten (etwa: Gleich und ganz deutlich sagen, was ich will; be-*

AB
18

stimmt bleiben, Gegenvorschlag machen). Sie sollten auch festhalten, wie es dann lief, was gut ging, wo Sie zufrieden sind, welche Fortschritte Sie feststellten.

6. Hausaufgaben:

(1) Stimmungsprotokoll weiterführen (freiwillig)
(2) Wochenplan weiterführen (freiwillig)
(3) EbG-Protokoll weiterführen (freiwillig)
(4) Arbeitsblatt: Selbstsicherheit in Situationen

Gutes Gelingen und erfolgreiches Üben! Bis nächste Woche!

Situation	Instruktion
Sie rufen den Kellner in einem Lokal und fragen ihn nach der Geschmacksrichtung und Zusammensetzung einer ausländischen Spezialität. Nachdem Sie die gewünschte Auskunft bekommen haben, bedenken Sie sich kurz und bestellen ein anderes Gericht.	Zeigen Sie zunächst Interesse für das Gericht und hören Sie interessiert zu. Sehen Sie dem Ober ins Gesicht, wenn Sie ein anderes Gericht bestellen.
In einem Lokal ist Ihnen ein lauwarmes Essen serviert worden, das Ihnen deswegen überhaupt nicht schmeckt. Sie rufen die Bedienung und verlangen ein warmes Essen.	Diskutieren Sie nicht, sondern wiederholen Sie, dass Ihnen das Essen zu kalt ist, was immer der Ober sagt. Sie können Ihren Ärger zum Ausdruck bringen, ohne dabei laut zu werden. Wenn der Ober Ihrem Wunsch entspricht, bedanken Sie sich. Sie können auch Verständnis für die Situation des Obers zum Ausdruck bringen.
Ein Vertreter klingelt an Ihrer Haustür und bietet höflich seine Ware an. Sie antworten: „Ich habe dafür kein Interesse", und schließen die Tür.	Seien Sie freundlich, aber bestimmt. Schauen Sie den Vertreter direkt an.
Sie suchen ein gutes Schuhgeschäft auf. Sie haben noch keine feste Vorstellung und lassen sich beraten. Die Verkäuferin führt Ihnen verschiedene Modelle vor und versucht, Sie zum Kauf zu überreden. Sie lassen sich aber dadurch nicht beeinflussen, sondern verlassen nach einiger Zeit das Geschäft, weil Ihnen die vorgeführten Modelle alle nicht zugesagt haben.	Schauen Sie die Verkäuferin an, wenn Sie mit ihr reden. Benutzen Sie das Wort „ich", wenn Sie begründen, warum Ihnen dieser oder jener Schuh nicht zusagt.
Es ist kurz vor Mitternacht. Sie wollen schlafen und benötigen den Schlaf dringend. Sie können aber nicht schlafen, weil der Mieter über Ihnen eine rauschende Party feiert und die Musik sehr laut gestellt hat. Sie klingeln bei ihm und bitten um Ruhe. Er geht nicht darauf ein. Sie verweisen dann auf die Möglichkeit, dass Sie auch die Polizei verständigen können. Jetzt gibt er nach.	Sie müssen Ihr Recht durchsetzen. Bleiben Sie kühl, aber bestimmt. Aggressionen helfen nicht weiter. Bringen Sie Ihre Argumente sachlich und knapp vor. Lassen Sie sich nicht in eine Diskussion verwickeln und schauen Sie den anderen an.
Sie schauen sich in einem Buchladen um und werden von einem Verkäufer direkt nach Ihrem Wunsch gefragt. Sie antworten, dass Sie sich in Ruhe umsehen möchten.	Fragen Sie nicht um Erlaubnis. Teilen Sie Ihren Wunsch direkt mit. Seien Sie kurz und bestimmt.

Habe die Erklärung zur
Zugverbindung am
Bahnschalter nicht verstanden

Ich sage mir: Das ist
ja peinlich, dass ich
das noch immer nicht
kapiert habe.
Ich tue so, als ob ich
alles verstanden habe,
sonst hält die mich
noch für blöd.

Ich sage mir: Frage
solange bis du es
verstanden hast.
Es ist dein gutes
Recht, die Auskunft zu
erbitten. Sollen die
anderen doch denken
was sie wollen.

Gefühl der Resignation,
Schwäche, Unsicherheit

Entschlossenheit,
Stärke, Sicherheit

Ich bleibe still und nicke.
Weiß immer noch nicht
weiter.

Ich bleibe aufrecht
stehen, frage nach und
lass mir alles nochmal
erklären.

Soziale Situation

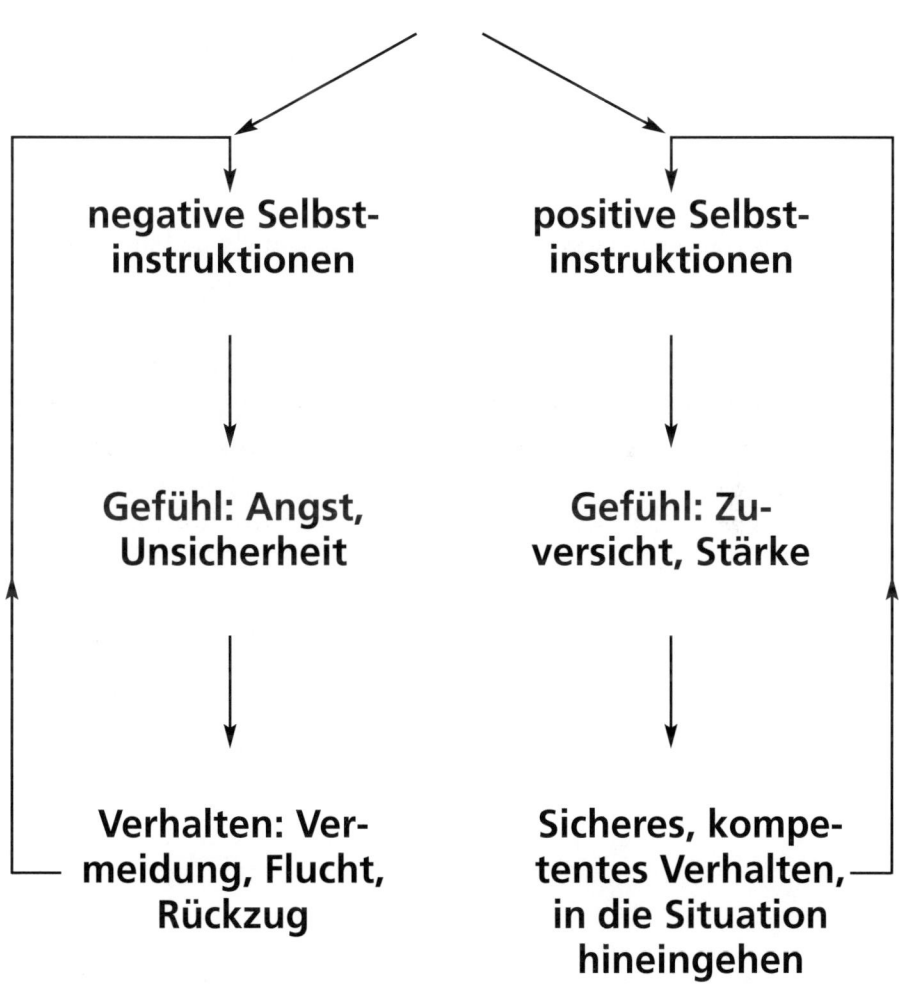

negative Selbst-
instruktionen

Gefühl: Angst,
Unsicherheit

Verhalten: Ver-
meidung, Flucht,
Rückzug

positive Selbst-
instruktionen

Gefühl: Zu-
versicht, Stärke

Sicheres, kompe-
tentes Verhalten,
in die Situation
hineingehen

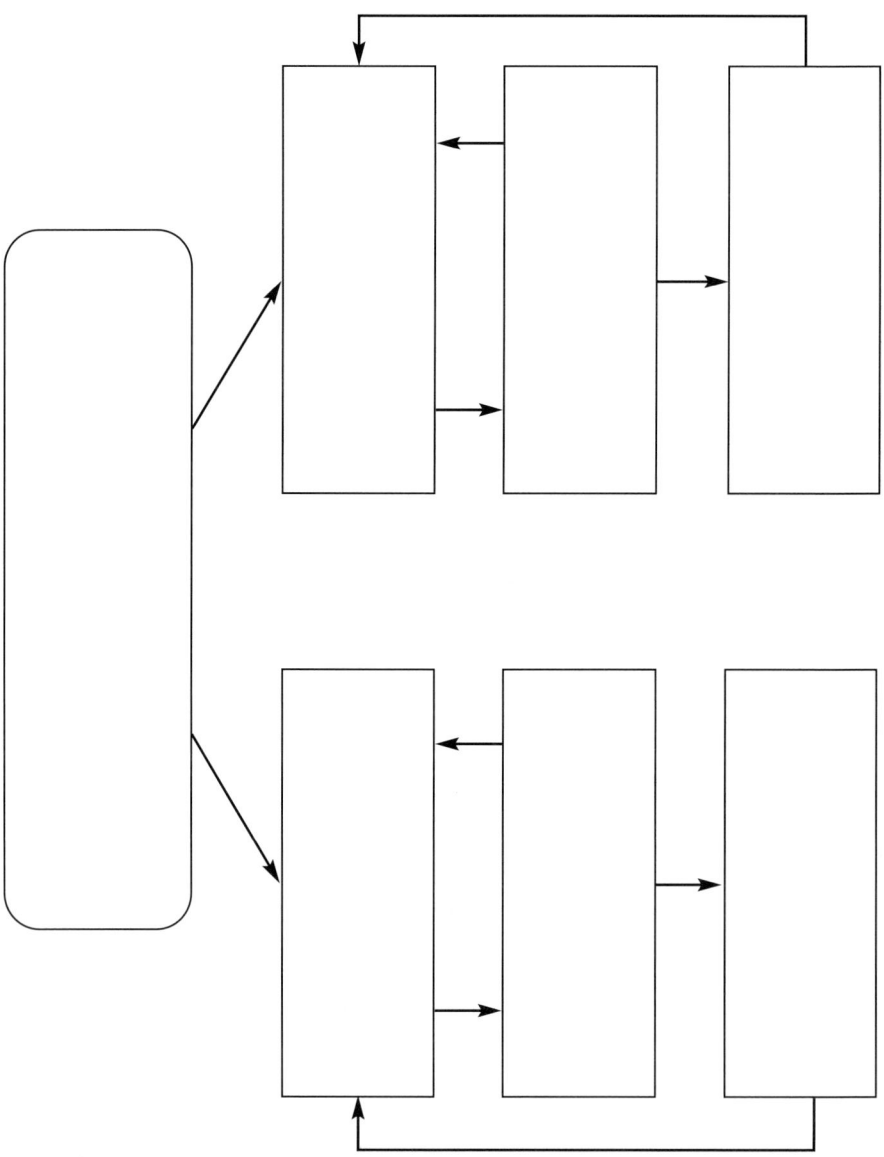

Die *zehnte Sitzung* hat sich ganz der Selbstsicherheit und dem Erlernen sozial kompetenten Verhaltens gewidmet.

Verhalten in sozialen Situationen, insbesondere Situationen, in denen es um Ihr Recht geht, und Sie sich gerne behaupten möchten, lassen sich mit folgendem Schema analysieren:

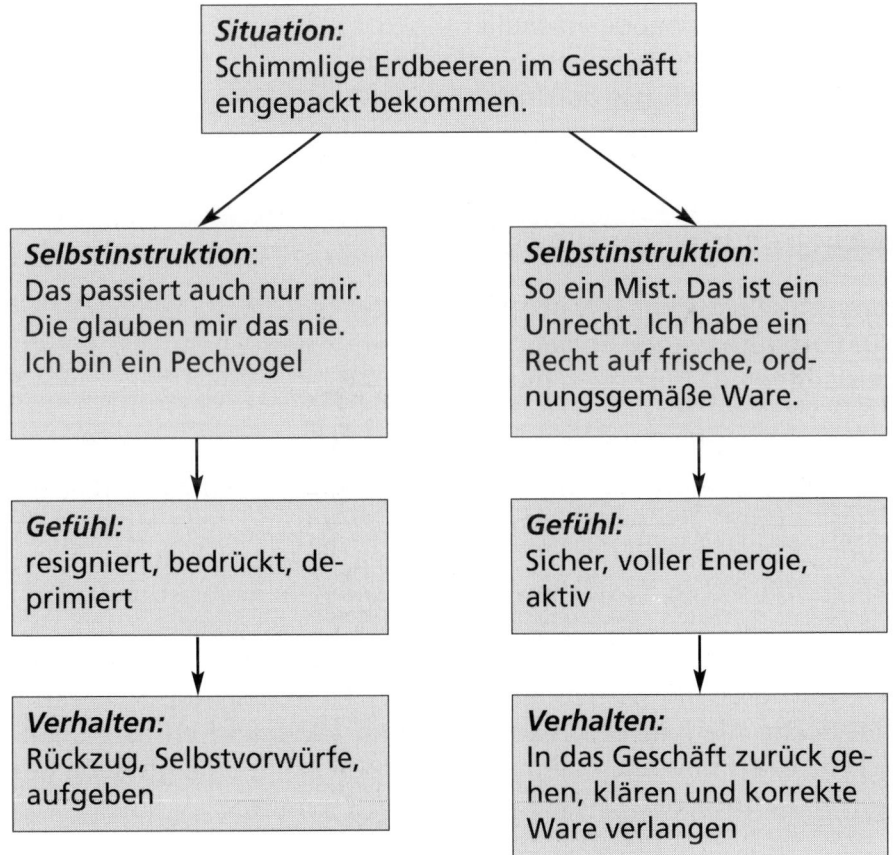

Die *linke Seite* dieses Schaubilds zeigt die depressive Spur. Viele Menschen mit ängstlich-resignativen Empfindungen benutzen die da genannten Selbstinstruktionen und zeigen in der Folge dann die unsicheren Verhaltensweisen.

Die *rechte Seite* des Schaubilds zeigt die selbstbewusste Alternative. Aufbauende, mutmachende Selbstinstruktionen in Verbindung mit kompetenten Verhaltensweisen führen zu Wohlbefinden, Aktivität, Selbstsicherheit.

Sozial kompetentes Verhalten (also die sichtbare Handlung) hat folgende *Merkmale:*
▷ klare, deutliche, laute Stimme
▷ eindeutige, knappe Formulierungen
▷ klare, präzise Formulierung des Inhalts
▷ eigene Bedürfnisse ausdrücken
▷ Ich-Formulierungen benützen
▷ Blickkontakt herstellen und halten
▷ den Redeinhalt unterstützende Gestik und Mimik
▷ entspannte Körperhaltung

Um sich selbstsicher verhalten zu können, muss man sich *vor der Situation* aufbauende Selbstinstruktionen sagen. Etwa: „Ich schaff' das!", oder „Das ist mein gutes Recht!".

Auch während der Handlung gilt es, sich durch *begleitende Selbstinstruktionen* aufzubauen. Wie etwa: „Das war schon ein guter Anfang!", oder „Ich schau' das Gegenüber an und rede langsam!", oder „Prima läuft das, weiter so!" oder „Ich lass mich durch meine Nervosität nicht verunsichern und von meinem Recht abbringen!"

In der Situation gilt es, die oben genannten Verhaltensmerkmale selbstsicheren Verhaltens umzusetzen. Es ist wichtig, sich nicht gleich alle Merkmale vorzunehmen und verwirklichen zu wollen. Schrittweise, eins nach dem anderen üben ist hier die goldene Regel! Es ist noch kein Meister vom Himmel gefallen!

Verhalten ändert sich nur, wenn es Erfolg hat und angemessen verstärkt wird. Daher ist es wichtig, dass Sie sich nach den Übungen und jedem Versuch *selbst loben.* Keine Selbstkritik, sondern jeden kleinen Fortschritt anerkennen, um sich aufzubauen. Nehmen Sie Veränderungen, gerade auch bei Ihrem Gegenüber wahr!

In Ihrem Alltag wird es viele, kleine und größere, Beispiele geben, wobei Sie Selbstsicherheit in der dargestellten Weise üben können.

Daher besteht die *Aufgabe* bis zur nächsten Sitzung darin, selbstsicheres Verhalten in verschiedenen Situationen zu üben.

Als Hilfe dient das Arbeitsblatt *„Selbstsicherheit in Situationen"*, das Sie in der Anlage finden. Sie sollten während der nächsten Woche zumindest in drei verschiedenen Situationen, die Ihnen bislang Schwierigkeiten mit der Selbstbehauptung bereiteten, das neue selbstbewusstere Verhalten üben.

Wichtig ist, dass Sie *vor* der Übung sich Gedanken über den Ablauf, Ihr Ziel, die günstigen Selbstinstruktionen und das selbstbewusste Verhalten machen.

Den Zeitpunkt und den Anlass der Übung genau *festlegen*. Geben Sie sich einen positiven Ruck und probieren Sie es einfach. *Tun ist wichtig, nicht der Erfolg!!*

Loben Sie sich für das Probieren. Analysieren Sie Ihr Verhalten und halten Sie die (kleinen) Fortschritte fest.

Halten Sie dies alles auf dem Arbeitsblatt fest.

Gerne dürfen Sie den Wochenplan und das EbG-Protokoll weiterhin benutzen und so Ihre Fortschritte unterstützen.

Selbstsicherheit in Situationen

Situation:

Ziel:

Selbstinstruktion:

Verhalten:

Fortschritte:

6.11 Sitzung XI: Soziale Kompetenz und soziale Kontakte

Übersicht und Struktur von Sitzung XI

Sitzungsteil	Ziele	Materialien
1. Begrüßung der Teilnehmer	Einstieg und Motivierung	
2. Wiederholung von Sitzung X	Auffrischung des Wissens über selbstsicheres Verhalten	▶ Folie 52 (S. 272) ▶ Folie 53 (S. 273) ▶ Arbeitsblatt 18: „Selbstsicherheit in Situationen" (S. 264) (pro Teilnehmer 2 Kopien) ▶ Folie 54 (S. 274)
3. Besprechung der Hausaufgaben	Erfahrungen mit selbstsicherem Verhalten berichten und üben	▶ Arbeitsblätter 18: „Selbstsicherheit in Situationen" (ausgefüllt) ▶ Folie 47 (S. 243) ▶ Folie 48 (S. 244) ▶ Folie 49 (S. 258) ▶ Rollenspiele
4. Kontakt herstellen, um Sympatie werben	Kontaktfähigkeit als Element sozial kompetenten Verhaltens einführen	▶ Folie 55 (S. 275) ▶ Folie 56 (S. 276)
5. Übungen zu „Kontakte herstellen"	Einüben von Fertigkeiten zur Kontaktaufnahme	▶ Rollenspiele ▶ Folie 56 (S. 276)
6. Hausaufgaben: ▶ Arbeitsblatt „Selbstsicherheit Verhalten in Situationen" ▶ Soziale Kontakte herstellen	Sozial kompetentes Verhalten üben	▶ Folie 57 (S. 277) ▶ Materialien für die Gruppenteilnehmer, Zusammenfassung XI (S. 278–279) ▶ Arbeitsblatt 19: „Soziale Kontakte herstellen" (S. 280)

1. Begrüßung der Teilnehmer

Gewohnt freundliche, unterstützende Begrüßung.

Erster Erfahrungsaustausch, Eingehen auf besondere Erfahrungen der letzten Woche. Small talk und dann Überleitung zu Punkt 2.

Fehlende bzw. verhinderte Teilnehmer erwähnen und Gründe nennen. Teilnehmer, die letztes Mal fehlten, doch nun wieder da sind, besonders hervorheben und begrüßen.

Wir begrüßen Sie zu unserer elften, der vorletzten Gruppensitzung. Sie kennen inzwischen bestens den Ablauf. Heute setzen wir das Thema „soziale Kompetenz" fort und erweitern es sogar noch.

Zunächst möchte ich jedoch Herrn ... bzw. Frau ... besonders begrüßen. Sie waren letztes Mal verhindert. Es freut mich, dass Sie heute wieder hier sind. Wir sind sicher, dass Sie schnell den Anschluss an unser Thema finden werden.

Heute fehlt leider Frau ... bzw. Herr ... Sie bzw. er sind ..., wollen jedoch nächste Woche wieder dabei sein.

Weiß jemand was mit Frau ... bzw. Herrn ... ist? Wer von Ihnen will heute oder morgen sie bzw. ihn einmal anrufen, um sich zu erkundigen?

2. Wiederholung der Sitzung X

Dabei selbstsicheres Verhalten von aggressivem und unsicheren Verhalten abgrenzen und nochmals an einem Beispiel illustrieren. Diskussion zulassen.

Folie 52 auflegen und bei Wiederholung darauf Bezug nehmen.

> Folie
> 52

Wir haben in der letzten Sitzung Rollenspiele durchgeführt und dabei gelernt, selbstbewusst und sicher in Situationen aufzutreten, in denen es um Selbstbehauptung geht.

Zur richtigen Selbstbehauptung gehört, dass Sie vor einer Situation sich richtig aufbauen. Wir nannten dies „Selbstinstruktionen". Diese Selbstinstruktionen führen zu mehr Aktivität und Zuversicht. Ihr Verhalten wird selbstbewusster.

Selbstsicheres Verhalten hat folgende Merkmale:

__Vor einer Situation__ sagen Sie sich die aufbauenden, hilfreichen Selbstinstruktionen: „Ich werde es schaffen!" oder „Das ist mein gutes Recht!" oder „Dies ist mein Bedürfnis!"

__In der Situation__ reden Sie laut und deutlich, sagen direkt, was Sie wollen, nicht warum, schauen Ihr Gegenüber an, äußern Ihre Wünsche in der Ich-Form, bleiben ruhig und entspannt und lassen sich nicht provozieren.

__Nach der Situation__ loben Sie sich, üben keine Selbstkritik, sondern erkennen auch kleine Fortschritte ausdrücklich an.

Auf der Folie (Folie 52) sehen Sie noch einmal, was selbstsicheres Verhalten kennzeichnet und wie es sich von unsicherem und aggressivem Verhalten abgrenzt.

Lassen Sie uns dies an einem alltäglichen Beispiel nochmals verdeutlichen.

Folie 53 auflegen.

> Folie
> 53

Sie brauchen einen neuen Personalausweis. Die Beamtin hat Ihnen erklärt, was Sie tun müssen und wie das Formular auszufüllen ist. Sie haben die Beamtin jedoch nicht verstanden. Sie bitten sie um eine nochmalige, genaue und langsame Erklärung.

Das Arbeitsblatt „Selbstsicherheit in Situationen" verwenden. Dazu die **Folie 54** auflegen und daran das Beispiel bearbeiten. Die Fragen den Gruppenteilnehmern stellen und warten, bis Antworten kommen.

Folie 54

Wie bereiten Sie sich auf diese Situation vor?

Ziel ist aufbauende, sicher machende Selbstinstruktion, etwa:
Dies ist ein Dienstleistungsbetrieb und sie sind dazu da, mir bei meinen Rechten behilflich zu sein. Mir steht dies zu. Ich lasse mich von einer mürrischen Reaktion nicht beeinflussen und verunsichern.

Wie verhält sich eine selbstsichere Person?

Ziel ist, selbstsichere Verhaltensmerkmale zu wiederholen:
Sie reden in Ich-Form, laut und deutlich, bitten ohne Entschuldigung um eine erneute Erklärung. Sie schauen die Beamtin an und deuten auf das Formular. Bedanken Sie sich kurz, doch mit Lächeln und Blickkontakt. Loben Sie sich selbst.

Sie haben sicherlich bei Ihren Übungen während der letzten Woche ganz ähnliche Erfahrungen gesammelt. Lassen Sie uns jetzt darüber sprechen.
Nehmen Sie doch bitte Ihre Arbeitsblätter zu den Hausaufgaben heraus.

3. Besprechung der Hausaufgaben
Anhand der Arbeitsblätter „Selbstsicherheit in Situationen" die Erfahrungen möglichst aller Teilnehmer berichten lassen, besprechen, loben und wenn angezeigt, auch als Rollenspiel nachspielen lassen, um daran selbstsicheres Verhalten zu üben.

Wie ist es Ihnen denn ergangen?
Wer möchte berichten?
Ja prima, Sie Frau ... bzw. Herr ...

Benutzen Sie doch ruhig Ihr Arbeitsblatt, um uns Ihre Erfahrung zu berichten.

Wie war die Situation?
Was war Ihr Ziel?
Wie haben Sie sich vorbereitet?
Was haben Sie sich selbst gesagt?
Wie wollten Sie sich verhalten?
Wie sah Ihr Verhalten aus?

Was kam bei der Situation raus?

Wie ging es weiter?

Das ist ja ein toller Erfolg! Wie sehen Sie selbst Ihre Fortschritte?

Haben Sie sich gelobt und angemessen verwöhnt?

Wer will noch berichten?

Lassen Sie uns doch diese Szene von Ihnen, Herr ... bzw. Frau ... einmal nachstellen, also ein Rollenspiel dazu machen. Genau wie letztes Mal.

> **Folie 47–49**

Unter Umständen die **Folien 47, 48 und 49** verwenden. Die sieben Schritte bei der Herausarbeitung einer Rollenspiel-Situation beachten. Bei der Durchführung die Prinzipien der angemessenen Rückmeldung beachten.

Schön!

Jetzt haben wir gleich nochmals geübt, wie man sich selbstsicher verhält. Wir hoffen, dass Sie nun wissen, worauf es ankommt.

Bitten glauben Sie jedoch nicht, dass Sie nach diesen ersten Übungen schon ganz fit sind und Selbstsicherheit beherrschen.

Sie sollten unbedingt weiter üben und auch während der nächsten Zeit das Arbeitsblatt „Selbstsicherheit in Situationen" benutzen.

Daher finden Sie weitere Arbeitsblätter in den Sitzungsmaterialien.

4. Kontakt herstellen, um Sympathie werben

Als weiteres Element der sozialen Kompetenz wird nun eingeführt, wie man sich verhalten muss, um mit anderen Menschen in Kontakt zu kommen und wie man es schafft, dass andere mit einem weiterhin in Kontakt bleiben. Voraussetzung dafür ist, dass ich selbstbewusst und selbstsicher bin. Nur eine positive Haltung sich selbst gegenüber erlaubt es, mit anderen unbefangen, angstfrei in Kontakt zu treten und den ersten Schritt dafür zu tun.

> **Folie 55**

Folie 55 auflegen und an dem Beispiel besprechen, wie man mit Menschen in Kontakt kommt. Frage: Was muss man selbst tun, damit dies gelingt? Diskussion mit der Gruppe. Verhaltensmerkmale und Selbstinstruktionen entsprechend dem bereits bekannten Schema (Folie 51) zusammentragen.

Schauen wir uns doch einmal folgende Situation an:

In Ihrer Wohnanlage/Nachbarschaft ist jemand neu eingezogen. Sie stehen morgens unten bei den Briefkästen/an der Eingangstür, als die neue Nachbarin/der neue Nachbar vorbei kommt. Sie würden gerne mehr Kontakte haben und versuchen, mit dem Neuen/der Neuen ins Gespräch zu kommen.

Was ist hier ein geschicktes Verhalten?
Worauf kommt es an?
Was sollten Sie tun, um in Kontakt zu kommen?
Was müssen Sie tun, um zumindest ein 10-minütiges Gespräch zu führen?

In vielen sozialen Situationen können eigene Ziele nur dadurch errreicht werden, dass man den anderen sympatisch erscheint. Das Ziel des Kontaktes kann man nur erreichen, wenn der Gegenüber freiwillig zur Interaktion bereit ist. Dies gelingt nur, wenn wechselseitig Sympathie aufgebaut wird.

Damit dies gelingt, sollten folgende Aspekte bedacht werden:

Folie 56 auflegen.

Folie 56

Vor der Situation: Positive Selbstinstruktionen geben („Ich habe das Recht, jemand anderen anzusprechen", oder „Ich darf einen Versuch machen, das kann mir niemand verbieten oder übel nehmen.").

In der Situation: Das wichtigste Verhalten dabei ist, die positive Verstärkung des Gegenüber. Dazu gehören: Interessiert zuhören, nachfragen, Komplimente machen, freundlich lächeln, von sich sprechen, eigene Fehler und Schwächen eingestehen.

Weitere Mittel sind: Grüßen, Blickkontakt aufnehmen, lächeln, auf konkrete Situationen bzw. Ereignisse konzentrieren, nach persönlichen Äußerungen des Gegenüber suchen, von sich erzählen, Themen anbieten.

Nach der Situation: Bedenken, dass es das gute Recht des Gegenüber ist, keinen Kontakt zu wollen. Um Sympathie zu werben ist keine Garantie, sie auch zu bekommen. Doch sich selbst loben und Fortschritte (auch kleine) anerkennen ist immer wichtig.

Entscheidend für die Kontaktaufnahme ist, dass Sie sich trauen, den ersten Schritt zu tun, und es Ihnen gelingt, der anderen Person sympathisch zu erscheinen.

*Daher gilt es, sich **vor** der Kontaktaufnahme aufzubauen und zu motivieren. Aufbauende Selbstinstruktionen sind wichtig, etwa: „Kontakt aufnehmen ist mein gutes Recht", oder „Niemand kann mir verübeln, dass ich einen Versuch starte."*

***Bei** der Kontaktaufnahme müssen Sie grüßen, mit allgemeinen (u.U. auch eher oberflächlichen) Themen das Gespräch eröffnen, Themen anbieten, Blickkontakt halten, lächeln, nicken, interessiert zuhören, nachfragen, Komplimente machen, auf konkrete Situationen bzw. Ereignisse konzentrieren, von sich erzählen, u.U. auch eigene Schwächen zugeben, auf persönliche Äußerungen des Gegenüber reagieren.*

*Bei dem Versuch Kontakt aufzunehmen gilt, dass es **keine Garantie** gibt, dass es gelingt. Es ist das gute Recht des Gegenüber, keinen Kontakt zu wollen.*

*Dennoch haben Sie das Recht, sich **nach** jedem Versuch selbst zu loben und Fortschritte anzuerkennen. Jeder Versuch zählt und ist ein Schritt in die Richtung zu mehr Selbstvertrauen und sozialer Sicherheit.*

Wer kennt solche Kontaktsituationen?
Wer von Ihnen kennt Situationen, in denen Sie gerne Kontakt hätten, doch nicht recht wussten, wie Sie ihn schaffen können?

5. Übungen zu „Kontakte herstellen"

Ideal ist es, wenn Beispielsituationen aus dem Alltag der Teilnehmer zu den Übungen herangezogen werden können.
Auch Beispiele aus früheren Sitzungen in Erinnerung bringen und zur Übung vorschlagen.

Bei den Rollenspielen gelten dieselben Prinzipien wie bereits zuvor bei den Übungen zur Selbstsicherheit (Sitzung X, insbesondere die sieben Schritte und die Regeln zur Durchführung von Rollenspielen und Rückmeldungen geben). Bei den Übungen zur Kontaktaufnahme sollten jetzt die Vorschläge der Folie 56 berücksichtigt werden. Ideen und Anregungen der Teilnehmer aufgreifen und in die Übungen einbauen. Wichtig ist, dass die Teilnehmer bei den Übungen experimentieren, Neues ausprobieren und die Wirkung verschiedener Verhaltensweisen erfahren.

Sollte es zu wenige Übungsszenen geben, dann können die folgenden Beispiele zu den Rollenspielen herangezogen werden.

Jetzt wollen wir daran gemeinsam üben. Sie wissen ja schon, wie hilfreich es ist, in Rollenspielen neues Denken und neues Verhalten einzuüben, bevor Sie es in der Wirklichkeit, in Ihrem Alltag einsetzen.

Situation	Instruktion
Sie sitzen in einem Zug/Bus und versuchen, mit Ihrem Nachbarn ein Gespräch zu beginnen.	Versuchen Sie, Ihre Fragen möglichst offen zu halten und verstärken Sie die Äußerungen des anderen.
Sie treffen eine telefonische Verabredung mit einem Bekannten, den Sie längere Zeit nicht gesehen haben, und überreden ihn zu einem Treffen in einem Lokal/Café.	Eröffnen Sie das Gespräch mit allgemeinen Fragen über das Befinden, Tun des anderen, äußern Sie dann den Wunsch, ihn gerne einmal wiederzusehen. Schlagen Sie Ort und Zeit vor und lassen Sie sich nicht vertrösten.
Sie gehen einkaufen und sehen im Geschäft einen Nachbarn, der erst kürzlich eingezogen ist und auf Sie einen sympathischen Eindruck macht. Als Sie zusammen an der Kasse stehen, beginnen Sie ein Gespräch.	Sprechen Sie den Nachbarn auf seinen kürzlichen Einzug an, fragen Sie, wie es ihm hier gefällt und woher er kommt. Erzählen Sie auch etwas von sich und gehen Sie auf das ein, was Ihr Nachbar erzählt.

Situation	Instruktion
Sie wollen über eine bestimmte Gegend Informationen bekommen (z.B. Sehenswürdigkeiten, Speiserestaurants o.ä.). Sie gehen in einen Laden, kaufen eine Zeitung und versuchen, den Besitzer in ein Gespräch zu verwickeln.	Bauen Sie erst den Kontakt auf, ehe Sie mit Ihrem Anliegen kommen. Versuchen Sie, den anderen durch fördernde Bemerkungen wie „Mm" oder „das ist ja interessant" usw. zu verstärken und stellen Sie weiterführende Rückfragen.
Sie befinden sich in einer fremden Stadt und möchten gern jemand kennenlernen, mit dem Sie den Nachmittag verbringen können. Sie gehen in ein Café, schauen sich am Eingang um und entdecken eine Person, die Ihnen sympathisch erscheint und zudem allein an einem Tisch sitzt. Sie fragen, ob sich dazu setzen können und beginnen ein Gespräch.	Testen Sie zunächst durch einige Fragen oder Bemerkungen die Gesprächsbereitschaft des anderen, falls sich die Gelegenheit ergibt, stellen Sie Fragen. Stellen Sie möglichst offene Fragen. Verstärken Sie die Äußerungen des anderen (vor allem persönliche) und fragen Sie nach.

Lassen Sie uns doch starten mit dem Beispiel von Frau ... bzw. von Herrn ...

Wir würden als nächste Übungssituation das Beispiel von Frau ... bzw. von Herrn ... vorschlagen.

Wir haben nun noch einige andere Beispiele, bei denen es um das Knüpfen von Kontakten und um Sympathie werben geht.

Als Aufgaben für die nächste Woche haben wir uns ein paar einfache Übungen überlegt, die Sie durchführen sollten. Wir haben diese schon auf dem Arbeitsblatt „Soziale Kontakte herstellen" für die nächste Woche notiert.

*Diese „kleinen" Übungen sind als „Aufwärmübungen" gedacht. Sie sollten außerdem zumindest **zwei neue Kontakte** knüpfen und dies im Arbeitsblatt eintragen.*

Denken Sie daran, die Hilfen (Folie 56) einzusetzen, die wir zuvor geübt haben.

6. Hausaufgaben

(1) Selbstsicherheit in Situationen (Fortführung von Sitzung X)
(2) Soziale Kontakte herstellen

Folie 57

Folie 57 auflegen und daran die Hausaufgaben besprechen. Unter Umständen zur Erinnerung die Folie 56 auflegen.

Unsere letzte Hausaufgabe für dieses Gruppenprogramm soll Ihnen zeigen, was Sie alles gelernt haben. Sie sollten „Spaß" haben und erfahren, wie gut es Ihnen gelingen kann, neue Kontakte zu knüpfen, wenn Sie sich trauen, zu experimentieren, und sich sagen, dass es Ihr Recht ist, zu anderen Kontakte zu knüpfen.

AB 19

Bitte zur nächsten Sitzung alle angegebenen Materialien und Arbeitsblätter mitbringen!

Folie 52   Kriterien für selbstsicheres, unsicheres und agressives Verhalten

	sicher	unsicher	aggressiv
Stimme	laut, klar, deutlich	leise, zaghaft	brüllend, schreiend
Formulierung	eindeutig	unklar, vage	drohend, beleidigend
Inhalt	präzise Begründung, Aus-drücken eigener Bedürfnisse, Ich-Form, Gefühle werden direkt geäußert	überflüssige Erklärungen, Verleugnung eigener Bedürfnisse, „Man-Form", Gefühle werden nicht geäußert	keine Erklärungen und Begründungen, Drohungen, Beleidigungen, Kompro-misslosigkeit
Gestik, Mimik	unterstreichend, lebhaft, entspannte Körperhaltung, Blickkontakt	kaum vorhanden, ver-krampft, kein Blickkontakt	unkontrolliert, drohend, wild gestikulierend, kein Blickkontakt oder „An-starren"
Selbstinstruktion	aufbauend, auf Rechte, Bedürfnisse hinweisend	resignierend, erniedrigend, andere zählen	andere vernichtend, selbstüberhöhend

Situation:

Sie brauchen einen neuen Personalausweis.

Die Beamtin hat Ihnen erklärt, was
Sie tun müssen und wie das Formular
auszufüllen ist.

Sie haben die Beamtin jedoch nicht
verstanden.

Sie bitten sie um eine nochmalige,
genaue und langsame Erklärung.

Situation:

Ziel:

Selbstinstruktion:

Verhalten:

Fortschritte:

In Ihrer Wohnanlage/Nachbarschaft ist jemand neu eingezogen.

Sie stehen morgens unten bei den Briefkästen/an der Eingangstür, als die neue Nachbarin/der neue Nachbar vorbeikommt.

Sie würden gerne mehr Kontakte haben und versuchen mit dem Neuen/der Neuen ins Gespräch zu kommen.

Vor der Situation:

Positive Selbstinstruktionen geben
(„Ich habe das Recht, jemand anderen anzusprechen",
oder „Ich darf einen Versuch machen, das kann mir
niemand verbieten oder übel nehmen.").

In der Situation:

Das wichtigste Verhalten dabei ist die positive Verstärkung des Gegenüber.
Dazu gehören: Interessiert zuhören, nachfragen, Komplimente machen, freundlich lächeln, von sich sprechen, eigene Fehler und Schwächen eingestehen.
Weitere Mittel sind: Grüßen, Blickkontakt aufnehmen,
lächeln, auf konkrete Situationen bzw. Ereignisse konzentrieren, nach persönlichen Äußerungen des Gegenüber
suchen, von sich erzählen, Themen anbieten.

Nach der Situation:

Bedenken, dass es das gute Recht des Gegenüber ist, keinen Kontakt zu wollen. Um Sympathie zu werben ist keine Garantie, sie auch zu bekommen. Doch sich selbst loben und Fortschritte (auch kleine) anerkennen ist immer
wichtig.

1. Übung: Sagen Sie zu drei neuen Leuten „Guten Tag", die Sie bisher noch nicht begrüßt haben. Lächeln Sie sie dabei freundlich an.

2. Übung: Überlegen Sie sich etwas, für das Sie jemand anderen um einen Rat fragen können (z. B. Haushalt, Reisen o. ä.). Fragen Sie jemanden in Ihrer Nachbarschaft, den Sie nicht gut kennen.

3. Übung: Stellen Sie sich in die Schlange in einem Supermarkt oder an der Bushaltestelle. Machen Sie zu dem Nächstbesten eine Bemerkung, die ein Gespräch einleiten könnte.

4. Übung: Situation:

          Ziel:

          Selbstinstruktion:

          Verhalten:

          Fortschritt:

5. Übung: Situation:

          Ziel:

          Selbstinstruktion:

          Verhalten:

          Fortschritt:

Soziale Kontakte knüpfen war das Thema *der elften Sitzung.*

Wir haben herausgearbeitet, was man tun muss, um mit anderen Menschen in Kontakt zu kommen und so eine möglicherweise längere Interaktion und Beziehung zu starten.

In sozialen Situationen kann das Ziel, mit einer noch fremden bzw. wenig bekannten Person in Kontakt zu kommen, nur erreicht werden, wenn es gelingt, dem Gegenüber sympathisch zu erscheinen.

Entscheidend für die Kontaktaufnahme ist, dass Sie sich trauen, den ersten Schritt zu tun. Oft traut sich die andere Person selbst nicht und wartet darauf, angesprochen zu werden.

Daher gilt, sich vor der Kontaktaufnahme mittels den schon bekannten Selbstinstruktionen richtig aufzubauen.

Derartige aufbauende *Selbstinstruktionen* sind:
„Kontakt aufnehmen ist mein gutes Recht!", oder „Niemand kann mir verübeln, dass ich einen Versuch starte!", oder „Die andere Person wartet wahrscheinlich nur darauf, dass ich den ersten Schritt tue!", oder „Wer wagt, gewinnt!"

Wichtig ist ferner, eine *geeignete Situation* abzupassen. Also keine Situationen, in denen viele andere Dinge drum herum passieren, das Gegenüber mit anderen Dingen bzw. Leuten beschäftigt ist.

Bei der Kontaktaufnahme ist es günstig: Freundlich zu grüßen, mit allgemeinen, u. U. auch oberflächlichen Themen das Gespräch zu eröffnen, nicht zu persönliche bzw. tiefgründige Themen anzubieten, zu lächeln, Blickkontakt zu halten, interessiert zuzuhören, zu nicken, Zustimmung zu zeigen, Komplimente zu machen, nachzufragen, sich auf konkrete Ereignisse bzw. Situationen zu beziehen, von sich zu erzählen, u. U. auch eigene Fehler und Schwächen zuzugeben, auf persönliche Äußerungen des Gegenübers zu reagieren.

Grundsätzlich gilt bei der Kontaktaufnahme, dass Sie keine Garantie haben, dass diese auch gelingt. Es ist das gute Recht Ihres Gegenübers, keinen Kontakt zu wollen!

Dennoch haben Sie das Recht, sich zu bemühen, einen Versuch zu starten. Daher sollten Sie Ihr Verhalten, Ihre Bemühungen anerkennen, loben und Fortschritte wahrnehmen. *Jeder Versuch zählt, nicht der Erfolg!* Vergessen Sie daher niemals, sich nach einem Versuch zu *loben.*

Um Sympathie zu werben, um Kontakte zustande zu bringen, war Gegenstand der Übungen in dieser Sitzung. Entscheidend ist jedoch, dass Sie *in Ihrem Alltag* diese Verhaltensweisen *üben.*

Wir haben uns daher einige Übungen und *Aufgaben* bis zur nächsten Gruppensitzung überlegt, die Sie durchführen sollten:

1. Übung: Sagen Sie zu drei neuen Leuten „Guten Tag", die Sie bisher noch nie begrüßt haben. Lächeln Sie diese freundlich an. Beobachten Sie die Wirkung.

2. Übung: Überlegen Sie sich etwas, für das Sie jemand anderen um einen Rat fragen können. Fragen Sie jemanden in Ihrer Nachbarschaft, den Sie nicht gut/gar nicht kennen.

3. Übung: Stellen Sie sich in die Schlange in einem Supermarkt oder an der Bushaltestelle. Machen Sie zu dem Nächstbesten eine Bemerkung, die ein Gespräch einleiten könnte.

Diese kleinen Kontaktübungen sollten Sie ergänzen um *mindestens zwei Versuche,* bei denen Sie mit einer Person ein längeres Gespräch oder einen längeren Kontakt beginnen. Planen Sie, legen Sie sich die aufbauenden Selbstinstruktionen zurecht, bedenken Sie die zuvor genannten Merkmale.

1. Übung: Sagen Sie zu drei neuen Leuten „Guten Tag", die Sie bisher noch nicht begrüßt haben. Lächeln Sie sie dabei freundlich an.

2. Übung: Überlegen Sie sich etwas, für das Sie jemand anderen um einen Rat fragen können (z. B. Haushalt, Reisen o. ä). Fragen Sie jemanden in Ihrer Nachbarschaft, den Sie nicht gut kennen.

3. Übung: Stellen Sie sich in die Schlange in einem Supermarkt oder an der Bushaltestelle. Machen Sie zu dem Nächstbesten eine Bemerkung, die ein Gespräch einleiten könnte.

4. Übung: Situation:

Ziel:

Selbstinstruktion:

Verhalten:

Fortschritt:

5. Übung: Situation:

Ziel:

Selbstinstruktion:

Verhalten:

Fortschritt:

6.12 Sitzung XII: Die Zeit nach dem Programmende: Fortschritte und Erfolge beibehalten

Übersicht und Struktur von Sitzung XII

Sitzungsteil	Ziele	Materialien
1. Begrüßung der Teilnehmer	Einstieg und Motivierung	
2. Wiederholung von Sitzung XI	Auffrischung des Wissens über das Kontakte knüpfen und aufrechterhalten	▶ Folie 56 (S. 276)
3. Besprechung der Hausaufgaben	Erfahrungen mit Kontakte knüpfen berichten	▶ Arbeitsblatt 19: „Soziale Kontakte herstellen" (S. 280) ▶ Folie 57 (S. 277)
4. Rückschau, Zielerreichung, Fortschritte	Wichtige Elemente und Methoden des Programms wiederholen, für weitere Anwendung motivieren	▶ Folie 58 (S. 288) ▶ Arbeitsblatt 4: „Persönliche Ziele"(aus Sitzung II) (S. 100) ▶ Arbeitsblatt 20: „Ziele für die nächsten Wochen" (S. 294)
5. Beibehaltung des Gelernten, Erfolge sichern	Teilnehmer motivieren, auch nach dem Kurs die Techniken anzuwenden und die Materialien regelmäßig zu lesen	
6. Umgang mit und Vorbereitung auf Krisen	Erarbeitung eines Krisenplans für Rückfälle und Rückfallprophylaxe	▶ Folie 59 (S. 289) ▶ Folie 60 (S. 290) ▶ Materialien für die Gruppenteilnehmer, Zusammenfassung Sitzung XII (S. 291–293) ▶ Arbeitsblatt 21: „Mein Notfallplan" (S. 295)
7. Rückmeldung und Kritik des Gruppenprogramms	Feedback Möglichkeit, selbstsicheres Verhalten zu üben,	
8. Verabschiedung		

1. Begrüßung der Teilnehmer

Diese letzte Sitzung des Gruppenprogramms hat einen besonderen Charakter. Daher sollte bereits bei der Begrüßung darauf hingewiesen werden.

Zunächst geht es jedoch, wie gewohnt, um Wiederholung und Hausaufgaben. Dadurch wird der Inhalt der letzten Sitzung nochmals vertieft. Erst im weiteren Verlauf der Sitzung geht es um Erreichtes, Erfolge, Fortschritte, Feedback und Kritik. Außerdem steht im Mittelpunkt die Beibehaltung der Fortschritte, die Notwendigkeit des weiteren Übens und An-sich-Arbeitens.

Wir begrüßen Sie heute zu unserem letzten Treffen, der zwölften Sitzung.

Es sind heute (bis auf ...) alle da, was uns sehr freut. Die letzten Wochen gemeinsam mit Ihnen waren eine sehr angenehme und höchst erfreuliche Erfahrung.

Wir sehen, dass sich zwischen Ihnen schöne Kontakte und freundliche Beziehungen entwickelt haben. Dies war von Anfang an unsere Absicht.

Da dies unsere letzte Sitzung ist, werden wir heute nichts völlig Neues mehr durchnehmen, doch daran arbeiten, wie Sie das Gelernte weiter nutzen können.

Wir werden die Hausaufgaben der letzten Sitzung besprechen und danach zusammen überlegen, was jeder mit Hilfe des Erlernten für sich über den Kurs hinaus tun kann, wie Sie weiterhin an sich arbeiten können und was Sie bei Krisen tun sollten.

Danach möchten wir mit Ihnen den Kursverlauf besprechen und, wenn Sie möchten, können Sie Kritik und Verbesserungsvorschläge anbringen.

2. Wiederholung der Sitzung XI

Es ging um „Kontakte knüpfen", „Sympathie werben" und „mit anderen ins Gespräch kommen".

Es ist hilfreich, dabei bestimmte Verhaltensweisen zu verwirklichen. Diese sind auf **Folie 56** zusammengefasst, welche nochmals aufgelegt werden kann.

Folie
56

Wir haben letztes Mal über einen besonderen Aspekt sozialer Kompetenz gesprochen und trainiert, nämlich die Frage, was muss ich tun, um zu anderen Kontakt zu knüpfen.

Entscheidend ist, dass Sie sich trauen, den ersten Schritt zu tun und durch geschicktes Verhalten Ihr Gegenüber in eine Interaktion verwickeln.

Daher gilt, sich vor der Kontaktaufnahme durch aufbauende Selbstinstruktionen Mut zu machen und in die richtige Stimmung zu versetzen.

Bei der Interaktion mit anderen Menschen ist es wichtig, freundlich zu grüßen, Themen parat zu haben, Blickkontakt zu halten, zu lächeln, interessiert zuzuhören, nachzufragen, Komplimente zu machen, auf konkrete Sachen sich zu beziehen, u.U. eigene Fehler einzugestehen.

Hinterher gilt es, unabhängig vom Ausgang, sich selbst zu loben und kleinste Fortschritte anzuerkennen.

Wir haben dies während der Sitzung in verschiedenen Rollenspielen erprobt.

Dabei haben Sie sich alle/hat sich vor allem Frau ... bzw. Herr ... ganz toll hervorgetan.

Wir haben Ihnen einige kleinere und größere Aufgaben bis heute gegeben. Wie lief es denn damit?

3. Besprechung der Hausaufgaben
Dazu das Arbeitsblatt „Soziale Kontakte herstellen" der letzten Sitzung heraus-nehmen lassen und daran die Besprechung führen.

Unter Umständen dazu die **Folie 57** auflegen.

Folie 57

Wichtig ist hierfür genügend Raum lassen, die Erfahrungen schildern lassen und dann verstärkend auf richtiges Verhalten einzugehen. Auf weniger ge-schicktes Verhalten korrigierend aufmerksam machen.

Sollte sich ein Bericht, also eine Erfahrung eines Teilnehmers dazu anbieten, dann kann die Szene nachgestellt und als Rollenspiel eingeübt werden. Dabei gilt es die „sieben Schritte" zur Herausarbeitung spielbarer Situationen zu be-denken, angemessen den Spielablauf zu steuern und differenziell zu verstärken.

Diesen Teil nicht länger als 30 Minuten ausweiten.

Jetzt möchten wir mit Ihnen Ihre Hausaufgaben besprechen.

Wer von Ihnen möchte als erster von seinen Erfahrungen mit den „kleinen"
Übungen berichten? Sie haben heute ein letztes Mal die Chance für Ihr Auspro-bieren von uns gelobt zu werden.

Wer hat die erste Übung probiert?
Wer hat sich die zweite Übung getraut?
Wer hat die dritte Übung versucht?

Und nun zu Ihren persönlichen Situationen. Wer möchte seine Notizen vortragen?
Dies ist eine schöne Situation. Lassen Sie uns diese doch mal nachstellen. Wie sah die Situation genau aus? Wer war beteiligt? Wie haben Sie sich verhalten? Wie haben sich die Beteiligten verhalten? Was war Ihr Ziel? Was haben Sie sich selbst vor der Situation gesagt? Wie haben Sie sich gelobt? Wer spielt was?
Leider müssen wir hier nun abbrechen. Wir können nicht alle Ihre Erfahrungen nachspielen. Sie merken, wie hilfreich Rollenspiele sind und wie gut Sie lernen.

4. Rückschau, Zielerreichung, Fortschritte
Anhand der **Folie 58** nochmals die wichtigsten Elemente und Methoden des Gruppenprogramms Revue passieren lassen und in Erinnerung rufen. Immer wieder auf die Materialien verweisen und den Nutzen der weiteren Pflege der Techniken.

Folie 58

<table>
<tr><td>

AB
4

</td><td>

Das Arbeitsblatt „*Persönliche Ziele*" aus der zweiten Sitzung heranziehen und daran mit jedem Teilnehmer die Zielerreichung, die Fortschritte und die noch verbleibenden Änderungsschritte besprechen.

</td></tr>
</table>

Auf dieser Übersicht (Folie) sehen Sie nochmals zusammengefasst, was wir in den letzten Wochen alles bearbeitet haben und was sich auch in Ihren Materialien findet.

Wir haben über die drei Elemente des Seelenlebens gesprochen, nämlich Fühlen, Handeln und Denken sowie darüber, wie sich diese drei Aspekte gegenseitig beeinflussen. Wie depressive Stimmung (Fühlen) mit Rückzug, Inaktivität (Handeln) und mit negativen Sichtweisen (Denken) verbunden ist.

Wir haben allerdings auch erfahren, dass jeder von uns durch Veränderung seines Verhaltens, seines Tuns und seines Denkens Kontrolle über das Befinden, die Stimmung erreichen kann.

Daher haben Sie zahlreiche Methoden, Techniken, Tricks und Hilfsmittel kennengelernt, um diese Veränderungen einzuleiten und so Kontrolle über die Depression zu bekommen.

Wir haben Aktivitätsaufbau, Tagesstrukturierung und Vermehrung angenehmer Tätigkeiten besprochen.

Wir haben verschiedene Techniken zur Gedankenkontrolle und zur Korrektur ungünstiger Bewertungen (EbG) trainiert.

Schließlich halfen die Rollenspiele und Verhaltensübungen zum Aufbau von mehr Selbstsicherheit und sozialen Kontakten.

Erinnern Sie sich noch an unsere zweite Sitzung? Damals ging es darum, Probleme zu analysieren und Ziele für diesen Kurs zu formulieren. Holen Sie doch das Arbeitsblatt „Persönliche Ziele" hervor. Wir möchten nun mit Ihnen Ihre Ziele von der zweiten Sitzung anschauen und Sie fragen:

Was haben Sie davon erreicht?
Wie weit sind Sie auf dem Weg zu dem Ziel vorangekommen?
Was fehlt noch? Was bleibt zu tun?

<table>
<tr><td>

AB
20

</td><td>

Jeder Teilnehmer sollte sich zu seinen Zielen äußern und die Fragen beantworten. Dafür Zeit lassen und bereits auf die Notwendigkeit zur Weiterarbeit, der Weiterbenützung der Materialien und Stundeninhalte hinweisen.

</td></tr>
</table>

Auf das Arbeitsblatt „*Ziele für die nächsten Wochen*" unter den Materialien zur Sitzung verweisen. Es geht darum, die noch unerledigten Ziele weiter zu verfolgen, neue Ziele für die nächsten Wochen zu formulieren und zu überlegen, mit welchen Methoden diese anzugehen sind.

5. Beibehaltung des Gelernten, Erfolge sichern

Durch das Gruppenprogramm wurde ein erster Schritt zur Veränderung von Verhalten, Denken und Befinden getan. Dies reicht nicht aus. Weiteres Üben und tägliches Anwenden ist erforderlich. Mit der Gruppe sollte über das Thema „Fortschritte sichern, Erfolge beibehalten" diskutiert werden.

Ziel ist die Empfehlung, dass die Materialien, die Arbeitsblätter weiterhin benutzt werden, die Teilnehmer untereinander Kontakt halten (Telefon, Treffen, e-mail) und sich unterstützen. Günstig ist es, wenn jeder mit sich eine Art Vertrag schließt, zu einem jetzt festgelegten Termin für eine Stunde über den Kursmaterialien zu sitzen, darin zu lesen und sitzungsweise nachzuarbeiten.

Das verwendete Beispiel kann auch an anderen Aktivitäten, wie z.B. Zeichnen, Malen, Töpfern, Sterne beobachten usw. illustriert werden.

Stellen Sie sich vor, Sie waren im Urlaub und haben angefangen zu reiten (zu malen o.ä.). Sie haben dort mit einem Reitlehrer geübt und waren recht erfolgreich, das Pferd zu satteln, aufzusteigen, zu verschiedenen Gangarten zu bewegen und schließlich sogar einen Ausritt durch die Felder zu schaffen. Sie haben daran so richtig Spaß gefunden und gemerkt, wie gut Ihnen dies tut. Inzwischen sind Sie schon wieder vier Monate von der Reise zurück und sind kein einziges Mal mehr geritten.

Wie steht es wohl um Ihre Reitkenntnisse? Wie geschickt sind Sie in Ihren Reitfertigkeiten noch? Was wäre zu tun? Was würden Sie jemanden empfehlen, der so eine Erfahrung im Urlaub macht und nun nach Hause zurück kommt?

Wie lässt sich dies auf unser Gruppenprogramm übertragen? Was ist zu tun, um das Gelernte beizubehalten? Wie könnten Sie Ihre Fortschritte sichern und weiter ausbauen?

6. Umgang mit und Vorbereitung auf Krisen

Als letztes Thema dieses Kurses geht es um die Vorbereitung auf Krisen, Rückschläge und schwierige Phasen. Dafür sollten Vorkehrungen getroffen werden. Es geht um die Erstellung eines „Notfallplanes" mit mehreren Schritten. Dieser Plan kann Anwendung finden, wenn die Stimmung einbricht, über mehrere Tage (drei oder länger) schlecht ist, andere Symptome einer herannahenden Depression auftreten oder etwas Belastendes passiert.

Erkennen von Krisen, Rückschlägen und schwierigen Phasen.
Dazu **Folie 59** auflegen.

Umgang mit Krisen: Ablauf- und Notfallplan erstellen.
Dazu **Folie 60** auflegen.

Folie
59, 60

Anhand beider Folien die Fragen diskutieren und Lösungen herausarbeiten. Insbesondere bei der Erarbeitung eines persönlichen Notfallplans kann die Gruppe nochmals in zwei Teilgruppen aufgeteilt werden, um jeweils unter Beteiligung der Kursleiter gezielter für jeden Teilnehmer anhand des *Arbeitsblatts „Mein Notfallplan"* einen derartigen Krisenhelfer zu erarbeiten.

Das letzte Thema dieses Kurses ist die Vorbereitung auf Krisen und die Planung des Umgangs mit solchen Krisen.

Sie haben in den vergangenen zwölf Wochen viele Techniken und Methoden kennengelernt, mit denen Sie Ihre Stimmung, Ihr Denken und Ihr Handeln verbessern konnten. Diese sollten Sie beibehalten. Das ist die beste Vorbereitung für Krisen und eventuelle Rückschläge.

Die erste Frage ist: Wie erkenne ich Krisen oder Rückschläge?

Typische Anzeichen von Krisen bzw. Rückschlägen sind Stimmungstiefs, die heftiger als gewöhnlich sind oder die länger als gewöhnlich andauern. Es treten mehrere Beschwerden gleichzeitig auf. Sie schlafen schlechter als sonst, haben weniger Appetit und Ihr Antrieb ist geringer. Es passiert etwas Belastendes (z.B. Verluste, Krankheit, Krankenhausaufenthalt) oder mehrere Dinge verändern sich innerhalb kurzer Zeit (z.B. Wegzug der Kinder, Umzug, Familienbesuche). Weitere Beispiele sind auf der Folie (59) dargestellt.

Wichtig ist, sich auf Krisen vorzubereiten und einen Plan zurechtzulegen.
Wie könnte so ein Plan für eine Krisensituation oder ein „Notfallplan" aussehen?

Hier auf der Folie (60) sehen Sie ein Beispiel. Es geht zunächst darum, die persönlichen Warnzeichen zu kennen. Dann geht es darum, hilfreiche Schritte zur Krisenbewältigung zu notieren. Entscheidend für einen Notfallplan ist, dass Sie die Abläufe vorher üben und den Plan kennen und in einer Krisensituation nach den festgelegten Schritten anwenden.

So ein Plan nützt wenig, wenn Sie ihn bei einer Krise erst suchen und dann überlegen müssen, wie die notierten Dinge überhaupt funktionieren. Daher jetzt, in nächster Zeit einüben! Den Plan parat liegen haben (z.B. in der Materialienmappe).

Damit jeder von Ihnen einen Notfallplan mit nach Hause nehmen kann, teilen wir uns nochmals in zwei Gruppen auf.
Nehmen Sie doch Ihr Arbeitsblatt „Mein Notfallplan" heraus.

<table><tr><td>AB
21</td></tr></table>

In den zwei Teilgruppen geht es um das Erstellen eines Notfallplans für jeden Teilnehmer. Die Kursleiter helfen.

Dieser Arbeitsabschnitt sollte nicht länger als 20 Minuten in Anspruch nehmen.

So, lassen Sie uns wieder zusammen kommen. Jeder hat jetzt seinen persönlichen Notfall- oder Krisenplan.

Bitte denken Sie daran: Einüben und parat haben! Bei einer Krise sich an den Plan halten!

7. Rückmeldung und Kritik des Gruppenprogramms

Die Kursteilnehmer sollen nun die Möglichkeit erhalten, ihre Meinungen, d.h. Lob und Kritik, zum Kursprogramm zu äußern und, wenn sie möchten, auch Verbesserungsvorschläge zu machen.

Hierbei erklärt der Kursleiter, dass die Rückmeldung auch eine Gelegenheit ist, selbstsichere Verhaltensweisen zu üben.

Der Rückblick sollte ein offenes und lockeres Gespräch in der Gruppe sein.

Zum Schluss interessiert uns noch, was Sie von dem Gruppenprogramm, das Sie nun durchlaufen haben, halten.

Was hat Ihnen gefallen?
Was hat Ihnen nicht gefallen?
Was müsste anders, besser werden?
Was fehlt Ihnen?

Wir sind über Ihre offene Meinung dankbar!

8. Verabschiedung

Nach der Rückmeldung verabschieden die Kursleiter die Gruppe.

Hierbei sollte auf eine persönliche Verabschiedung geachtet werden. Dank und die besten Wünsche aussprechen. Der genaue Ablauf und das Vorgehen bleibt den Kursleitern überlassen, da dies stark von dem Gruppenverlauf und der Gruppenatmosphäre abhängt. Wichtig ist, ein späteres Treffen (z.B. in drei oder sechs Monaten) zur Nacherhebung bzw. zur Auffrischung fest zu verabreden.

Dies ist nun das Ende des Gruppenprogramms. Wir wünschen Ihnen für die nächsten Wochen alles Gute und weiterhin viel Erfolg.

Wir haben uns am ... zu einem Gruppentreffen hier in diesem Raum (bzw. in ...) verabredet.

Machen Sie es gut. Herzlichen Dank für Ihre Mitarbeit!

Auf Wiedersehen!

1. Zusammenhang von Denken, Handeln und Fühlen erkennen

2. Aktivitätsaufbau: Gezielt positive Aktivitäten planen

3. Aktivitätsaufbau: Tätigkeitsprotokoll führen

4. Aktivitätsaufbau: Stimmungs- und Tätigkeitskurven führen

5. Aktivitätsaufbau: Wochenplan führen

6. Gedankenkontrolle: Gedankenstopp, Gedanken unterbrechen

7. Gedankenkontrolle: Kartentechnik, Signaltechnik

8. Gedankenkontrolle: EbG-Protokolle

9. Verhaltensänderung: Sozial kompetentes Verhalten lernen

10. Verhaltensänderung: Selbstbehauptung und Durchsetzen

11. Verhaltensänderung: Kontakte knüpfen

12. Grundlage jeder Veränderung: Sich selbst belohnen, loben

Anzeichen können sein:

1. Stimmungstiefs (heftiger oder länger als normal),

2. mehrere depressive Symptome treten gleichzeitig auf,

3. verschiedene unerklärliche körperliche Beschwerden,

4. Verluste,

5. Belastungen, Konflikte (mit Familie, mit Nachbarn),

6. Krankheiten, Operationen, Krankenhausaufenthalte,

7. mehrere Veränderungen gleichzeitig,

8. Isolation, langes Alleinsein,

9. Herbst, Winter, trübes Wetter,

10. einseitiger Lebensstil (nur Pflichten, wenig Positives),

11. Kritik, Ablehnung,

12. ...

1. Schritt: Stopp! Nachdenken, Materialien lesen

2. Schritt: Protokoll führen (z.B. Tagesprotokoll, EbG)

3. Schritt: „XY" anrufen und Lösungen besprechen

4. Schritt: Angenehme Tätigkeiten steigern

5. Schritt: Mich mit „XZ" treffen und etwas unternehmen

6. Schritt: Bedürfnisse durchsetzen, sich behaupten

letzter Schritt: *Kursleiter anrufen und um Gespräch bitten*

Diese *zwölfte* und letzte Sitzung hat sich mit Ihren Veränderungen, *Erfolgen, Fortschritten* beschäftigt. In der zweiten Sitzung haben Sie für sich persönliche Ziele in Verbindung mit diesem Gruppenprogramm formuliert. Diese Ziele haben wir herangezogen, um zu sehen, was Sie schon erreicht haben, wie weit Sie auf dem Weg hin zu diesen Zielen vorangekommen sind, und was Sie noch erreichen wollen.

Noch nicht erreichte Ziele sollten weiter auf Ihrem Plan stehen. Es gibt keinen Druck oder Hektik für die Veränderungen, doch bleiben Sie dran und tun Sie täglich etwas dafür.

Das Arbeitsblatt *„Ziele für die nächsten Wochen"* will Ihnen dabei helfen. Durch die Formulierung klarer, konkreter Ziele und der Methoden zur Zielerreichung schließen Sie mit sich selbst einen Vertrag. So helfen Sie sich, das Vorhaben ernst zu nehmen und Ziele gleich anzugehen.

Bei der *Rückschau* auf das Gruppenprogramm haben wir nochmals alle Methoden, Techniken und Hilfen Revue passieren lassen.

Diese Wiederholung sollte Ihnen nochmals zeigen, dass Sie nun *verschiedene Kontrollmöglichkeiten* verfügbar haben, um Ihre Stimmung positiv zu beeinflussen. Dazu gehören Methoden des „Aktivitätsaufbaus", der „Verhaltensänderung" und der „Gedankenkontrolle".

Diese Methoden gilt es, für die Zielerreichung und die weiteren Veränderungen anzuwenden.

Das letzte Thema des Kurses war die *Vorbereitung auf Krisen* und die Planung des Umgangs mit Krisen.

Die erste Frage dabei ist: *Wie bzw. woran erkenne ich Krisen?*

Typische Anzeichen von Krisen bzw. Rückschlägen sind Stimmungstiefs, die heftiger als gewöhnlich sind oder länger als normal andauern. Es können auch mehrere Beschwerden gleichzeitig auftreten. Sie schlafen schlechter, haben weniger Appetit und Ihr Antrieb ist verringert. Es passiert etwas Belastendes, oder mehrere Dinge geschehen gleichzeitig bzw. in kurzer Zeit. Wochenenden, Herbst und Winter, Alleinsein sind oft gehörte und immer wieder bestätigte Krisenzeiten und Anlässe für Rückschläge.

Die zweite Frage ist: *Was kann ich zur Vorbeugung gegen Krisen tun?*

Die beste Vorbereitung und Vorbeugung für diese Krisen ist, die im Gruppenprogramm geübten Techniken anzuwenden und dauerhaft in Ihren Alltag einzubauen.

Die Liste an Methoden und Techniken dieses Programms ist umfangreich und vielfältig. Sie haben folgende Techniken zur Verbesserung Ihres Befindens und zur Überwindung depressiver Stimmungen kennen gelernt:

(1) Zusammenhang von Denken, Handeln und Fühlen erkennen
(2) Aktivitätsaufbau: Gezielt positive Aktivitäten planen
(3) Aktivitätsaufbau: Tätigkeitsprotokoll führen
(4) Aktivitätsaufbau: Stimmungs- und Tätigkeitskurven führen
(5) Aktivitätsaufbau: Wochenplan führen
(6) Gedankenkontrolle: Gedankenstopp, Gedanken unterbrechen
(7) Gedankenkontrolle: Kartentechnik, Signaltechnik
(8) Gedankenkontrolle: EbG-Protokolle
(9) Verhaltensänderung: Sozial kompetentes Verhalten lernen
(10) Verhaltensänderung: Selbstbehauptung und Durchsetzen
(11) Verhaltensänderung: Kontakte knüpfen
(12) Grundlage jeder Veränderung: Sich selbst belohnen, loben

Die dritte Frage bei Krisen ist: Wie bewältige ich diese schwierige Phase? *Was kann ich tun, um nicht weiter hineingezogen zu werden?*

Dafür ist es wichtig, einen Plan, einen *Notfallplan*, vorbereitet zu haben. Dieser Notfallplan muss jetzt, vor einer Krise erarbeitet und trainiert werden, um sich dann in einer Krise daran zu halten, um aus der schwierigen Lage herauszukommen. Sie haben für sich einen persönlichen Notfallplan erarbeitet und finden diesen Plan unter den Sitzungsmaterialien. Scheuen Sie sich nicht, die Schritte dieses Plans *gewissenhaft einzuhalten* und genau das zu tun, was Sie dort notiert haben.

Damit ist das Ende dieses Gruppenprogramms erreicht. Weiterhin viel Erfolg und bedenken Sie: „Es gibt nichts Gutes, es sei denn, man tut es!"

Mein Ziel:..

Methoden zur Zielerreichung: ....

....

....

....

....

Mein Ziel:..

Methoden zur Zielerreichung: ....

....

....

....

....

Mein Ziel:..

Methoden zur Zielerreichung: ....

....

....

....

....

Mein Ziel:..

Methoden zur Zielerreichung: ....

....

....

....

....

1. Schritt: ....

2. Schritt: ....

3. Schritt: ....

4. Schritt: ....

5. Schritt: ....

6. Schritt: ....

....

....

letzter Schritt: *Kursleiter anrufen und um Gespräch bitten*

7 Evaluation und Wirksamkeitsbeurteilung

7.1 Stand der Therapieforschung

Nach einer eigenen Zählung (vgl. auch Scogin & McElreath, 1994; Pinquart, 1998) liegen international gegenwärtig 18 zwischen 1981 und 1999 publizierte Studien zum Thema Psychotherapie bei Depressionen im Alter vor. In diesen Studien wurden insgesamt über 800 Personen aufgenommen. Legt man diagnostische Kriterien an, dann erfüllen nur ca. 350 Personen die heute üblichen Diagnosekriterien einer unipolaren Depression bzw. sind als „klinische Fälle" zu betrachten. Die untersuchten Personen sind zwischen 59 bis 82 Jahre alt, wobei die meisten Teilnehmer zwischen 64 und 72 Jahre alt sind, also zu den „jungen" Alten zu rechnen sind. Das typische Behandlungssetting in den Studien ist die ambulante Gruppentherapie (zehn Berichte), die ambulante Individualtherapie (sechs Berichte) und seltener ein Selbstmanagement-Ansatz (zwei Berichte).

Die Studiendesigns sind meist einfache Zwei- oder Dreigruppenvergleiche, mit einer oder zwei Therapiegruppen und einer Wartekontrollgruppe. Die am häufigsten untersuchten Formen der Psychotherapie sind Kognitive Verhaltenstherapie (zehn Studien), die Reminiszenztherapie (vier Studien), eine unspezifische unterstützende Therapie (vier Studien), tiefenpsychologische Psychotherapie (drei Studien) und je in einem Fall Interpersonelle Psychotherapie bzw. eklektisches Vorgehen.

Nur drei Studien berichten über den Vergleich oder die Kombination mit Pharmakotherapie. Die berichteten Behandlungen sind zwischen fünf und 46 Sitzungen lang. Die mittlere Therapiedauer ist zwölf Sitzungen, meist im wöchentlichen Abstand. Die Psychotherapien wurden nur in sechs Studien durch speziell ausgebildete Therapeuten durchgeführt.

Die mittlere Effektstärke (nach Cohen, 1988) im Vergleich des Zeitpunkts vor mit dem nach Ende der Therapie erreicht über alle aktiven Psychotherapien gerechnet $d = .79$. Die Vergleiche der tiefenpsychologischen Psychotherapie mit der Kontrollbedingung (Wartegruppe) erzielen basierend auf lediglich zwei Studien Effektstärken von $d = .51$ bzw. $.97$. Die insgesamt neun Vergleiche der Kognitiven Verhaltenstherapie mit einer Kontrollbedingung (i.d.R. Wartegruppen) ergeben Effektstärken von $d = .79$ bis 1.44. Vergleicht man die Kognitive Verhaltenstherapie mit anderen Formen der Psychotherapie (dazu liegen sechs Vergleiche vor) ist ein Effekt zugunsten der Verhaltenstherapie zwischen d = .14 bis .70 zu finden. Pinquart (1998) errechnete insbesondere für ressourcenfördernde und kontrolle-erhöhende Interventionen (wie bei Kognitiver Verhaltenstherapie) bei depressiven älteren Patienten Effektstärken von d = 1.15 (basierend auf Klinikerurteilen).

Eine methodisch anspruchsvolle, neuere Studie (Reynolds et al., 1999) verglich Nortriptylin, Placebomedikation entweder allein oder in Kombination mit Interpersoneller Psychotherapie (IPT) mit dem Ziel, eine erneute depressive Episode (Rückfall) zu verhindern und zu prüfen, welche der vier Behandlungen (Nortriptylin plus IPT; Placebo plus IPT; Nortriptylin plus ärztliche Versorgung und Unterstützung, Placebo plus ärztliche Versorgung und Unterstützung) dabei am wirksamsten ist. Die Zielgruppe waren remittierte, ältere depressive Patienten mit einem Durchschnittsalter von 67 Jahren (etwa ein Drittel war während der Studie über 70 Jahre alt). Es zeigt sich, dass die Kombination aus fortgesetzter Pharmakotherapie plus Psychotherapie über drei Jahre die wenigsten Rückfälle und die längsten Phasen ohne depressive Symptome aufwiesen.

7.2 Evaluation des vorliegenden Therapieprogramms

Erfahrungen, Erprobungen und kontrollierte Studien zu dem eigenen Gruppenangebot erstrecken sich über 14 Jahre. Die ersten Jahre ging es darum dieses Konzept zu entwickeln, mit einzelnen Patienten zu erproben und erste Gruppenerfahrungen zu sammeln. Ab 1990 fanden erste, meist recht kleine Pilotstudien statt. Erste Studien mit Kontrollgruppen wurden ab 1994 verwirklicht. Seit 1996 besteht eine Kooperation mit dem Geriatrischen Zentrum der Universität Tübingen (Psychiatrische Klinik, Tagesklinik Wielandhöhe) und anderen Kliniken der Region. Parallel dazu wurde eine Studie mit ambulanten Gruppen für ältere depressive Patienten begonnen.

Aufnahmekriterien. Die Aufnahme- und Ausschlusskriterien bei den bisherigen z.T. noch laufenden Studien sind: Männer und Frauen über 60 Jahren mit einer depressiven Störung (Major Depression, Dysthymien, Anpassungsstörungen, nicht näher bezeichnete Depressionen) unterschiedlichen Schweregrads (meist leichter bis mittelschwerer Ausprägung). Wenn Antidepressiva eingenommen werden, dann sollte die Medikation über den Zeitraum der Gruppentherapie hinweg stabil bleiben. Bereitschaft zur Mitarbeit und zur Studienteilnahme.

Die Ausschlusskriterien sind: Psychotische Symptomatik, akute Suizidalität, Substanzabhängigkeiten, organisch bedingte Depressionen, kognitive Beeinträchtigungen (MMS < 24), Veränderung antidepressiver Medikation während der psychotherapeutischen Intervention.

Diagnostik. Als individuelle Eingangsdiagnostik wird das Strukturiertes Klinische Interview (SKID bezogen auf DSM-IV) sowie die Beurteilung der kognitiven Leistungsfähigkeit anhand des Mini Mental Status Tests (MMST) durchgeführt. Ferner werden die Geriatrische Depressionsskala (GDS) oder das Beck Depressionsinventar (BDI), das Inventar Depressiver Symptome (IDS) und der Nürnberger Altersfragebogen (NAF) beantwortet. Während der Gruppenintervention füllen die Teilnehmer wöchentlich die Allgemeine Depressionsskala (ADS-Kurzform) und die Gruppenleiter das Nürnberger Altersrating (NAR) aus. Die Erfolgsbeurteilung erfolgt anhand des IDS, der GDS oder des BDI und der ADS.

Studie 1: Ambulante Gruppen

In einem einfachen Kontrollgruppendesign (Interventionsgruppe und Wartekontrollgruppe) wurden ambulante Gruppen mit älteren Patienten untersucht. Die Wartegruppe umfasste acht Personen, die Interventionsgruppe 25 Personen. Das Angebot war eine 12-wöchige Gruppentherapie. Die für die Therapiegruppe signifikanten Ergebnisse sind in der Tabelle 6 zusammengefasst. Die Effektstärke der KVT-Gruppe von prä nach post erreicht .84 (deutlicher Effekt) und der Unterschied zwischen der KVT- und der Wartegruppe erreicht .57 (mittlerer Effekt).

Tabelle 6: Zusammengefasste Ergebnisse der Studie 1 mit ambulanten depressiven Patienten. Dabei wurde als Fremdbeurteilung das Inventar Depressiver Symptome (IDS), als Selbstbeurteilungsmaße das Beck Depressionsinventear (BDI) und die Allgemeine Depressionsskala (ADS) eingesetzt.

	Gruppenprogramm		Wartegruppe	
	vor	nach	vor	nach
IDS (Klin.)	23 (9.3)	16 (10.3)	20 (6.2)	22 (6.7)
BDI (Pat.)	19 (11.6)	12 (6.1)	18 (7.3)	22 (17.8)
ADS (Pat.)	23 (9.3)	16 (10.3)		

Studie 2: Stationäre Gruppen

Verglichen wurden unter zwei Rahmenbedingungen (Psychiatrische Klinik und Altenheim) die Effekte des 12-wöchigen Gruppenprogramms (in Kombination mit der unveränderten medikamentösen Therapie und den regulären stationären Therapieangeboten) mit der stationären, medikamentösen Regelversorgung (Medikation, Arztgespräch, reguläre Therapieangebote, doch keine Psychotherapie). In der Klinik und im Altenheim wurden insgesamt 32 Patientinnen aufgenommen und einer von zwei Bedingungen zugewiesen. Die für die KVT-Gruppe signifikanten Ergebnisse sind in Tabelle 7 zusammengefasst.

Tabelle 7: Zusammengefasste Ergebnisse der Studie 2 mit stationären depressiven Patienten. Dabei wurde als Fremdbeurteilung das Inventar Depressiver Symptome (IDS), als Selbstbeurteilungsmaße das Beck Depressionsinventar (BDI) und die Allgemeine Depressionsskala (ADS) eingesetzt.

	Gruppenprogramm		Regelversorgung	
	vor	nach	vor	nach
Stationäre Geriatrie				
IDS (Klin.)	44 (4.7)	17 (5.6)	44 (5.7)	22 (8.0)
BDI (Pat.)	26 (5.0)	12 (3.6)	27 (4.5)	15 (5.5)
ADS (Pat.)	28	9		
Altenheim				
IDS (Klin.)	31 (3.2)	16 (4.6)	30 (3.7)	27 (4.8)
BDI (Pat.)	16 (3.0)	8 (2.9)	15 (2.6)	15 (2.8)
ADS (Pat.)	22	8		

Drei Monate nach Ende der Behandlung wurde eine Nachuntersuchung durchgeführt, die zeigte, dass die Veränderungen durch das kognitiv-verhaltenstherapeutische Programm nicht nur stabil waren, sondern zu weiteren Besserungen führten. Alle stationären Psychiatriepatientinnen, die an dem Gruppenprogramm teilgenommen hatten, waren inzwischen (ohne Rückfall) entlassen, während dies nur für ein Drittel der regelversorgten Patientinnen zutraf.

Die Erfolge der Altenheimgruppe war ebenfalls über die zweimonatige Katamnese stabil (BDI: 8 Punkte), während die regelversorgten Patienten ohne das Gruppenprogramm weiterhin 14 BDI-Punkte aufwiesen.

Studie 3: Psychiatrische Tagesklinik

Die 26 Patienten einer geriatrischen Tagesklinik weisen in zwei Fällen eine bipolare affektive, in acht Fällen eine rezidivierende und in 16 Fällen eine depressive Störung auf. Alle haben zusätzlich verschiedene körperliche Erkrankungen, waren vor der Tagesklinik stationär in der Psychiatrie und sind langfristig auf Antidepressiva eingestellt. Da durch die Rahmenbedingungen der Tagesklinik ein sechswöchiger Zeitraum vorgegeben ist, wurde das Gruppenprogramm adaptiert und in zwei inhaltlich separate Programme geteilt. Der eine Programmblock hatte die handlungsbezogenen Elemente (Aktivitätsaufbau, Kompetenztrainings) im Mittelpunkt, während das andere Programm die kognitiven Elemente umfasste. Die Gruppen wurden über die sechs Wochen zweimal pro Woche zu je einer Stunde, also insgesamt zwölf Gruppentermine, angeboten. Die Gruppengröße lag bei neun bis elf Teilnehmern. Ziel dieser Teilstudie war neben der Erprobung eines psychologischen Gruppenansatzes unter diesen geriatrischen Bedingungen auch der Vergleich des handlungsbezogenen mit dem kognitiven Ansatz hinsichtlich der Reduktion depressiver Symptomatik. Die Ergebnisse einer ersten Zwischenauswertung sind in der Tabelle 8 zusammengefasst.

Tabelle 8: Zusammengefasste Ergebnisse der Studie 3 mit teilstationären depressiven Patienten. Dabei wurde als Fremdbeurteilung das Inventar Depressiver Symptome (IDS), als Selbstbeurteilungsmaße die Geriatric Depression Scale (GDS) und die Allgemeine Depressionsskala (ADS) eingesetzt.

	Handlungsprogramm		Kognitives Programm	
	vor	nach	vor	nach
IDS (Klin.)	17	17	25	18
GDS (Pat.)	8	4	8.5	5
ADS (Pat.)	17	14	19	10

Mit aller Vorsicht und angesichts der noch laufenden Studie kann man sagen, dass beide Programme vergleichbar effizient sind. Dennoch sind die bei diesem Klientel innerhalb von sechs Wochen bei zwölf jeweils einstündigen Sitzungen erzielbaren Effekte nicht ausreichend. Eine Verlängerung bzw. Intensivierung des kognitiv-verhaltenstherapeutischen Angebots ist offensichtlich nötig. Sinnvoller wäre ein kognitiv-verhaltenstherapeutisches Gruppenangebot dreimal pro Woche jeweils eine Stunde, sodass in den sechs Wochen 18 Gruppensitzungen stattfinden und alle Programmelemente realisiert werden.

Studie 4: Ambulante Gruppen

Ein weiteres Teil-Projekt bot älteren depressiven Menschen die verkürzten sechswöchigen Programme, mit den Schwerpunkten Handlungs- und Kompetenzebene bzw. Kognitionsebene, als ambulanten Service an. Ziel dieses Vorhabens war es zu prüfen, ob die aus institutionellen Bedingungen auf sechs Wochen verkürzten und inhaltlich reduzierten Programme sich unter ambulanten Bedingungen bewähren und welche vergleichenden kurz- und längerfristigen Effekte zu beobachten sind. Ferner interessierte uns die relative Bedeutung der Hauptkomponenten des Gesamtkonzepts. Die in vier Gruppen aufgenommenen 22 Patienten verteilen sich auf zwei Kognitions- und zwei Handlungsgruppen. Die Auswertung erbringt bezüglich der ADS und des IDS, doch nicht beim GDS signifikante Ergebnisse (siehe Tabelle 9). Die Depressivität nimmt ab, doch sind keine Unterschiede zwischen den Behandlungskonzepten zu finden. Die 6-Monats-Katamnesen zeigen, dass die Besserung sich fortsetzt bzw. stabil bleibt. Dabei scheint insbesondere der Handlungsteil (Aktivitätsaufbau, Fertigkeiten- und Ressourcentraining) sich längerfristig und über den Therapierahmen hinaus günstig auszuwirken.

Tabelle 9: Zusammengefasste Ergebnisse der Studie 4 mit ambulanten depressiven Patienten. Dabei wurde als Fremdbeurteilung das Inventar Depressiver Symptome (IDS), als Selbstbeurteilungsmaße die Geriatric Depression Scale (GDS) und die Allgemeine Depressionsskala (ADS) eingesetzt.

| | Behandlungsphase | | Katamnese |
	vor	nach	vor
IDS (Klin.)	30	23	19
ADS (Pat.)	22	15	15
GDS (Pat.)	16	12	12

Studie 5: Ambulante Gruppen

In der laufenden, kontrollierten und randomisierten Vergleichsstudie wird das wieder auf zwölf Wochen verlängerte kognitiv-verhaltenstherapeutische Programm angeboten. Die bislang durchgeführten Gruppen mit insgesamt 47 Teilnehmern bestätigen die positiven Effekte der Vorstudien. Die mittleren Veränderungen bewegen sich im GDS von anfänglichen 22 Punkten auf abschließende 8 Punkte, was im Vergleich zu einer Wartekontrollgruppe eine Effektstärke von $d = .82$ erbringt.

7.3 Fazit

Das vorgestellte therapeutische Programm wird von älteren Menschen mit Depressionen gut angenommen. Es hat sich unter verschiedenen Bedingungen bewährt und erbringt im Vergleich zu warten bzw. zur regulären psychiatrischen Behandlung deutliche Vorteile.

Anhang: Inventar Depressiver Symptome IDS

Name: .... **Datum:** ....

Bitte kreuzen Sie zu jeder der folgenden (Symptom-)Fragen jeweils nur eine Antwort an, die den Patienten für die zurückliegende Woche am besten beschreibt.

1. Einschlafschwierigkeiten

0 Patient brauchte nie länger als 30 Minuten um einzuschlafen

1 Patient brauchte an weniger als der Hälfte der Woche mindestens 30 Minuten um einzuschlafen

2 Patient brauchte an mehr als der Hälfte der Woche mindestens 30 Minuten um einzuschlafen

3 Patient brauchte mehr als die Hälfte der Woche über eine Stunde um einzuschlafen

2. Nächtliches Erwachen

0 Patient erwachte während der Nacht nicht

1 Patient berichtete von ruhelosem, leichtem Schlaf mit einigen Malen Erwachen

2 Patient wurde zumindest einmal jede Nacht wach, doch er schlief leicht wieder ein

3 Patient wurde mehr als einmal pro Nacht, .während mehr als der Hälfte der Woche wach und es dauerte mindestens 20 Minuten, um wieder einzuschlafen

3. Früherwachen

0 Patient wurde während weniger als der Hälfte der Woche eine halbe Stunde oder weniger früh wach als notwendig

1 Patient wurde während mehr als der Hälfte der Woche eine halbe Stunde oder mehr früher wach als notwendig

2 Patient wurde während mehr als der Hälfte der Woche eine Stunde zu früh wach

3 Patient wurde während mehr als der Hälfte der Woche zwei Stunden zu früh wach

4. Hypersomnia

0 Patient schlief nicht mehr als acht Stunden

1 Patient schlief nicht mehr als 10 Stunden während 24 Stunden

2 Patient schlief nicht mehr als 12 Stunden während 24 Stunden

3 Patient schlief mehr als 12 Stunden während 24 Stunden

5. Stimmung (Traurigkeit, Niedergeschlagenheit)

0 Patient war nicht traurig, niedergeschlagen

1 Patient fühlte sich weniger als die Hälfte der Woche traurig, niedergeschlagen

2 Patient fühlte sich mehr als die Hälfte der Woche traurig, niedergeschlagen

3 Patient fühlte sich praktisch die gesamte Woche über sehr traurig, niedergeschlagen

6. Stimmung (Verunsicherung, Irritation)

0 Patient fühlte sich nicht ängstlich, irritiert

1 Patient fühlte sich verunsichert, irritiert, doch weniger als die Hälfte der Woche

2 Patient fühlte sich mehr als die Hälfte der Woche verunsichert, irritiert

3 Patient fühlte sich praktisch die ganze Woche sehr verunsichert, irritiert

7. Stimmung (Angst, Verspannung)

0 Patient war nicht verunsichert oder verspannt

1 Patient war weniger als die Hälfte der Woche ängstlich, verspannt

2 Patient war mehr als die Hälfte der Woche ängstlich, verspannt

3 Patient war praktisch die ganze Woche sehr ängstlich und verspannt

8. Reaktivität der Stimmung

0 Nach positivem Ereignis verbesserte sich die Stimmung des Patienten bis hin zu Normalbefinden und hielt mehrere Stunden an

1 Nach positivem Ereignis hellte sich die Stimmung des Patienten zwar auf, doch Normalbefinden wurde nicht erreicht

2 Patient zeigte nur geringe Stimmungsaufhellung nach Eintritt eines sehr erwünschten, seltenen Ereignisses

3 Patient zeigte keine Stimmungsaufhellung, selbst dann nicht, wenn sehr positive oder sehr erwünschte, herbeigesehnte Ereignisse eintraten

9. Stimmungsvariabilität

0 Bei Patient war kein offensichtlicher Zusammenhang zwischen Stimmungsveränderung und Tageszeit festzustellen

1 Stimmung des Patienten erschien oft abhängig von Dingen und Umständen, die sich zu bestimmten Tageszeiten ereigneten

2 Während der meisten Zeit der Woche schien die Stimmung des Patienten mehr von der Tageszeit als von Ereignissen abhängig

3 Stimmung des Patienten war eindeutig vorhersagbar, indem zu einer bestimmten Tageszeit die Stimmung besser bzw. schlechter war. Stimmung üblicherweise schlechter: ○ morgens ○ nachmittags ○ abends

10. Qualität der Stimmung

0 Stimmung und Gefühle des Patienten waren ungestört bzw. entsprachen echter Traurigkeit

1 Stimmung des Patienten war meist wie bei Trauer, obgleich nicht immer vermittel- und erklärbar, mit mehr Angst verbunden oder sehr viel intensiver

2 Stimmung des Patienten war weniger als die Hälfte der Woche qualitativ deutlich verändert und von dem Gefühl der Trauer verschieden und daher anderen schwer zu erklären

3 Stimmung des Patienten war praktisch die ganze Woche qualitativ verändert (im Vergleich zur Traurigkeit)

Nur 11 oder 12 bearbeiten:
11. Appetit (Reduktion)

0 Patient zeigte keine Veränderung des gewöhnlichen Appetit- und Hungergefühls

1 Patient aß weniger als gewöhnlich (Frequenz und/oder Menge)

2 Patient aß deutlich weniger als gewöhnlich und nur unter großer Anstrengung (sich überwinden)

3 Patient aß selten während 24 Stunden und nur mit großer Anstrengung oder mit Aufforderung/Kontrolle durch andere

12. Appetit (Steigerung)

0 Patient zeigte keine Veränderung des gewöhnlichen Appetit- und Hungergefühls

1 Patient verspürte häufig während der Woche eine Steigerung des Appetitgefühls

2 Patient aß regelmäßig mehr als gewöhnlich (Frequenz und/oder Menge)

3 Patient verspürte deutliche Steigerung des Appetits, verbunden mit dem Drang zum Überessen und/oder zu Zwischenmahlzeiten

Nur 13 oder 14 beantworten:
13. Gewichtsabnahme (während letzten 2 Wochen)

0 Patient zeigte keine Gewichtsveränderungen

1 Patient empfindet, als ob geringe Gewichtsreduktion auftrat

2 Patient verlor zwei oder mehr Pfund

3 Patient verlor fünf oder mehr Pfund

14. Gewichtszunahme (während letzten 2 Wochen)

0 Patient zeigte keine Gewichtsveränderung

1 Patient empfindet, als ob geringe Gewichtszunahme auftrat

2 Patient nahm zwei oder mehr Pfund zu

3 Patient nahm fünf oder mehr Pfund zu

15. Konzentration, Entscheidungsvermögen

0 Patient zeigte keine Veränderung im Konzentrations- und Entscheidungsvermögen

1 Patient fühlte sich gelegentlich unentschlossen und unaufmerksam

2 Patient hatte die meiste Zeit Schwierigkeiten, sich zu konzentrieren oder sich zu entscheiden

3 Patient konnte sich, selbst auf Kleinigkeiten wie Lesen, nicht konzentrieren oder Entscheidungen selbst bei Kleinigkeiten nicht treffen, war entscheidungsunfähig

16. Selbstbewertung

0 Patient sah sich als ebenso wertvoll und verdienstwürdig wie andere Menschen

1 Patient war mehr selbstanklagend als üblich

2 Patient glaubte, daß er/sie für andere nur eine Last sei und Probleme verursache

3 Patient grübelte über viele größere und kleinere Fehler nach, die er/sie alle in seiner Person begründet sah

17. Sicht der Zukunft

0 Patient sah die Zukunft mit normalem Optimismus

1 Patient hatte gelegentlich pessimistische Phasen, die jedoch durch andere Personen oder Ereignisse überwunden werden konnten

2 Patient war meist sehr pessimistisch in Bezug auf seine nächste Zukunft

3 Patient sah zu keiner Zeit Hoffnung für sich und seine Lage in der Zukunft

18. Suizidvorstellungen

0 Patient hatte keinerlei Gedanken an Selbstmord oder Tod

1 Patient empfand das Leben leer oder nicht lebenswert

2 Patient dachte mehrfach während der Woche an Selbstmord oder den Tod

3 Patient dachte wiederholt und ernsthaft an Selbstmord oder Tod, machte spezifische Pläne oder versuchte Selbstmord zu begehen

19. Interesse/Beteiligung am Leben

0 Patient zeigte keine Veränderung des gewöhnlichen Interesses an anderen Menschen und Aktivitäten

1 Patient bemerkte eine Verminderung des früheren Interesses an Dingen und Aktivitäten

2 Bei dem Patienten waren noch ein oder zwei frühere Interessen erhalten

3 Patient zeigte kein Interesse mehr an geliebten Dingen und früheren Aktivitäten

20. Energielosigkeit

0 Patient war voll unveränderter, gewohnter Energie

1 Patient ermüdete leichter als gewöhnlich

2 Patient mußte sich sehr anstrengen, um alltägliche Dinge zu schaffen oder durchzuhalten

3 Patient war aufgrund von Energielosigkeit nicht in der Lage, alltägliche Dinge zu schaffen

21. Vergnügen, Lustempfinden (außer sexuelle Aktivitäten)

0 Patient beteiligte und vergnügte sich in gewohnter Weise an angenehmen Aktivitäten oder Ereignissen

1 Patient zog weniger Vergnügen aus angenehmen Aktivitäten und Ereignissen

2 Patient zog ganz selten Vergnügen/Lust aus irgendwelchen Aktivitäten oder Ereignissen

3 Patient war unfähig, jegliche Art von Vergnügen/Lust aus irgendwelchen Aktivitäten oder Ereignissen zu ziehen

22. Sexuelles Interesse

0 Patient berichtete von unverändertem Interesse an oder Vergnügen durch sexuelle Aktivitäten

1 Patient berichtete von leicht verändertem Interesse an oder Vergnügen durch sexuelle Aktivitäten

2 Patient berichtete von deutlich verringertem Interesse oder reduziertem Vergnügen an sexuellen Aktivitäten

3 Patient berichtete vom Fehlen jeglichen Interesses an oder Vergnügen durch sexuelle Aktivitäten

23. Psychomotorische Verlangsamung

0 Patient zeigte normale Geschwindigkeit im Denken, Sprechen und der Gestik/Mimik

1 Patient bemerkte verlangsamtes Denken und die Stimmodulation ist eingeschränkt

2 Patient berichtete von verlangsamtem Denken und es dauerte einige Sekunden, bis der Patient auf Fragen reagierte

3 Patient reagierte auf Fragen ohne ausdrückliches Daraufbestehen meist nicht

24. Psychomotorische Agitiertheit

0 Patient zeigte keine Steigerung der Geschwindigkeit oder Disorganisation im Denken oder der Gestik/Mimik

1 Patient war unruhig, rutschte oft hin und her, rieb seine Hände aneinander, war zappelig o. ä.

2 Patient beschrieb Impulse, sich (ziellos) bewegen zu müssen oder zeigte motorische Ruhelosigkeit

3 Patient konnte nicht stillsitzen, mußte sich, trotz Aufforderung dazu es nicht zu tun, Hin-und-her-bewegen

25. Somatische Klagen

0 Patient klagte nicht über Schmerzen oder Beschwerden

1 Patient klagte über Kopf-, Bauch-, Rücken- oder Gliederschmerzen, jedoch behinderten ihn/sie diese Beschwerden nicht

2 Die genannten Beschwerden waren mäßig stark und während mehr als der Hälfte der Woche vorhanden

3 Die genannten Beschwerden waren so stark, daß der Patient funktionell behindert war

26. Sympathotone Erregung

0 Patient zeigte keine Anzeichen von Herzrasen, Schwitzen, Tremor, verschwommenes Sehen, Hitze-/Kälteschauer, Ohrengeräusche/-sausen, Brustschmerzen, Atemnot/Kurzatmigkeit

1 Die genannten Symptome waren bei dem Patienten nur leicht und zeitweilig vorhanden

2 Die genannten Symptome waren bei dem Patienten mäßig stark und während mehr als der Hälfte der Woche vorhanden

3 Die genannten Symptome waren so stark, daß der Patient funktionell behindert war

27. Panik/Phobische Symptome

0 Patient zeigte keine Anzeichen von Panik oder von phobischen Symptomen

1 Patient zeigte leichte Anzeichen von Panik oder von phobischer Symptomatik, das jedoch den Patienten nicht weiter behinderte oder sein Verhalten beeinflußte

2 Patient zeigte deutliche Panik oder phobische Symptomatik, das Patientenverhalten beeinflußte ohne gleichzeitig zu behindern

3 Patient erlebte (mindestens einmal in der Woche) lähmende Panikanfälle oder phobische Symptome, die den Patienten Vermeideverhalten zeigen ließen

28. Verdauungsbeschwerden

0 Patient hatte normale Verdauung, keine Veränderung oder Beschwerden

1 Patient hatte gelegentlich Verstopfung und/oder Durchfall von leichtem Ausmaß

2 Patient litt die meiste Zeit unter Verstopfung und/oder Durchfall, das jedoch die Funktionsfähigkeit des Patienten nicht beeinträchtigte

3 Patient litt wiederholt an Verstopfung und/oder Durchfall. Dies erforderte Behandlung oder bewirkte Funktionsbeeinträchtigung des Patienten

Wertespanne: 0 – 78

Kritischer Wert: 20

Wert für zurückliegende Woche:

Literatur

Abramson, L.Y., Seligman, M.E.P. & Teasdale, J.D. (1978). Learned helplessness in humans. Critique and reformulation. Journal of Abnormal Psychology, 87, 49-74.

Aldenhoff, J. (1997). Überlegungen zur Psychobiologie der Depression. Nervenarzt, 68, 379-389.

Alexopoulos, G.S., Bruce, M.L., Hull, J., Sirey, J.A. & Kakuma, T. (1999). Clinical determinants of suicidal ideation and behavior in geriatric depression. Archives of General Psychiatry, 56, 1048-1053.

American Psychiatric Association (1994). Diagnostisches and Statistisches Manual, 4. Auflage (DSM IV). Göttingen: Hogrefe.

Arolt, V. & Driessen, M. (1997). Depressive Störungen bei älteren Patienten im Allgemeinkrankenhaus. In H. Radebold, R.D. Hirsch u.a. (Hrsg.), Depressionen im Alter (S. 83-86). Darmstadt: Steinkopf.

Arx-Wörth, N. v. & Hautzinger, M. (1995). Soziale Unterstützung und Depression. In R. Ningel & W. Funke (Hrsg.), Soziale Netze in der Praxis (S. 230-242). Göttingen: Hogrefe.

Baldwin, B. (1991). The outcome of depression in old age. International Journal of Geriatric Psychiatry, 6, 395-400.

Baldwin, B. (1993). Late life depression and structal brain changes. A review of recent magnetic resonance imaging research. International Journal of Geriatric Psychiatry, 8, 115-123.

Baldwin, B. (1997). Depressive Erkrankungen. In H. Förstl (Hrsg.), Lehrbuch der Gerontopsychiatrie (S. 408-418), Stuttgart: Enke

Baltes, M.M. & Baltes, P.B. (1986). The psychology of control and aging. Erlbaum Ass., Hillsdale NJ.

Baltes, M.M. & Carstensen, L.L. (1996). Gutes Leben im Alter. Überlegungen zu einem prozeßorientierten Metamodell erfolgreichen Alterns. Psychologische Rundschau, 47, 199-215.

Baltes, P.B. & Lindenberger, U. (1989). On the range of cognitive plasticity in old age as a function of experience. Behaviour Research and Therapy, 19, 283-300.

Beck, A.T. (1974). The development of depression. A cognitive model. In R.J. Friedman & M.M. Katz (Eds.), The psychology of depression pp. 3-28). New York: Wiley.

Beck, A.T., Rush, A.J., Shaw, B.F. & Emery, G. (1992). Kognitive Therapie der Depression (5. Auflage). Weinheim: Beltz PVU.

Bergener, M. (1986). Depressionen im Alter. Darmstadt: Steinkopff.

Bergener, M. (1998). Epidemiologie psychischer Störungen im höheren Lebensalter. In A. Kruse (Hrsg.), Psychosoziale Gerontologie (Band 1). Jahrbuch der Medizinischen Psychologie 15 (S. 87-105). Göttingen: Hogrefe.

Bickel, H. (1997). Epidemiologie psychischer Erkrankungen im Alter. In H. Förstl (Hrsg.), Lehrbuch der Gerontopsychiatrie (S. 1-15). Stuttgart: Enke.

Bruggemann, A., Groskurth, P. & Ulrich, E. (1975). Arbeitszufriedenheit. Bern: Huber.

Burkart, M., Heun, R., Maier, W. & Benkert, O. (1998). Demenzscreening im klinischen Alltag. Nervenarzt, 69, 983-990.

Cohen, J. (1988). Statistical power analysis for the behavioral sciences. Hillsdale, NJ.: Erlbaum.

Collegium Internationale Psychiatriae Scalarum (1996). Internationale Skalen für die Psychiatrie. Göttingen: Beltz Test Gesellschaft.

Cooper, B. (1992). Die Epidemiologie psychischer Störungen im Alter. In H. Häfner & M. Hennerici (Hrsg.), Psychische Krankheiten und Hirnfunktion im Alter S. 15-29). Stuttgart: Fischer.

Ernst, C. (1997). Epidemiologie depressiver Störungen im Alter. In H. Radebold, R.D. Hirsch u.a. (Hrsg.) Depressionen im Alter (S. 2-11). Darmstadt: Steinkopf.

Folstein, M.F., Folstein, S.E. & McHugh, P.R. (1990). Mini Mental Status Test (MMST). Göttingen: Beltz Test Gesellschaft.

Frölich, L. & Förstl, H. (1997). Klinische Untersuchung und Psychometrie. In H. Förstl (Hrsg.), Lehrbuch der Gerontopsychiatrie S. 84-94). Stuttgart: Enke.

Gallagher, D. & Thompson, L.W. (1981). Depression in the elderly. A behavioral treatment manual. Los Angeles: The University of Southern California Press.

Gauggel, S. & Birkner, B. (1998). Diagnostik depressiver Störungen bei älteren Menschen: Eine Übersicht über die Entwicklung und Evaluation der Geriatric Depression Scale (GDS). Zeitschrift für Gerontopsychologie und -psychiatrie, 11, 159-171.

Göbel, H., Kipp, J. & Struwe, B. (1997). Symptomatik der Altersdepression und die Diagnose der Depression nach ICD-10. In H. Radebold, R.D. Hirsch u.a. (Hrsg.), Depressionen im Alter. Darmstadt: Steinkopf.

Häfner, H. (1986). Psychische Gesundheit im Alter. Stuttgart: Fischer.

Hautzinger, M. (1996). Affektive Störungen. In K. Hahlweg & A. Ehlers (Hrsg.), Enzyklopädie der Psychologie. Klinische Psychologie (Band 2) (S. 155-239). Göttingen: Hogrefe.

Hautzinger, M. (1997). Kognitive Verhaltenstherapie bei Depressionen im Alter. In H. Radebold, R.D. Hirsch u.a. (Hrsg.), Depressionen im Alter (S: 60-69). Darmstadt: Steinkopf.

Hautzinger, M. (1998). Depression. Göttingen: Hogrefe.

Hautzinger, M. (1999). Patientenbroschüre Depression. Göttingen: Hogrefe.

Hautzinger, M. (1999). Verhaltenstherapeutische Behandlung depressiver Störungen im Alter. Verhaltenstherapie und Verhaltensmedizin, 20, 359-375.

Hautzinger, M. (2000). Kognitive Verhaltenstherapie bei Depressionen (5. Auflage). Weinheim: Beltz PVU.

Hautzinger, M. (2000). Diagnostik in der Psychotherapie. In R.D. Stieglitz, U. Baumann & H.J. Freyberger (Hrsg.), Psychodiagnostik in Klinischer Psychologie, Psychiatrie (2. Auflage). Stuttgart: Enke.

Hautzinger, M. & Bailer, M. (1993). Allgemeine Depressionsskala (ADS). Göttingen: Beltz Test Gesellschaft.

Hautzinger, M. & Bailer, M. (1999). Das Inventar Depressiver Symptome (IDS). Universität Tübingen, Psychologisches Institut (Unveröffentlichter Testbericht).

Hautzinger, M. & deJong-Meyer, R. (1996). Depression. Zeitschrift für Klinische Psychologie, 25, 80-150 (Themenheft).

Hautzinger, M., Bailer, M., Keller, F. & Worall, H. (1995). Das Beck Depressions Inventar (BDI). Bern: Huber.

Hautzinger, M., Boenigh-Berghöfer, A. & Thoms, G. (1982). Soziale Kontakte und Depression im Alter. Aktuelle Gerontologie, 12, 67-71.

Heuft, G. (1993). Psychoanalytische Psychotherapie funktioneller Somatisierungen bei älteren Menschen. In H.J. Möller & A. Rohde (Hrsg.), Psychische Krankheiten im Alter S: 399-407). Berlin-Heidelberg: Springer.

Hiller, W., Zaudig, M. & Mombour, W. (1995). ICD-10 Checklisten. Bern: Huber.

Hirsch, R.D. (1999). Psychotherapie kennt keine Altersgrenzen. Neuropsychiatrische Nachrichten, 5, 9-16.

Ihl, R. & Weyer, G. (1993). Alzheimer's Disease Assessment Scale. Manual zur deutschen Ausgabe. Göttingen: Beltz Test Gesellschaft.

Kanowski, S. & Ihl, R. (1997). Depression im Alter und Komorbidität. In H. Radebold, R.D. Hirsch u.a. (Hrsg.), Depressionen im Alter (S. 99-109). Darmstadt: Steinkopf.

Kessler, J., Denzler, P. & Markowitsch, H. (1988). Der Demenztest. Göttingen: Hogrefe.

Kruse, A. (1998). Psychosoziale Gerontologie. Göttingen: Hogrefe.

Kurz, A. (1997). Depression im Alter: Klassifikation, Differentialdiagnose und Psychopathologie. In H. Radebold, R.D. Hirsch u.a. (Hrsg.), Depressionen im Alter (S. 33-40). Darmstadt: Steinkopf.

Langer, E.J. (1989). The psychology of control. Berverly Hills: Sage.

Lehr, U. & Thomae, H. (1987). Formen seelischen Alterns. Ergebnisse der Bonner Längsschnitt-studie. Stuttgart: Enke.

Lewinsohn, P.M. (1974). A behavioral approach to depression. In R.J. Friedman & M.M. Katz (Eds.), The psychology of depression (pp. 157-186). New York: Wiley.

Lewinsohn, P.M., Teri, L. & Hautzinger, M. (1984). Training clinical psychologists for work with older adults. Profession Psychology, 15, 187-202.

Linden, M. (1999). Depressionen: Testen Sie sich selbst. In ZDF Gesundheit und Natur (Hrsg.), Patientinformationsbroschüre (S. 15-16). Mainz: ZDF.

Linden, M., Förster, R. & Oel, M. (1993). Verhaltenstherapie in der kassenärztlichen Versorgung. Verhaltenstherapie, 3, 101-111.

Linden, M., Kurtz, G., Baltes, M.M., Geiselmann, B., Lang, F.R., Reischies, F.M. & Helmchen, H. (1998). Depression bei Hochbetagten. Ergebnisse der Berliner Altersstudie. Nervenarzt, 69, 27-37.

Margraf, J., Schneider, S. & Ehlers, A. (1994). Diagnostisches Interview für Psychische Störungen. Berlin-Heidelberg; Springer.

Mayer, K.U. & Baltes, P.B. (1996). Die Berliner Altersstudie. Berlin: Akademie Verlag.

Meyer, T.D. & Hautzinger, M. (2000). Bipolare affektive Störungen. In M. Hautzinger (Hrsg.), Kognitive Verhaltenstherapie bei psychischen Störungen. Weinheim: Beltz PVU.

Müller-Spahn, F. & Hock, C. (1997). Neurobiologische Faktoren und somatische Aspekte der Depressionen im höheren Lebensalter. In H. Radebold, R.D. Hirsch u.a. (Hrsg.), Depressionen im Alter. Darmstadt: Steinkopf.

Neher, K.M. & Sowarka, D. (1993). Ergebnisse einer Follow-up-Studie mit dementiell und depressiv Erkrankten. Zeitschrift für Gerontopsychologie und -psychiatrie, 6, 1131-147.

Oswald, W.D. & Fleischmann, U.M. (1995). Das Nürnberger Altersinventar (NAI). Göttingen: Hogrefe.

Penninx, B.W.H., Geerlings, S.W., Deeg, D.J.H., van Eijk, J.T.M., van Tilburg, W. & Beekman, A.T.F. (1999). Minor and Major Depression and the risk of death in older persons. Archives of General Psychiatry, 56, 889-895.

Perris, C. (1992). Bipolar-unipolar destinction. In E.S. Paykel (Eds.), Handbook of affective disorder (pp. 57-76). New York: Guilford Press.

Pinquart, M. (1998). Wirkungen psychosozialer und psychotherapeutischer Interventionen auf das Befinden und das Selbstkonzept im höheren Erwachsenenalter. Ergebnisse von Metaanalysen. Zeitschrift für Gerontologie und Geriatrie, 31, 120-126.

Radebold, H. (1994). Altern und Psychotherapie. Angewandte Alterskunde (Band 9). Bern: Huber.

Reynolds, C.F., Frank, E., Perel, J.M., Imber, S.D. et al. (1999). Nortriptyline and interpersonal psychotherapy as maintenance therapies for recurrent major depression. A randomized controlled trial in patients older than 59 years. Journal of the American Medical Association, 281, 39-45.

Rodin, J. (1986). Aging and health. Effects of the sense of control Science, 233, 1271-1276.

Rush, A.J., Giles, D.E., Schlesser, M.A., Gulton, C.L., Weissenburger, J. & Burns, C. (1986). The inventory for depressive symptomatology: Preliminary findings. Psychiatry Research, 18, 65-87.

Schneider, H.D. (1987). Grundlagen für Rehabilitationserfolge im Alters- und Pflegeheim. In E. Lade (Hrsg.), Handbuch der Gerontagogik (Teil G004). Obrigheim Aktuelle: Verlagsgruppe.

Schneider, H.D. (1991). Möglichkeiten der Intervention bei alten Menschen. In G. Haag & J.C. Brengelmann (Hrsg.), Alte Menschen. Ansätze psychosozialer Hilfen (S. 65-87). München: Röttger.

Schulz, R. (1978). The psychology of death, dying, and bereavement. Readings, Mass.: Addison-Wesley.

Schulz, R. & Heckhausen, J. (1996). A life span model of successful aging. American Psychologist, 51, 702-714.

Scogin, F. & McElreath, L. (1994). Efficacy of psycho-social treatments for geriatric depression. A quantitative review. Journal of Consulting and Clinical Psychology, 62, 69-74.

Segal, Z.V. & Dobson K.S. (1992). Cognitive models of depression. Psychological Inquiry, 3, 219-224.

Sweeney, P.D., Anderson, K. & Bailey, S. (1986). Attributional style in depression. A meta-analytic review. Journal of Personality and Social Psychology, 50, 974-991.

Weltgesundheitsorganisation (1995). Diagnose Checklisten für ICD-10. Bern: Huber.

Wittchen, H.U. & Pfister, H. (1997). Instruktionsmanual zur Durchführung von DIA-X Interviews. Frankfurt: Swets Test Service.

Wittchen, H.U., Zaudig, M. & Hiller, W. (1995). Strukturiertes Klinisches Interview für DSM-IV. Göttingen: Beltz Test Gesellschaft.

Wolfersdorf, M. & Welz, R. (1997). Suizidalität im höheren Lebensalter. In H. Förstl (Hrsg.), Lehrbuch der Gerontopsychiatrie (S. 419-426). Stuttgart: Enke.

Yaffe, K., Blackwell, T., Gore, R., Sands, L., Reus, V. & Browner, W.S. (1999). Depressive Symptoms and cognitive decline in nondemented elderly women. Archives of General Psychiatry, 56, 425-430.

Yesavage, J.A., Brink, T.L., Rose, T.L. et al. (1983). Development and validation of a geriatric depression scale. A preliminary report. Journal of Psychiatric Research, 17, 37-49.

Zank, S. & Niemann-Mirmehdi, M. (1998). Psychotherapie im Alter. Ergebnisse einer Befragung von Psychotherapeuten. Zeitschrift für Klinische Psychologie, 27, 125-129.

Zarit, S.H. & Knight, B.G. (1996). A guide to psychotherapy an d aging. Washington D.C.: American Psychological Association.

Zaudig, M. & Hiller, W. (1996). Strukturiertes Interview für die Diagnose einer Demenz vom Alzheimer Typ, der Multiinfarkt Demenz und Demenzen anderer Ätiologien (SIDAM). Göttingen: Hogrefe.

Zerfass, R., Daniel, S. & Förstl, H. (1997). Grundzüge des diagnostischen Vorgehens bei Demenzverdacht. In H. Förstl (Hrsg.), Lehrbuch der Gerontopsychiatrie (S. 253-262). Stuttgart: Enke.

Register

Wenn Ältere schwermütig werden

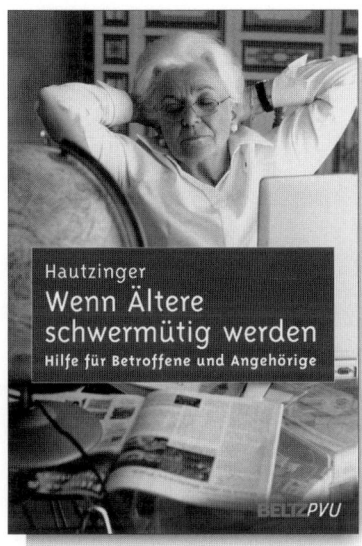

Martin Hautzinger
Wenn Ältere schwermütig werden
Hilfe für Betroffene und Angehörige
2006. X, 196 Seiten. Gebunden.
ISBN 978-3-621-27577-4

Der Lebenspartner stirbt, der Kontakt zu den Kindern bricht ab, Krankheiten machen das Leben schwer – ältere Menschen erleben oft Schicksalsschläge, durch die sie eine Depression entwickeln können. Das müssen sie aber nicht als Bestandteil des Alters akzeptieren: Es gibt Möglichkeiten, die Lebensfreude zurückzuerlangen.

Dieser Ratgeber wendet sich an Betroffene und deren Angehörige. Er informiert über das Krankheitsbild der Depression, speziell im Alter. Im Zentrum stehen Möglichkeiten der Selbsthilfe – die dazu erforderlichen Materialien und Selbsthilfebögen sind abgedruckt.

Das Ziel: Ältere Menschen und deren Angehörige können sich mit dem Risiko einer Depression vertraut machen. Erst, wer eine Depression selbst erkennt, kann eine angemessene Hilfe und Behandlung finden. Und diese Hilfe steht – anders als man denken mag – auch im Alter ausreichend und vielfältig zur Verfügung!

Der Ratgeber ersetzt keine fachliche Abklärung bzw. Behandlung. Aber er kann Betroffene informieren, aufklären und zur Selbsthilfe animieren – das sind günstige Voraussetzungen für eine erfolgreiche Behandlung und ein vitales, selbstbestimmtes Leben im Alter.

Therapeuten können dieses Buch ihren Klienten begleitend zur Therapie empfehlen.

Verlagsgruppe Beltz • Postfach 100154 • 69441 Weinheim • www.beltz.de